思想觀念的帶動者

文化現象的觀察者

本土經驗的整理者

生命故事的關懷者

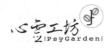

SelfHelp

顛倒的夢想，窒息的心願，沈淪的夢想
為在暗夜進出的靈魂，守住窗前最後的一盞燭光
直到晨星在天邊發亮

巴金森病完全手冊

給病人及家屬的照顧指南

Parkinson's Disease
A Complete Guide For Patients And Families (*Third Edition*)

作者●威廉‧威納（William J Weiner, M.D.）
莉莎‧修曼（Lisa M. Shulman M.D.）
安東尼‧連恩（Anthony E. Lang, M.D.）

譯者●陳登義

{目錄}

第一篇　導論

【第一章】　什麼是巴金森病？　29

【第二章】　誰會得巴金森病？　49

第二篇　巴金森病的徵象與症狀

姿勢不穩／行走困難／彎腰駝背的姿勢

中期巴金森病的非動作症狀

自主神經系統的損傷／流口水及吞嚥困難／破壞睡眠型態／疼痛／社交孤立及溝通問題／嗓音／皮疹／內在不安定感

第五篇　其他議題

一部好的指引書籍，
對於面對巴金森病十分重要

蔡崇豪／中國醫藥大學附設醫院神經部主任

　　巴金森病於 1817 年被描述及發現，迄今仍不知其真正致病原因，而其最關鍵的病理變化，乃是中腦黑質部製造多巴胺的神經細胞退化凋亡。病人的症狀主要有動作緩慢、顫抖及肌肉僵直的現象。在疾病發展的過程中，有些病患可能會有小碎步，或走路會往前衝的現象。除了大家所熟知的這些動作相關症狀外，近十幾年來神經學家更注意到痠痛、消化道症狀、情緒、睡眠及嗅覺等非動作性症狀，有時也對病人造成莫大的困擾。

　　自一九六〇年代左旋多巴被應用於巴金森病的治療以來，後續又有許多新藥問世。其最大的目的，乃希望能改善並維持罹患此症的人症狀不要有太劇烈的波動，並且藥效能拉長。不過，有部分的病人仍會面臨病狀在好與壞之間擺盪及藥效縮短的問題。以上這些，均是病人及家屬所必須長期共同克服的問題。

　　因此，有一部好的指引書籍，對罹病的人及家屬在面對疾病的過程與照顧時，均十分重要。雖然這是個知識爆炸與網路普及的時代，但在國內有關巴金森病的書籍並不多見。登義醫師於其忙碌的工作之餘，經過一年多的時間

譯成此書，相信促其完成此艱鉅任務之原動力，必是源自其心中對病人及家屬極大的關心與負擔。特別他本身是精神醫學的權威，故於此書有關心理精神層面的譯註更是精闢。三位作者之一的安東尼‧連恩（Anthony E. Lang）是研究與治療巴金森病非常著名的學者，他曾經到過台灣，對此病的病理機制及最先進的處置知之甚詳，本書由其主筆，可看度極高。

　　書中除了對疾病本身的詳細論述外，對藥物的問題、深部腦刺激術施行的時機、病人的生活照顧及心理層面的支持，均有相當深入的剖析。相信此書的問世對病人、家屬乃至專業的醫療人員均是一大福音。「流淚撒種必歡呼收割」，相信在大家齊心努力下，定能帶給病患更豐收的五穀新酒。

精神科醫師與罹患巴金森病的人
──病裡的顛倒乾坤

陳登義

　　湯生，一個跟我無話不談的朋友，有一天告訴我他的
一段生病故事……

楔子

　　在 2011 年初，湯生趁著難得的假日北上，帶著妻子
到北部某家醫學中心看病。湯生也順便一起看，看的是我
另一位好友介紹給我看過的一位神經內科醫師，這位醫師
醫術精良，待人親切。湯生因工作關係人住中部，前不久
已經看過中部某位神經內科醫師一段時間，並安排了核磁
共振造影（MRI）檢查，正在等一週後的結果報告。但這
期間，他那左脇下一直牽連到左下背部已經反覆一年多的
疼痛，特別在夜間三、四點時，會痛醒以致無法再入睡，
這現象越來越明顯而難以忍受。當湯生告訴醫師前兩天在
洗澡時突然感覺整條右腿對熱水幾乎沒感覺，而左腿則明
顯無力時，醫師突然叫了一聲：「布朗‧塞卡爾症候群
（Brown Sequard Syndrome）」，然後就對他說：「馬上辦住
院，做最好的準備和最壞的打算。」

一個星期後，湯生動完手術，切片病理報告出來，是許旺氏神經細胞瘤（Schwannoma），屬於良性腫瘤，大家心中總算放下一顆大石頭。傷口大致無礙，剩下就是等待，也不需復健，心裡期待著幾個月後就可完全恢復。

一過完舊曆年，湯生迫不及待要回去上班，因行動仍不便，就請助理幫忙開車接送。湯生已屆退休年齡，在某家醫療機構擔任兼職醫師的工作，生活算是清閒。但隨著日子一天天過去，復原情形卻總停滯不前，甚至左腿力量更弱，身體靈活度也變差了，全身上下卡卡的，我陪著他到各大醫院看遍各神經內、外科和復健科醫師，都看不出問題出在哪裡。約三月中旬的某一天，湯生告訴我他在幾天前過馬路時，突然出現一陣刺麻感從腳底往上升，到小腿再到大腿，然後很快「引發」尾骨處放出一陣強烈的「電流」，把刺麻感傳向兩側的整條腿（幾乎是整個下半身），使得整個下半身突然麻痛起來而且下半身跟著僵住無法動彈，約數秒後，刺麻感迅速消退，完全恢復，僅剩的無力及虛脫感，再過幾秒後也恢復正常。類似這樣的「發作」（episode，他描述為像似被「電到」）約持續三天，出現約六、七次，使他再也不敢獨自上街過馬路（怕在路中央突然發作）。之後雖未再出現，但開始從兩邊的腳底出現中度到重度的刺麻感，如果太勉強走路或運動的話，它會上傳到小腿甚至大腿。

全身上下痿軟無力及腳底刺麻感，是他最主要的症狀，而那種無力感是一開始要使力卻幾乎完全使不上力的情形，走路只能拖著腳緩慢地走，搖搖晃晃很怕跌倒，因

此總是彎腰駝背，不敢直起身子。神經內科醫師的治療一直以止痛、抗發炎及抗痙攣藥物治療為主，部分症狀雖有改善，但主要困擾則始終未見消失。於是四月中在我另一位好友（亦是神經內科醫師）的引介下，到了一家復健科診所，經評估後，開始了復健治療，以訓練小腿、腳及大腿肌力為主，上肢也有些訓練；物理治療則包括：電療（腳掌及小腿）、熱敷加電療（背部）及紅外線（小腿為主）；再加上職能治療：上肢及下肢功能復健。一週三次。復健一個月之後，刺麻感有明顯改善，但仍無法長時間走路，約只能走十五到二十分鐘。無力情形有改善，但左腿力量還是比右腿差很多，似回到三月中以前的情形。只是感覺異常部分稍改善了，尤其腳趾頭部分較可以往上往下使力。他同時發現，左手也較無力，尤其是在做精細動作時，雖有復健但改善有限。至於原因，群醫（包括神經外科、神經內科及復健科）都莫衷一是，神經外科認為復原過程不該如此，應另有狀況；神經內科認為是手術後自然過程；復健科醫師則認為先復健一段時間，再做評估。總的來說，就是：等著看，必要時再做進一步檢查。五月中做 MRI 追蹤，結果與手術後大致一樣。六、七月間症狀仍時好時壞，七月中湯生正式自行開車上班，離手術後正好滿半年。繼續復健，十月中旬他在妻子陪同下和一群好友到馬來西亞度假五天四夜，動作仍緩慢、表情僵硬，但一般日常活動勉強可應付。

　　一直到隔年三月間，湯生開始感覺左腳及左小腿、大腿稍有進步，腳踏地面有較實在的觸地感覺，不過整體力

量仍不夠；另左手的無力感似較明顯，復健科醫師擔心有頸椎的病變，故與神經外科醫師商量加做全脊柱磁振造影（whole spine MRI），於五月中結果出來，頸椎無問題但懷疑腦血管異常，懷疑是基底動脈靠近腦幹似較腫脹而壓迫到，故安排六月中再做腦血管磁振造影（MRA）。隔週看報告，由神經外科醫師建議轉診神經內科。七月初看神經內科一位已退休的資深醫師，在簡短的問診、檢查之後，立即以幾乎很確定的口吻說：高度懷疑是巴金森病，建議轉回中部某醫學中心做 Trodat SPECT 檢查。

　　七月中我陪湯生去看神經內科部主任的門診，在其細心安排下做了抽血及肌電圖檢查，並等候 Trodat SPECT 檢查。此時湯生的症狀／徵象大致如下：兩腳底持續有多個部位感覺異常，比剛手術完時稍改善；左腳第二、三腳趾無力，較易在走路時擠推而影響持續走路；兩腿常有無力、刺麻感，舉腿有如幾十斤重，時好時壞；左手有逐漸增加的無力、刺麻感，精細動作及協調動作差，肢體老是有緊縮的感覺。有時右手也有，但較輕微；走路時常有慌亂感，有時會有心臟要跳出來的感覺，易頭昏眼花；思考變鈍，記憶變差，後頸部常有硬梆梆、僵住的感覺，走路也一樣；不知不覺會有像機器人走路的樣子跑出來，但一直未有靜止型顫抖，只在用力時易出現抖動情形，小腿肚易抽筋，尤其左小腿有時會出現每一、兩分鐘抽動一、兩次情形。無明顯肌肉僵硬。偶有小碎步，但沒有越走越快向前衝的情形。另近二、三週來經常徹夜難眠，即使我給他開了一些助眠劑服用亦無效。八月初門診，血液檢查

（自體免疫）及自主神經功能都屬正常範圍，只有副交感神經功能稍差（正常值的近上限）。安排於八月中做鎝劑單—光子發射電腦斷層掃描（Trodat SPECT），隔週回診，主任醫師說明了檢查結果大致證明多巴胺轉運體（dopamine transporter）濃度明顯下降，屬五級中的第四級，再配合臨床表現，應達 Hoehn-Yahr 分級中的第二級，建議開始用藥。在已有預感的情形下，湯生開始了漫長的治療，距離其認為開始不適（與脊椎手術無直接相關卻又碰巧交錯在一起）的時間正好約一年半。

以上就是我的友人湯生被診斷罹患巴金森病的過程。

病中反思

我之所以不厭其煩描述這位友人湯生從生病到確診的細微瑣碎過程（類似疾病誌），除了想說明巴金森病症狀的變化多端早期診斷的困難外，也涉及健保時代雖然看病方便（看哪一科、哪家醫院、哪一等級、哪一地區的醫院或診所，都任君挑選），卻造成大醫院人滿為患、名牌醫師門庭若市、醫療行為大變動、醫療品質下降及醫病關係緊張等現象，這些都是湯生在漫長就醫過程中的體驗。他說曾有過在門診枯等三個多小時的紀錄，而真正看病時間不到五至十分鐘。一般較具聲望的醫師從早上八點半開診，常常要到下午兩、三點，甚至夕陽西下近黃昏時，才鳴金收兵——關診。湯生說：「當我以醫師身分在診斷病人時，和我是病人在被醫師診斷，真是完全不同的立場、

感受和景象。」醫院常提出所謂「視病猶親」的服務口號，在今天的健保時代，根本是緣木求魚、難比登天。

湯生和我一樣是執業數十年的精神科醫師，平常自詡對生病的人的心理反應和調適技能瞭若指掌，當面對自己本身生病時，也手足無措起來。首先，對巴金森病的了解幾乎停在三、四十年前醫學生的年代；當精神科醫師這麼多年來，也遇過幾位罹患巴金森病的人因出現幻覺、妄想等症狀而轉診或照會精神科，我不覺心頭一震，難道……。其次，面對這類慢性、進行性、有可能越來越呈現失能、失智，甚至憂鬱、恐慌……等等精神狀態的改變，湯生還會是湯生嗎？永無止盡地吃藥？復健？可怕的異動症？要動手術（深部腦刺激）嗎？

經過幾個星期的上網查詢、搜索國內外相關資訊、請教親朋好友，我特別關心有關本身是醫師又是病人（特別是慢性病、進行性疾病）如何面對疾病的問題，也找到一些自助病人團體（團體治療是我專業上的興趣），但發現，絕大部分都是國外的資料，國內資源相對較少，但確實也在逐漸增長中。最後我們找到了這本專門為病人及家屬或照護者所寫的書，就這樣經過一年多，我完成了這本譯作，獻給我的好友湯生，也希望對所有罹患或懷疑罹患巴金森病的人都能有所裨益。

至少，在這個混亂的健保時代，這本書象徵一份自助的力量的保有，讓病人不必過份依賴醫院而受盡折磨或挫敗……。

尾聲

事情過後，有一天，我正要橫過馬路時，突然間不知為何身體僵住，幾乎動彈不得，只能緩慢地以雙腳像機器人般走回家，回家後我只能僵硬地躺在床上，約半小時後才恢復過來，這時的我心中一陣恐懼，難道我中風了？可是……難不成是……早期的巴金森病徵象？

致謝

1. 感謝中國醫藥大學附設醫院神經內科部主任蔡崇豪教授百忙中賜序推薦本書。

2. 感謝妻子淑靜生活上的悉心照顧，讓我無後顧之憂，專心譯著。也謝謝女兒容婕、依勤的貼心與關懷。

3. 本書譯獻給好友湯生，雖無法期望完全康復，但願能與巴金森病和平共處。同時也代湯生感謝復健科林玲玉醫師、職能治療師陳宥廷、物理治療師余淑英及所有二樓工作人員的熱情教導及給予體貼、耐心又有趣的復健過程。

4. 最後還是要感謝我的助理賴慧真小姐在我的翻譯工作中所給予處理瑣碎庶務的付出，諸如索引的整理打字及各種聯絡協調的工作等。

對疾病懂很多的病人，日子過得比較好

　　本書首版出版迄今十三年中，有關巴金森病的處置及治療又有了許多進展。無論是了解巴金森病的基本病因及基因和遺傳在其中所扮演的角色，或是在治療方面，外科手術的重要性以及針對症狀的新藥開發，都有了很重要的發展。對於可以減緩巴金森病進行的「疾病調節」或「神經保護」療法，也有越來越多研究關注。本版探討了所有這些發展，同時仍保留本書初始的立意及目的，以幫助病人及家屬更確切了解如何和巴金森病一起生活。人們在第一次得知診斷結果為巴金森病時，一般對這個疾病所知不多，疑問難免便排山倒海而來。而許多病人及家屬一旦把他們有限的經驗及知識套在自己身上時，都會大感驚慌。但事實上，由於新的以及更好的療法漸漸出籠，巴金森病對人們生活上的影響在近年來已有了根本的改變。

　　確實，過去數十年來，巴金森病已經無礙於人們繼續享有多年能有所貢獻並心滿意足的生活。事實上，大部分巴金森病患者在診斷後十年，仍能擁有獨立的日常生活功能（activities of daily living，簡稱 ADL）。了解巴金森病的症狀及其處置，是每位患者維護病情穩定、保有掌控能力的關鍵所在。許多身體疾病都屬慢性病，諸如關節炎、

氣喘、糖尿病，巴金森病也包括在內。與每一種慢性病和平相處的祕訣，除了在於必須清楚了解身體的醫療狀況之外，也必須了解到：個人面對疾病時有無準備，其實攸關患者能否得到能維持身體健康的處置。例如，在做臨床決策時，醫師仰賴的是病史及病人和家屬、照護者所提供的回饋。成功的巴金森病處置並無任何單一公式可循，**而是仰賴一種個別化且整體性的照護計畫，由有經驗的醫師與有準備的病人共同決策來擬定。**

我們在本書直白而坦誠地探討巴金森病，解說到底是腦部哪裡出了問題而導致此疾患，也說明醫師如何做出巴金森病的診斷，並探討有關診斷的細節與奧妙之處，讓巴金森病患者及家屬了解，要得出正確診斷有時可能會遇到的挑戰。

巴金森病是個進行性疾病，它會隨著時間惡化。在各別章節裡，我們釐清了巴金森病早期、中期及盛發（晚）期各階段所常見的問題。我們不只相當詳細討論這些問題，而且根據我們的經驗，針對如何與這些問題更和平相處，提出許多建議。

大部分人認為巴金森病的主要問題和動作障礙有關，包括顫抖和行走。然而，有多年巴金森病經驗的病人，都會很熟悉由疾病本身及其治療所帶來的各種各樣非動作症狀。因此，我們特闢一章（第六章）廣泛重新探討可能發生的許多常見非動作症狀，包括憂鬱、冷漠無感、焦慮、出汗、性功能失常、記憶問題、睡眠障礙、衝動控制疾患（例如，過度的賭博、購物、使用電腦、飲食）、膀胱問

題及便祕。

　　本書對藥物療法在治療巴金森病所扮演的角色，也有透徹的探討。過去四十五年來，巴金森病的治療已有了令人印象深刻的進展。我們概要描繪了巴金森病的藥物是如何發揮作用、為何有效、相關的藥物副作用，以及病人在現實上可以對藥物有什麼期待。如何安全而有效地使用藥物，以及各種藥物的合併，本書也都予以徹底回顧，包括對各種非動作症狀的藥物療法。

　　外科在治療巴金森病所扮演的角色，仍繼續有所演進。書中回顧了各種有用的手術類型。重要的是，病人及家屬在考慮把手術列為治療選項之前，應該問問自己和醫師什麼問題，針對這點我們提出了重要的關鍵建議。

　　本書末章囊括許多常見問題及清楚簡要的回答，這些都是經常在診間裡被提出來的難題（每個問答的主題，在本書各章節中都有更為詳細的解說）。

　　照顧巴金森病人的多年經驗讓我們了解，資訊充足且對疾病懂得很多的病人，日子會過得比較好。我們在本版書中的目標，是要**提供一些基礎知識給與巴金森病共處的人，以協助他們對疾病造成的改變能良好調適，並發展出自我監控及自我管理的能力，有效地成為能和醫師共同下決策的夥伴**。本書各章可依序閱讀，也可分章單獨閱讀，為此，有些資訊在書中各章會有所重複。對於循序閱讀章節的人，重複的資訊有助於加深對重要議題的印象。

　　我們感謝過去幾年來照顧過的所有病人及家屬所分享的見解、經驗以及對巴金森病的種種回應。**巴金森病社群**

所展現的精神是一種持續不懈的希望。我們盼望能將過去照顧過的病人所展現的生存面貌，成功傳達給更多受到巴金森病影響的人們與家屬。

感謝 Cheryl Grant-Johnson 及 Cherika Greene，他們在本書準備過程中的行政作業上給予全力支持。感謝約翰霍普金斯大學出版社（Johns Hopkins University Press）的編輯 Jacqueline Wehmueller、Alice Lium 及 Linda Strange，他們幫助我們把初始的內容轉化為易於閱讀且方便病人使用的文字形式。也感謝特別的善心贊助者，慷慨支持本書寫作計畫的研究及其他和巴金森病有關的研究方案，他們包括：Rosalyn Newman、Morton Shulman、Jack and Mary Clark、Catherine Manson 家族、Lily Safra 及 Edmon J. Safra 仁愛基金、Eugenia Brin 家族，以及 Frederick Henry Prince 信託基金。

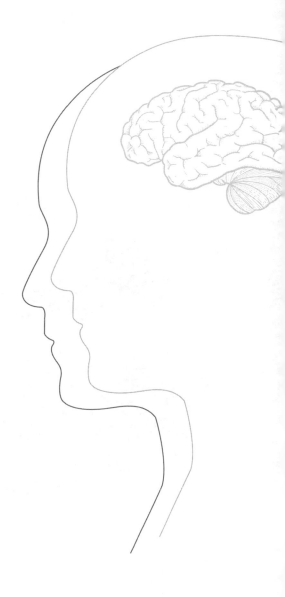

第一篇

導 論

Introduction

【第一章】
什麼是巴金森病？

‧ 巴金森病的症狀是些什麼？
‧ 什麼原因導致這些症狀？
‧ 巴金森病與類巴金森症（候群）的差異是什麼？
‧ 什麼時候我該告訴人們我得了巴金森病？

　　不管何時，一旦診斷為巴金森病，病人和家屬很自然便會問：「巴金森病『**是**』什麼？」在治療罹患巴金森病的人們時，我們醫師當然會和許多患者討論這個問題。但我們──和他們──都察覺到，這個答案可以是直截了當卻又難以界定。

　　巴金森病是個退化性神經疾病（degenerative neurologic disease）。**退化性**表示「品質的下降」──也就是，疾病隨著時間會越來越嚴重；**神經**則指神經系統。因此你可以說，巴金森病是會隨著時間惡化的神經系統疾病。

　　我們也把巴金森病形容為一種慢性（chronic）、進行性（progressive）神經疾病。**慢性**表示「長期的」；**進行性**表示「一步一步進行著」或「向前推進」。巴金森病不會消失，它會逐漸惡化。

29

【第一章】什麼是巴金森病？

首先描述這個疾病樣貌的是英國醫師巴金森（James Parkinson），於是以他的名字命名為巴金森病。他關於這個疾病的原始論文在 1817 年發表，名稱為〈論震顫性麻痺〉（Essay on the Shaking Palsy），因此現在有時仍會把巴金森病稱為「震顫性麻痺」。還有另一名稱是激躁性麻痺（paralysis agitans），這不過是「震顫性麻痺」的拉丁文。巴金森病、震顫性麻痺及激躁性麻痺，都指稱同一個疾病。

好消息是，真正的巴金森病進行緩慢。即使症狀已經十分明顯，足以確切診斷出來，通常也還得經過好幾年，甚至十年以上，患者才會出現嚴重失能。更好的消息是，治療可讓症狀緩和，所以有時要經過十年或十年以上，患者的生活品質才會因症狀而受到重大衝擊。

在巴金森病患者身上，稱為**神經元**（neurons）的特定腦細胞群會緩慢但進行性地受到損害，然後有某些部分退化或死亡。這個過程導致了巴金森病的典型症狀，醫師稱為「具特色的症狀」，因為它們是巴金森病的主要特徵（本書中，當我們稱某些症狀是某個疾患的「特徵」或「特色」，表示這是那個特殊疾患的典型症狀，做為與其他疾患的區別）。

巴金森病的特徵症狀是，患者會不自主地顫抖，他們的肌肉會變得僵直而生硬，無法自主做出快速的動作。他們走路的特殊姿態很容易辨識，典型的姿勢是身體彎曲或屈曲，所以可能難以保持平衡。中期巴金森病的特殊症狀，可以用 TRAP 這四個字母來記憶（表 1-1）：T 是**顫抖**

（tremor）。R是**僵硬**（rigidity）。A是**動作不能**（akinesia，字面意思是「動作欠缺」），指喪失自發性或隨意的動作，以及動作喪失流暢；至於動作緩慢下來，而非全然失去，則稱為**動作遲緩**（bradykinesia）。P是**姿勢不穩**（postural instability），指的是有平衡困難及跌倒的危險。巴金森病既無法痊癒，也沒有任何治療可使它的進行緩慢下來。

此外，早期巴金森病的徵象與症狀（譯按：症狀是病人主觀陳訴的；徵象則是醫師在檢查時客觀發現到的。巴金森病同時具有神經性疾病典型的徵象及症狀，後面章節裡會有深入探討）和其他神經性疾病只有微妙的差異，那些神經性疾病有些比巴金森病嚴重，有些則較輕微。這些疾病之間的類似性，讓診斷變得困難，而且讓出現巴金森病症狀的人也同樣感到挫敗的是，唯一能辨識是否為巴金森病的方式，通常是「**等著瞧**」（見第八章）。

巴金森病是怎麼回事？

出現巴金森病時，最早主要受損的神經元（神經細

表1-1	巴金森病具特色的徵象和症狀	
T	顫抖	四肢不自主的顫動（常常是初始的症狀）
R	僵硬	肌肉僵硬
A	動作不能	缺乏動作，或啟動及維持動作變得緩慢
P	姿勢不穩	具特色的身體彎曲或屈曲，連帶的難以維持行走的平衡並造成障礙

胞）位於腦中稱為黑質（black substance，拉丁文為 sub-stantia nigra）的區塊裡（圖 1-1）。當黑質裡的神經元退化，腦產生身體動作的能力便受到破壞，從而產生巴金森病特有的徵象與症狀——顫抖、僵硬、運動不能（動作欠缺或喪失自發性動作）和動作遲緩（動作緩慢），以及行走和姿勢上的問題。腦部的其他區塊也會受到影響，特別在疾病盛發期，這似乎足以解釋何以症狀如此廣泛，最終卻可以歸結為巴金森病的一部分。

腦疾病會出現什麼症狀，有一部分是由退化的神經元的所在位置來決定。例如，阿茲海默症涉及到大腦皮質神經元的退化，導致記憶喪失和精神功能敗壞。而肌萎縮性側索硬化症（amyotrophic lateral sclerosis，簡稱 ALS），美國一般稱為魯蓋瑞氏症（Lou Gehrig's disease，台灣俗稱**漸凍人**），是因為脊髓及腦中某些特定運動神經元的死亡，導致深度的運動無力。又，巴金森病受到侵犯的神經元位於黑質裡，而腦中這個區塊對運動活力（動作）的控制和調節非常重要。

是什麼導致症狀產生？

黑質位於腦部深處一個非常小的區塊裡。腦的右側及左側各有一個黑質，但為了易於討論，醫學文獻將它們視為一個單一結構。巴金森病的症狀要到大約 50-70％的黑質細胞死亡後才會受到注意，因為人類神經系統具有多重的安全因子及內建於其中的殘餘備份。有很長一段時間，

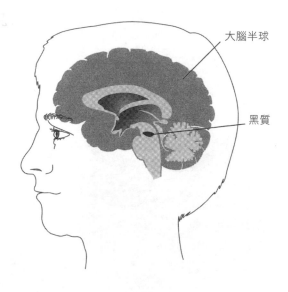

大腦半球

黑質

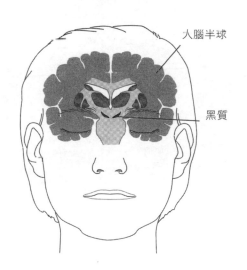

人腦半球

黑質

圖 1-1

黑質在腦部內的位置（多巴胺細胞所在的腦部區塊）。大腦半球包圍並覆蓋黑
質及其他深層的腦結構。

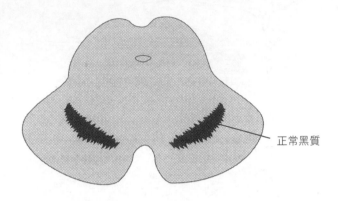

正常黑質

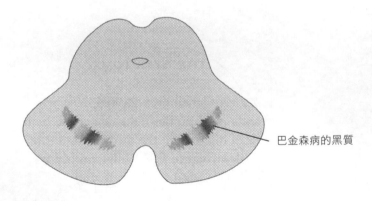

巴金森病的黑質

圖 1-2

上圖顯示正常的黑質，暗暗的色素使它成為黑色，是黑質的特徵。這是在檢視時，肉眼所看到的實際樣貌。下圖在黑質區域裡的淡白區塊，則是以肉眼觀察巴金森病人的腦部時所看到的特徵。黑質內含有多巴胺的黑色細胞消失不見了，這是巴金森病具標誌性的病理特徵。

這些安全因子能夠接管正在死亡中的細胞之活性。

　　根據巴金森病患者死後的病理解剖，他們的腦部看起來還算正常，但黑質已經失去它原來的黑色色素（圖1-2）。在顯微鏡下，我們可以看到實質上患者腦部黑質中的細胞比正常的來得少，而存餘的細胞也常出現異常的跡象。巴金森病的一項標記是，存留下來的黑質細胞中有被稱為**路易體**（Lewy bodies）的小物體存在。

　　黑質占整個腦重量的比例極小，但因為它和運動中樞（控制動作的腦中樞）有重要的電化學聯結，所以成為影響我們身體動作的重要成分。具體而言，這是腦在神經元與神經元間傳遞訊息時，所產生的一系列複雜的電學與化學活動。腦細胞用來彼此溝通的化學物質稱為**神經遞質**（neurotransmitters），通俗用語則稱為**神經化學物質**（neurochemicals）。黑質所產生及使用的特定神經遞質，是**多巴胺**（dopamine）。當黑質的細胞退化及死亡時，多巴胺就喪失了，而依靠多巴胺傳遞到其他運動中樞的訊息就無法通過。這就是巴金森病出現大部分動作症狀的原初病因。

　　近來造影技術上的科技進展，可讓活人腦部黑質裡的多巴胺細胞視覺化（圖1-3）。可以使用的造影技術有許多不同型式，包括正子射出斷層掃描（positron emission tomography，簡稱 PET），或單一光子射出電腦斷層掃描（single photon emission computerized tomography，簡稱 SPECT）。這些技術結合生物學、藥物學、電腦化系統以及特別實驗室，可藉由將放射性藥物注射到病人體內而在

造影中看到。SPECT 是現在可以使用的一個檢測技術，
而 DAT 掃描（多巴胺轉運體掃描）則是一種特別類型的
SPECT，這項檢測雖然可區分正常和異常的多巴胺路徑，
但它究竟是否有助於確定診斷，還沒有定論。我們將在第
八章討論此項檢測的優點和缺點。

　　此外，雖則巴金森病的原初神經化學障礙是由於產生
多巴胺的細胞喪失了，但這神經化學障礙並不只來自黑質
的細胞以及多巴胺的喪失。腦裡面其他小神經核中樞，比

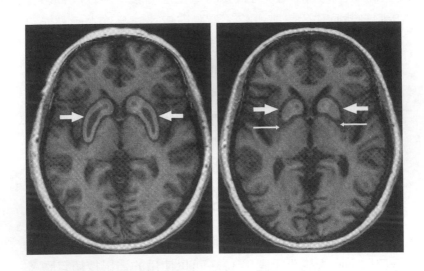

圖 1-3

正子射出斷層 (PET) 掃描利用配體〔 11C 〕 dihydrotetrabenazine(DBTZ)（淡色
區域）置疊上腦部 MRIs。此圖顯示紋狀體（粗箭頭；左圖）內多巴胺神經元終
端裡多巴胺的儲存。而在巴金森病的腦內，這些終端有些喪失，特別是在殼
核裡。請注意，在正常的掃描中逗點形狀的區域上的尾巴（細箭頭），和巴金
森病人的掃描中喪失了這些尾巴的情形（右圖）。圖片由 Dr. A. Strafella 提
供。

如稱為背側迷走運動神經核（dorsal motor nucleus of the vagus）及藍斑核（locus ceruleus）的區域，也會受到退化所侵犯。在巴金森病中，當腦內多巴胺濃度下降，其他諸如正腎上腺素及血清素等神經遞質的濃度也會下降，雖然後者不如多巴胺那般顯著。這些神經遞質及細胞的變化廣泛蔓延到整個腦部，這點或許有助於解釋為何多巴胺的置換（指以外來的多巴胺替換原來失去的多巴胺）無法矯正巴金森病造成的所有問題。例如，**多巴胺取代非常有助於改善動作緩慢（動作遲緩）和僵硬，但一般而言對平衡沒有助益**。簡言之，巴金森病並非只是多巴胺缺損的狀態而已。

雖然我們多少了解神經化學障礙會導致巴金森病的症狀，在這方面也已進行大量的科學研究，我們仍不知道是什麼導致神經退化。因此，這個疾病有時被稱為**特發性**（idiopathic，指原因不明）巴金森病。在第二章裡，我們會審視當前研究的成果，第十八章則會探究可能為病因帶來曙光的一些線索。

由於腦部的神經遞質——特別是多巴胺——對中樞神經系統控制肌肉極為重要，當這些神經遞質的供應短缺時，肌肉便會產生奇怪的作用。控制肌肉張力的中樞機制受到改變，因此肌肉可能在不當時機緊縮——肌肉快速緊縮及伸展便產生了顫抖；有時候，肌肉則因緊縮而變得堅硬而僵直。由於腦與肌肉之間溝通不足，動作於是變得緩慢下來：肌肉無法做出快速、流暢且自發性的動作。控制肌肉張力的中樞機制無法恰當地發揮功能，協調站立、行

走及平衡時所需要的肌肉精巧交互作用。此外，由於巴金森病也影響到自主神經系統（大部分為無意識系統，控制著我們的體溫、消化系統、性功能以及膀胱控制等等），這些系統也可能出現怪異的作用。

在真正罹患巴金森病的人身上，起初的症狀和正常狀態只有些微差別，且病程進行緩慢，或許達數十年之久。不同的人有不同的症狀組合。

類巴金森症（或巴金森症候群）

任何具有巴金森病特色的徵象及症狀（顫抖、僵硬、動作緩慢或喪失自發性動作及姿勢障礙）的人，我們可說他得了**類巴金森症或巴金森症候群**（Parkinsonism），但並非每個有類巴金森症的人都罹患**巴金森病**（Parkinson's disease）。類巴金森症具有許多可能的原因，而巴金森病是許多可能原因中的一種罷了。例如，類巴金森症可以是中風造成的結果，或某些藥物產生的副作用。許多其他神經退化性疾患都會導致類巴金森症，儘管巴金森病是這些疾患中最常見的。在許多情況下，其他神經退化性疾患中所發現到的類巴金森症，是來自黑質受到損害，而且損害往往同時擴展到腦中其他區塊。有類巴金森症的人可能在動作、思維、行為以及其他身體功能（諸如血壓及性、膀胱和腸道功能）上會出現障礙，這些都是真正罹患巴金森病的人比較不會出現的症狀。

即使考量到這樣的差異，巴金森病仍很難和其他形式

的類巴金森症區別。病人和家屬有必要了解類巴金森症，因為被診斷為巴金森病的人有 20％~25％後來被發現是其他形式的類巴金森症。類巴金森症可能看來很像巴金森病，但時間過得越久，就越不像。疾患剛發生時顯現的差異雖然細微，但隨著時間進展會變得越來越明顯。比起罹患巴金森病，罹患類巴金森症的人的症狀會顯得更快造成失能，也可能疾病進行得更慢。治療巴金森病的藥物對類巴金森症的症狀可能會、也可能不會有作用。

有些其他疾患，包括不自主顫抖，嚴格講並不是一種類巴金森症，但也可能會被誤以為是巴金森病。

如果你曾被診斷有巴金森病，卻觀察到你的症狀並非本書所描繪的巴金森病特殊症狀，那麼你可能罹患的是其他形式的類巴金森症，或根本就是完全不同的另一種疾病（表 1-2，並參見第八、九及十章）。

如果我得了巴金森病會發生什麼情況？

由於巴金森病是個進行性疾患，一般預期該疾病的徵象和症狀都會逐年漸趨明顯。有效的治療或許可以成功掩蓋症狀，以致有段時期看起來似乎該疾病並沒有在變化，特別是在早期幾年內。然而，隨著時日，即使有治療，大部分罹患巴金森病的人都會注意到越來越多的問題。**沒有任何人，包括醫師或其他人，可精準預測巴金森病在每位特定個人的身上會如何進行，或進行多快。沒有任何可靠的方式可以評估黑質細胞喪失的程度如何，也沒有任何實**

表1-2　可能被誤以為是巴金森病的疾病

進行性上眼神經核麻痺（PSP）	類巴金森症加上早期跌倒及眼睛難以移動
多重系統萎縮（MSA） 　夏－德症候群 　紋狀體－黑質退化症 　橄欖體－橋腦－小腦退化症	類巴金森症加上血壓調節問題（站立時頭昏目眩）、泌尿問題（頻尿、尿急）、性功能失常、對抗巴金森藥物反應差
多發性小中風	明顯沒有突然中風的病史；影響腿部多於手臂；顫抖不多見
藥物的續發影響，諸如重鎮靜劑、抗精神病藥物（包括一些新的、非典型的），以及胃腸蠕動藥劑	症狀始於身體兩側；在一到兩個月內出現顯著症狀的快速病程；有服用可疑藥物的病史
路易體失智症 （廣泛性路易體病）	類巴金森症加上顯著的人格及認知問題；可能令人困擾的幻覺
阿茲海默病	人格改變，以及遺忘既顯著又出現得早，常常連帶有輕度類巴金森症
皮質—基底核退化症（CBD）	典型、明顯的單側類巴金森症，合併有快而不穩如顫抖般的動作（肌陣攣），及使用一般用具有困難

驗室檢驗或廣泛使用的造影技術可以告訴我們已經喪失多
少細胞，或該喪失情形進行得有多快。即使是新的造影技
術，也無法預測疾病的嚴重性或進行程度。

　　我們可以說，巴金森病不會讓一個原本可以行走且生
活功能獨立的人，在十二個月內突然變得完全失去能力而
需要倚靠輪椅。就一般的病人而言，此病在數年間進展非
常緩慢而且是逐步的，在頭幾個月或幾年間有比較輕微及
微妙的變化。

　　雖然無法預測此病在特定個人身上如何進行，我們仍
然試著回答病人對他們自身病情發展必然會有的疑問。為
什麼？因為人們需要知道他們還能受雇多久，或完全自給
自足生活多久。為了經濟上、就業上、及社交上的理由，
他們需要知道疾病會怎麼進行。

　　每個人疾病的進行差異很大。有些病人進行得相對快
速，在五年內就開始出現顯著的身體失能，而其他人可能
過了十五年都還沒有出現這樣的失能狀態。有時這些不同
的病程被區隔為「良性」和「惡性」。就我們的經驗，大
部分所謂惡性的巴金森病案例後來證明其實都是其他疾
病，只是在早期階段很像是真正的巴金森病（見第九章及
第十章）。

　　從患者本身已往的巴金森病經歷，最能得知他個人未
來病情會如何發展。換言之，患者疾病進行的速度通常跟
之前已經發生在他身上的狀況相同。這意味對一個才剛診
斷罹患巴金森病的人特別難以做出預測，因為我們對疾病
目前在他身上究竟如何進行，一無所知。我們能給的最多

是一般資訊。因此一般而言，我們認為，等到早期診斷出巴金森病之時，或給予審慎的藥物治療之時，人們可能已經持續五至十年出現不會嚴重干擾到生活品質的動作症狀。再說一次，巴金森病不是那種會在短短幾個月內快速惡化的疾病。

雖然到目前為止，我們還沒有任何方法可以使疾病的**進行趨緩或停止**，但當前的治療可以非常有效地**緩解症狀**，特別是在頭幾年。許多接受足夠且恰當治療的人會注意到，在頭幾年中很少或根本沒有症狀在進行。雖然無法使潛伏的疾病減緩進行，但減輕症狀可以延遲巴金森病造成的失能，對患者大有助益。然而隨著時日，病人的動作失能程度確實會增加，在罹病之後的五到十年症狀就會破壞他的日常生活。此時，就需要高劑量的藥物，且必須更頻繁地監控及調整藥物。

治療

巴金森病的處置出現了戲劇性突破，其中最值得注意的是幾乎半個世紀以前左旋多巴（levodopa）的問世，以及隨後多巴胺增強劑的使用，到後來的深部腦刺激。如前所述，當前的治療可顯著緩解人們的症狀、延後失能並明顯改善生活品質。不幸的是，迄今依然無法治癒（十一到十六章對治療有更詳細的探討）。

治療巴金森病的第一階段，是精準的診斷。這有點棘手，如前面已提及的，特別在疾病早期，要區別巴金森病

和其他有類似症狀的疾病特別困難。尋求對所謂**動作疾患**（movement disorders）有經驗的神經科醫師，是有幫助的，因為動作疾患的專科醫師專精的便是診斷及治療巴金森病及相關疾患。向動作疾患中心求診也是有用的。大部分這類中心都跟醫學院的神經醫學部門有聯繫，雖然有些是獨立自主的診所。這些中心也備有適當的復健設施可供使用，通常也都從事研究工作（譯按：此點與國內極不相同，目前國內尚無神經或動作疾患專科醫院或中心診所）。

我們有許多理由相信，病人參與研究工作是個好點子。首先，罹患巴金森病的人如果同意參與測試藥物的研究計畫，巴金森病的治療便有可能改善，所以某些人會因為可以造福他人而願意參與研究。再者，在**臨床研究試驗**中，新療法透過醫師及統計學家設計或監控下所細心規劃的研究，在病人身上進行測試，受試者在這些試驗中有機會比其他病患早好幾年先接觸到有助益的藥物。最後，參與臨床試驗的病人比未參與的要過得好，即使他們在這些試驗中接受的是安慰劑或「糖果藥」而不是真正的藥物，因為臨床試驗的參與者會受到密切的醫療關注及監測，周遭的研究人員是一群對他們的疾病特別有興趣的人，而參與者會主動積極參與控制自身的疾病；這會讓他們感覺好很多（更多有關醫學研究和臨床試驗的資訊，請見第十八章）。

若要尋求動作疾患專科醫師，可以向巴金森病患組織諮詢，或打電話詢問與醫學院合作的教學醫院。許多專為一般人設置的巴金森病網站，會提供專長於動作疾患的神

經科醫師名單。你也可以寫信到**動作疾患協會**或**美國神經醫學會**，或造訪它們的網站（www.movementdisorders.org；www.aan.com），便可取得在你居住地區附近的動作疾患專科醫師名單（見本書附錄「資源」的部分）。

為了確定診斷、聽取其他意見或治療建議，你可能願意大老遠去造訪離你住處有段距離的神經專科醫師或專科醫學中心。然而除了親身諮詢之外，仍然可以透過你的內科或家庭醫學科醫師以電話諮詢這些專科醫師。

假設住在蒙大拿州的人如果花費得起的話，可以去梅約診所（Mayo Clinic）向專科醫師求診，他回家後的照護，通常可以和他所在地的神經科或家庭醫學科醫師相配合。

有時住處遠離專科醫師或專科醫學中心的患者便自行監控病情，為了避免彼此聯絡不上而猛打電話，患者可以用傳真或電子郵件把疑問傳達給專科醫師的辦公室，專科醫師再回覆建議。這雖不是最好的方式，但有時已是最佳處置了。

現在已有越來越多醫師和動作疾患中心提供遠程醫療（telemedicine），給居住在離市中心較遠的病患照護使用。你可以在你所在地找看看是否有這樣的選擇。

加入**健康維護組織**（簡稱 HMO）的病人通常規定要向 HMO 的合約醫師求診，除非他們取得特別的轉介，才可以看 HMO 以外的醫師。HMO 或許會有專屬的神經科醫師，萬一你加入的 HMO 沒有神經科醫師，要堅定地說服 HMO 允許你特別轉介。

何時我該告知家人、親友及同事？

　　如本書後面將會提到的，家屬，包括配偶、孩子、手足，經常是第一個注意到罹患巴金森病的人身上的症狀。他們可能先注意到患者走路或站立的樣子不一樣，或臉部表情出現某種改變。但即使家屬沒有注意到罹患巴金森病的家人的任何症狀，隨著時間流逝他們終將會注意到。如果你已經被診斷為巴金森病，請不要讓身邊的人猜疑和擔憂出了什麼問題，一般最好是讓他們知道這個疾病以及你已經在接受治療的事。你也可以向他們擔保這不是什麼傳染性疾病，且除了極少數的案例外，並沒有多少證據顯示它會代代傳遞。

　　家屬當然會和你同樣感到擔憂，尤其可能對未來感到不確定，因為症狀的進行不明。但有家屬與你分憂，總比一個人單獨「孤身應戰」好。而且這樣一來，家屬可以對未來預先規劃，也許是現在就來個橫越美國之旅，而不要拖延多年，以免到時連積蓄也花掉一些了。

　　你無法長期隱瞞不讓家人察覺你的巴金森病症狀，再加上上述其他理由，我們建議你應該告知家人。選個你與家人都感到自在而沒有壓力的場所和時間，並確定可以有充裕的時間吐露，而且讓家人了解你的感受。如果家中原本就有些麻煩或關係緊張，讓你難以告知家人或甚至可能因而形成傷害，或許可以請專業諮商師或社工員協助，他們可以建議你如何宣佈這項消息，或者在場陪伴你及家人。

　　什麼時候讓老闆及同事知道你罹患巴金森病才是最佳

時機，常常很難拿捏。在工作上身負重責的人，自然會擔心人們一旦知道這種病將會長期而持續時，便會質疑他的工作能力。確實有時候人們會有這種反應，然而如果你在這種處境下長期隱瞞你的病情，並不是好辦法。如果你的同事不了解這個疾病，他們可能會冒出錯得離譜的想法，或許把你的顫抖視為神經質或焦慮，認為面無表情表示你這人無趣或不開心，而話聲軟弱則意味你缺乏自信。

不管如何，巴金森病是一種很難隱藏的疾病。有顫抖現象的人需要為他們抖動的手捏造一些藉口。或者，試圖隱藏顫抖的話，他們可能會變得相當焦慮，反而使得顫抖更加惡化。大部分的人都認為，還是說出「我有巴金森病」比較好。

雖然巴金森病十分常見，但大部分「知道」這個病的人常常是基於幾年前家人或朋友的經驗。他們很可能不清楚新的藥物對於改善症狀已經大有進展，或者罹患此病的人依然可以繼續發揮良好功能。所以，一旦你下定決心向同事們表白，記住，如果能讓他們對這個疾病會或不會影響你什麼有些微了解，他們得知你罹病後就不至於太反應激烈。大部分罹患巴金森病的人對於在職場上公開自己病情的經驗，都表示得到的回應比他們預期的來得好。

還有其他的考量。《美國身心障礙法案》（*Americans with Disabilities Act*，簡稱 ADA）在 1990 年完成立法，規定雇用員工超過十五人的公司，必須對職務做「合理的調整」，以便殘障人士仍能繼續工作。ADA 禁止對符合工作要求的殘障人士在就業上給予不公平的對待。

如果你的工作必須大量仰賴口語表達，你會因為聲音變得越來越無力、平板而感到困擾。這時你可以藉助麥克風和喇叭，讓你的聲音能夠被聽見，甚至聲音還可以傳得更遠，無論如何，你便可以繼續工作下去。

如果你的工作需要有雙穩定的手，你的同事們可能會對你的顫抖感到驚慌，即使你在移動時並不會顫抖。你或許需要對同事們說明顫抖這個部分的狀況，並展現你的能耐如何。畢竟，如果顫抖確實成為問題，你可能需要接受其他職務及權責，放棄那份需要雙手穩定的工作。另外，如果壓力和情緒強度會使顫抖惡化，你就要小心避開具有壓力的情境。

早期巴金森病有時會出現情緒變化，因此在工作場合中會對部分患者造成困擾。例如，有些有憂鬱症狀的患者會覺得工作很難有效率，這時針對憂鬱症予以藥物治療，通常既有助於憂鬱症狀也能改善工作效率。如果以往並未引發困擾的情境，現在卻使患者產生不尋常的焦慮，這時藥物或許有助於緩解這種焦慮（見第十三章）。對許多人而言，能繼續工作並有所貢獻，是適應巴金森病重要的一環。對其他人而言，諸如疲累及對壓力的耐受度降低，可能令人難以應付原先工作上的要求，所以如何繼續工作的方法是因人而異的。

迄今為止，我們已經明白，為何患者與醫師都要了解巴金森病的界定既直截了當卻又難以捉摸。說它直截了當，在於我們可以把巴金森病描述為一種特定的神經疾患，因為腦部某些特定神經中樞損壞而使得人們無法控制

動作，它基本上跟神經遞質多巴胺在化學上出現缺損有關，而多巴胺的置換可顯著緩解此疾病具有的顫抖、僵硬、動作緩慢，以及平衡與姿勢困難等特性（我們將在十一、十二章中加以探討）。

至於仍然難以捉摸的部分，在於巴金森病的精準定義和描述，以及它的根本原因。具有相同徵象及症狀的患者，疾病的進行卻極其因人而異，有時連診斷結果相同的患者也有顯著差異，而我們不知道原因為何。

目前我們對巴金森病的界定，最貼切的就是：**它是一種緩慢、進行性的神經退化疾病，它的特徵性「動作」症狀包括：顫抖、僵硬、動作緩慢以及姿勢和平衡的問題。這些症狀可藉由服用抗巴金森藥物得到緩解。造成巴金森病許多動作特徵的退化，是發生在黑質以及腦中承接黑質作用的動作控制系統所在的區域。有一些其他疾病具有某些上述特徵，但只有巴金森病具有所有特徵。**我們也體認到，巴金森病不只是一種動作疾患，也不只是源自多巴胺缺乏的一組相關問題。隨著我們越來越看清這個疾病，我們希望不只能了解它發生的原因，也要知道如何更有效地治療它，並寄望有朝一日能加以預防。

下一章我們要看看誰會罹患巴金森病，接著第三章則將轉往有關早期症狀的描述。

第二章

誰會得巴金森病？

· 巴金森病有多常見？
· 巴金森病和老化有關嗎？
· 它會遺傳嗎？
· 它是受環境因素啟動的嗎？
· 我們對巴金森病的病因知道了些什麼？

　　當醫師做出嚴重疾病的診斷時，病人和家屬常會問：
「為什麼是我？」就巴金森病而言，「為什麼是我？」這個
困惑實際上相當深奧難解。臨床研究人員為了回答這個疑
惑已經花費許多歲月。

　　目前，最簡潔而坦率的回答是：我們不知道為何有些
人會罹患此病，而其他人卻不會。科學和醫學已經揭露了
一些有關巴金森病的情形，但我們還有很多要學習。例
如，雖然巴金森病看起來是美國和加拿大地區最常見的神
經退化性疾病之一，但即使經過大量廣泛的研究，我們依
然不能確知有多少人罹患此病，或者誰會罹患，又為何是
他們罹患。

　　本章中，我們探討我們所知的，並介紹有關人們為何
會得到巴金森病所根據的理論。不過，先探究所有疾病的

兩大主要因素（即導致某種特定疾病的因素），會有助於後續的了解，這兩大主因便是：基因與環境（天生與養育）。**遺傳性**或**基因的**疾病會在家族中肆虐，並以 DNA 的一部分從父母傳到孩子；DNA 這個遺傳物質讓個人成為獨一無二的個體。**環境的**疾病則是人體以外的某些東西所導致的。本書將環境的疾病歸為由人體以外的任何東西所造成，其中不包括人的基因物質。毒素、藥物乃至於病毒體或細菌，都可以是疾病的環境病因。

縱使巴金森病的病因仍然難以捉摸，近年來，遺傳學所可能扮演的角色引發了人們大量的興趣。科技的進步可以更廣泛、精密地檢視人類的基因組，因此能夠更深入探索基因在巴金森病中可能扮演的角色。在此同時，一些人口研究致力尋找環境和巴金森病的關聯性，已經提出暴露於除草劑和殺蟲劑或某些溶劑、腸道蠕動的頻率（雖然這個也可能是非常早期的疾病特徵）、較少飲用咖啡、抽菸以及較低的血液尿酸濃度，可能多少會影響到疾病的發展。

絕大部分罹患巴金森病的人都無法提出有其他家族成員也罹患此病，從這點，似乎可排除掉大部分病例中遺傳基因的強烈影響。而如果環境是病因之一，我們或許可預期，兩個人度過長久婚姻生活，共享類似的環境，應當同樣會感染這疾病──但這種情形卻絕無僅有。

因此，它的樣貌就複雜多了：巴金森病很可能是基因與環境因素合併造成的。有些遺傳來的特徵，多少會讓某個人發展出巴金森病來。例如，某個人可能遺傳了巴金森病的易感體質（predisposition），但除非這個人暴露在巴

金森病的某個環境促發因子——比如某種毒素——中，否則不會發展出這個病。而另一個人，可能有遺傳構相（genetic makeup）可以保護他對抗巴金森病的來襲，縱使他暴露在同樣的毒素中。不同的基因與環境因子數量以及不同的結合方式，也可說明人們在症狀和疾病病程上為何彼此有差異。

換個方式來說明：假設張三具有基因易感因子 A 和環境促發因子 A，李四具有基因易感因子 A 和環境促發因子 B，結果張三可能比李四發展出較嚴重的巴金森病症狀，而王五可能因為具有某個保護性基因成分 C，根本不會罹患巴金森病，即使暴露於促發因子 A 或 B。上面各成分的排列組合，都會呈現出不同程度（或程度無法比較）的狀況。

退化性疾病通常不是由於感染、代謝障礙或受影響區域（在這裡指的是黑質）血流供應不足所造成的。大部分神經退化性疾病的病因仍屬未知，因而是許多醫學研究的焦點（見第十八章）。巴金森病的病因顯然是個複雜的問題，醫師和研究人員都持續在尋求答案，而某些奧祕幾乎可以確定即將揭曉。

巴金森病有多常見？

巴金森病是十分常見的。有些相當著名的人士——其中許多仍在工作崗位上並改造著世界——都被診斷罹患此病。我們估計，北美洲大約有 75 萬至 100 萬人罹患巴金

森病，其中男性稍多於女性。基於各種理由，我們不確定到底患者有多少。其中一個理由是，許多人受到誤診：不是沒有辨識出是巴金森病，就是雖被診斷為巴金森病，但其實是其他疾病。有些患者則尚未為他們的症狀尋求醫療照護。我們所能做的，最多只是根據各種數據分歧的來源，諸如挨家挨戶調查、住院病人的診斷、抗巴金森藥物的處方以及死亡診斷書，來進行估算。

我們也不知道哪些種族比其他種族更常見。許多研究認為，巴金森病在白種美國人的發生頻率，比非洲裔美國人族群要來得高，但這些研究的結果難以令人接受。一般來講，非洲裔美國人比白種美國人獲得的醫療照護相對較少，特別是神經科的照護，而巴金森病的精確診斷，是需要受過訓練且熟悉神經疾患的醫師來完成的。因此，研究報告提出的種族差異，有可能是美國醫療照護服務系統上的不平等所致。有些研究在設計上避開了這項偏差。一項這類研究，在密西西比州某一多種族的郡縣進行挨家挨戶調查，發現黑人和白人得到巴金森病的頻率基本上是相同的。其他謹慎的調查則指出，巴金森病在白種人身上有較高的發生率。總之，此病的種族分布仍不清楚。

巴金森病與年老

想扮演老人的演員，可能會用緩慢移動而且駝著背的方式呈現，裝出一種向前彎曲的行走姿勢或者拖著步伐前行，並且顫抖著手撿拾東西。這位演員使用巴金森病經常

出現的特徵來呈現老人模樣，既反映出演員腦海裡年老與巴金森病之間的關聯，也強化了一般大眾在這方面的聯想。

巴金森病的平均發病年齡，大約是六十歲。在二十世紀初，當時的六十歲似乎比現今的六十歲來得老。或許是因為這點，使巴金森病與年老之間長期以來一直難分難解。雖然如今我們無法說巴金森病只會侵襲老人，但是隨著人口年齡的老化，罹患巴金森病的人數也提高，換言之，人們愈年老，發生巴金森病的機會就愈高。同時，六十歲只是發病的**平均**年齡。巴金森病患者大約有 80% 發生在四十到七十歲之間，只有大約 5％ 是發生在三十到四十歲之間。後者，就是所謂的「年輕發病型」巴金森病，很難下診斷，這主要是因為醫師或病人自己都不會想到三十幾歲的人會罹患巴金森病（見第七章）。

正常老化與巴金森病的病程及特徵之間的關係，曾引發熱烈爭辯。有些研究人員主張，每個人只要活得夠久，終究會發展出巴金森病，因為在正常的老化過程中，含有多巴胺的黑質神經元──它攸關正常運動功能──會逐漸失能並死亡。現有的證據並未相當支持這個論點，這表示，光是正常老化並不會造成巴金森病。但有一點是確然無誤的，那就是一旦黑質遭受損害，不管原因為何，都會產生巴金森病，而正常老化所造成的黑質部位細胞喪失，便可能促使巴金森病的徵象產生，並影響到該疾病的進行。

到底正常的老化對巴金森病的徵象、症狀及病程影響程度有多少，仍是一項熱烈爭辯的議題。然而，老化仍是巴金森病最重要的風險因子。

巴金森病是遺傳性疾病嗎？

如上所述，我們並不知道巴金森病是否會遺傳。例如，某位巴金森患者提到家族中也有同樣的受害者，而當受過動作疾患診斷方面訓練的神經科醫師去檢視那些同樣受害的家人時，經常會發現這些家人罹患的是其他神經科疾病，而非巴金森病。但我們的確知道，如果家中有一人被診斷有巴金森病，那麼家中其他人可能罹患的機率為10％到15％。大多數罹患巴金森病的人的家族史並未顯示有遺傳的模式。醫師之所以會詢問疾病在家族中的遺傳模式，是想要確定是否存在某種家族熟知的遺傳，比如，是否只有某一代的家人（例如同輩的手足）受到侵襲（即所謂的隱性遺傳），或者疾病似乎會從某一代傳到下一代（即所謂的顯性遺傳）？即使在同一家族中，巴金森病的確發生在不只一代人身上，或只出現在兄弟姊妹中，我們依然必須記住：巴金森病極為常見，以致出現巧合的狀況並非不無可能。

同卵雙胞胎的研究似乎顯示，單是遺傳因子並不會產生巴金森病。醫療界認為，如果要斷定某種疾病是否有遺傳性，研究同卵雙胞胎可能是最佳的測試方法，這被奉為黃金定律。由於同卵雙胞胎遺傳了相同的基因物質，所以如果其中一人發展出某種遺傳性疾病，另一人最終也發展出同種疾病的機會就非常高。美國國家健康研究院對巴金森病進行一項非常龐大的研究，有四十三對同卵雙胞胎被動作疾患專家診斷出每對之中有一人罹患巴金森病，當這

些專家評估所有四十三對雙胞胎中的另一人時，發現只有一對是兩人都罹患巴金森病。另外兩個針對雙胞胎的研究，一個在英國，一個在芬蘭，都有類似的發現。

　　這項證據指出，遺傳在巴金森病中很有可能不具重要地位。雖然多年後重新檢視那些雙胞胎，之前未觀察到巴金森病症狀的人竟然出現了症狀，即使如此，雙胞胎中兩人都罹患巴金森病的發生率仍然極低，這使得前面提到的結論更為鞏固。

　　一項最近所做的雙胞胎研究，利用美國聯邦政府在二次大戰期間開始的雙胞胎登錄列管資料，也顯示同卵雙胞胎中兩人都出現巴金森病的發生率極低。甚至，此研究中的雙胞胎是在他們相當年長時才加以檢視的，所以不太可能會遺漏遺傳基因對巴金森病所產生的影響。這項研究也指出，發病年齡較輕的病人中，遺傳扮演的角色的確比發病年齡較長的病人更具影響力。

　　被診斷罹患巴金森病的人的確不太可能把這個疾病傳給下一代，然而過去十年裡我們對於了解基因與巴金森病之間的關係，有非常多進展。當某些罹患巴金森病的人其家族中具有異常基因的新發現，剛開始在世界各地的實驗室紛紛傳出時，似乎既不尋常又難以理解。針對異常基因在巴金森病中所扮演的角色，這方面的研究發展大大增加了我們對巴金森病人腦部基本化學異常的理解。這項新理解最重要的意義是：它開啟了給予巴金森病人更佳治療的新康莊大道。這些新發現的「巴金森病」基因有：α—突觸核蛋白基因（α-synuclein genes）、Parkin、DJ-1、PINK1、

LRRK₂ 以及 GBA，GBA 已知是造成高雪氏症（Gaucher's disease）的基因。

第一個巴金森病基因，是在某個義裔美籍大家族中發現到的。在這個家族中，每一位罹患巴金森病的家族成員，其孩子幾乎有一半會得此病。這個非比尋常的家族史，可追溯到包括北美洲及義大利的好幾個世代前，而這些數據資料讓研究人員可以找出造成某一類型巴金森病的某個異常基因。

這個家族的基因異常發生在 α—突觸核蛋白基因內，也就是主導 α—突觸核蛋白合成的基因，α—突觸核蛋白是一種位在突觸膜中的腦蛋白，其他部位也有，而這個突觸膜對於腦內化學信號的傳遞非常重要。α—突觸核蛋白也存在於被稱為「路易體」的異常細胞結構中，而這個「路易體」幾乎在每一位巴金森病人的腦細胞中都可發現。

這個異常基因跟其他巴金森病患有無關係？由於大部分巴金森病人的家族所顯露的家族遺傳模式很微弱或不存在，而這個義大利家族史又那麼不尋常，所以我們仍然不知道這項基因異常對於大多數巴金森病患是否重要。事實上，科學家在一些典型的罹患巴金森病的人身上都未發現這個異常基因。然而，α—突觸核蛋白的重要性獲得進一步確認，因為這個基因的其他突變會導致各種形式的類巴金森症，而且這個基因（以及連帶所產生的蛋白質）如果太多，也會導致疾病，也就是基因（及蛋白質）數量過多和疾病的嚴重程度有關。

第二個被發現的基因是 Parkin 基因，它跟年輕發病型

類巴金森症的形成有關。這個基因最先是在日本發現，但研究人員之後在世界各個不同族群中都發現到這個基因。雖然一開始被認為極少見，如今已知發病年齡在四十歲以下的人當中，很可能約 10% 的人有這個基因。越來越明顯的是，當家族中罹患巴金森病的成員屬於早發型（通常在四十歲以前），則基因在家族中便越可能產生影響。

其他新近發現的影響家族罹患巴金森病的基因，包括 PINK₁、DJ-₁、LRRK₂、GBA 及最近的 VPS₃₅。LRRK₂ 基因已獲證明是所謂顯性遺傳的巴金森病中，最常見的已知基因病因，而且在一小部分似乎是非遺傳性個案中也被發現（「**顯性遺傳**」意指某種特徵有 50% 的機會從父母傳到孩子身上，換個說法就是，孩子有一半的機會遺傳到它）。和巴金森病有關聯的其他基因，藉由全基因體關聯分析（genome-wide association study，簡稱 GWAS，下文會再提及），勢必會再有所斬獲，一些可能增加巴金森病風險的基因已經因此而被發現。所有這些「新的」巴金森病基因，正開始進一步拓展研究領域，最終將延伸到對症狀的新療法，甚至使疾病本身的進行趨緩下來。

不論在家族具有異常基因的情況，或是在沒有家族遺傳的患者身上，細胞在巴金森病中的運作過程，都對於這個疾病的演變具有舉足輕重的影響，而科學家已經知道這個運作過程了。例如，細胞如何處理異常蛋白質的過程，已經成為研究的一個焦點。一些新近發現的基因，可以協助控制將異常形成的細胞性蛋白質從細胞中移除的過程。有個理論認為，黑質及腦部其他區域的神經細胞裡出現異

常蛋白質，導致這些區域退化並且死亡。如前面已討論過的，當黑質退化，巴金森病的症狀就浮現出來。研究人員相信，異常基因會破壞細胞移除「不良」或異常蛋白質的正常過程，這個正常過程是由泛素蛋白酶體系統（ubiquitin-proteasome system）和溶酶體－自噬系統（lysosome-autophagy system）執行。而這個移除過程對於維繫神經細胞的健康，非常重要。

現在已經很明顯，典型巴金森病的徵象和症狀——靜止型顫抖、僵硬、動作緩慢、行走和平衡問題、對左旋多巴的良好反應、出現動作功能起伏不定的現象以及異動症（之後會討論），還有單側發病——都可以在受到基因影響的巴金森病人身上看到。這是一項極不尋常的發現，雖然具有這些基因異常的家族所占比例仍然很低，但許多不同基因會導致巴金森病這項事實，已經讓研究人員警覺到其中潛藏的廣大可能性，不但能夠更加了解巴金森病的基本機制，還能開發出更佳的治療方法。

這些在基因方面的新發現，再加上基因分析科技的快速進展，便出現了名為全基因體關聯分析GWAS的研究。在這些研究中，研究人員檢視整個人類基因組，尋找導致巴金森病的線索。更令人興奮的是，利用已廣泛使用的基因分離技術，可以分析個別病人的基因體，以尋找他們個人巴金森病起源的線索。

我們已經討論過顯性（上代到下代）及隱性（只有手足間）遺傳，除了這種傳統的遺傳形式外，這些新技術和新研究使得研究領域得以擴展，以「複雜的」基因疾患的

角度來檢視巴金森病，在這種角度下，或許會發現巴金森病的臨床症狀不能只歸咎於單一的異常基因，而可能涉及成排成列的基因，每一個個別基因只產生很小的效應。當一排必要的十個、二十個、四十個基因連結在一起，就可能啟動巴金森病。

　　雖然近年來的研究證據越來越強烈支持巴金森病是個複雜的基因疾患，但仍無法消除環境產生的啟動作用，亦可能是潛在的發病因子。身上帶有所謂巴金森病基因LRRK$_2$的人，便是這種論點的一個例子，因為帶有這個基因並不意味必然發展出巴金森病，許多帶有這個基因的人活到七老八十依然沒有巴金森病。為何如此，仍不確定。這是因為這個續發性序列的「基因」並不足以引發巴金森病？還是因為帶有這個基因的人從未接觸某些未知的環境啟動因子？

　　隨著科學家繼續探索這些新的研究大方向，我們將會對帶有異常基因的家族以及較典型、非家族性巴金森病有關的基本化學問題，越來越有所領悟。這會使我們對巴金森病的分子學基礎，開始有廣大且嶄新的了解。

環境因素與巴金森病

　　被診斷罹患了巴金森病的人提出「為什麼是我？」的疑惑時，經常會懷疑自己是否曾暴露在可能致病的「某些東西」。以下便討論我們所知的有關環境毒素、藥物或病毒體、細菌對引發巴金森病的影響。

工業毒素

證據顯示，環境毒素「絕對可能」是巴金森病的病因。某些毒素，包括錳（manganese）粉塵、二硫化碳及一氧化碳，根據迄今為止的研究，都曾顯示會導致巴金森症候群，但並非巴金森病。

巴金森病的症狀雖然有清晰而易辨認的特徵，但令人驚訝的，在巴金森醫師1817年的論文之前，醫學文獻都不曾提過這些症狀。部分原因在於，人們認為巴金森病的（發病）頻率自工業革命之後才開始增加。如果這個引人深思的想法被證明是真的，或許巴金森病可能和某種工業毒素有關。然而我們已知，從1890年末期迄今的這段工業化迅速增長時期，巴金森病的發生頻率從未改變，這似乎反駁了工業毒素是重要致病因子的主張。此外，古早以前的確就已經有關於巴金森病的清楚描述，其中包括古埃及的著作。

工業化可能增加巴金森病發生率的這個想法，也同時暗示都市居民比鄉鎮居民更容易暴露在某種工業污染物中，因而可能較容易發展出巴金森病。有些研究報告顯示都市居民很可能有較高的發生頻率，但有更多的研究卻顯示農村生活使人們更容易罹患巴金森病。鄉村生活可能會接觸到不同的環境因子，例如存在於某些井水中的物質。再說一遍，相關證據並不明確。

環境的研究很難設計也很難精確執行。許多環境研究尚在進行中，也尚未揭露巴金森病的病因，但由於研究結論令人相當期待，因此相關研究仍繼續在進行中。有時媒

體報導某特定毒素可能是巴金森病的病因，往往便引起民眾關注。然而截至目前為止的每個案例裡，針對同一毒素的重複研究，所得結果都未能支持稍早前的發現。引發目前這類爭論的一個原因是，巴金森病有潛在可能是數個病因相互連結而導致的。

違禁藥物

幾年前，一樁由於私製改變意識狀態的藥物而釀成的悲劇性錯誤，提供了一些引人關注的證據，顯示環境毒素可能引發類巴金森症。那些年輕的吸毒者原本打算製造美匹力定（meperidine），這種藥物能讓意識進入狂喜的狀態。然而，他們在製備過程中犯了一項錯誤，結果製造出一種類似海洛因的化合物，叫做 MPTP（methyl phenyl tetrahydropyridine）。MPTP 會對黑質中製造多巴胺的細胞產生快速且劇烈的傷害。一些年輕人將 MPTP 靜脈注射入自己體內後，很快地（在二到四週內）就發展出高度嚴重的巴金森病症狀。

這樁悲劇促成大量的科學研究，因為科學家要探索 MPTP 如何損害神經細胞，以及是否有其他類似物質存在於我們的環境中（有關 MPTP 的進一步訊息見第九章）。

病毒體或細菌的角色

沒有證據支持巴金森病源自直接感染任何型式的病毒體或細菌。有些案例顯示，曾得過腦炎（一種由為數眾多的各類病毒體所導致的腦部感染）的人偶爾會發展出類巴

金森症，但極為罕見，而且這些症狀通常在幾天或一個月內就會消退。

雖然如此，歷史上曾發現某些證據，顯示類巴金森症可能和病毒體有關聯。於 1917 到 1920 年間的大流感中，罹患嗜睡性腦炎（von Economo's encephalitis）的人們身上發展出一種特殊的類巴金森症，其中有些人突然間（隔夜）就出現類巴金森症，有些則在兩或三年後才發展出來。與較典型的腦炎後類巴金森症病人不同的是，這些病人並未好轉。一般而言，雖然腦炎會導致類巴金森症，但不會產生真正的巴金森病。腦炎後類巴金森症在薩克斯醫師（Oliver Sacks）的著作《睡人》（*Awaken-ings*）中有精彩的描繪，改拍成的電影也獲獎。

沒有證據顯示巴金森病會傳染。照顧巴金森病人或和巴金森病人共同生活的人，罹患這個疾病的風險並沒有比一般人高。

身體以外的因素如何啟動巴金森病的症狀？

即使我們並不知道是什麼導致巴金森病，但如果能知道任何致病的機制，會有幫助。環境因素如何導致巴金森病？有諸多理論。例如，發育中的胎兒接觸到某種毒素，導致嬰兒腦部黑質中的神經元數目可能少於正常數量。在這種狀況下，或許在生命頭幾十年依然保有足夠數目的神經元，因此可以有正常的動作發展及動作表現，但由於欠缺神經元，終究會使產生多巴胺的細胞在正常的老化過程

中流失而出現症狀。類似的機制在生命晚期可能是黑質神經元流失的原因，它在流失時並未產生症狀，症狀要等到老化過程時才出現。

在其他情況裡，長時間持續暴露於某種毒素，可能讓神經元遭受多次損傷，後續使得黑質神經元的總數目逐漸減少。雖然單獨的一次暴露不致於造成症狀，但累積的流失，加上正常的老化過程，終究會導致疾病發生。

另一個同樣看似合理的機制，認為毒素可能引發細胞持續多年穩定而不自然地快速減少，當細胞流失多到足夠的程度，腦子便跨越了「正常」的門檻而產生我們所知的巴金森病症狀（圖 2-1）。然而，所有這些假說都需要考量到，巴金森病所涉及的問題遠遠不只黑質裡的多巴胺細胞。

目前，最受青睞的巴金森病發展假說，結合了環境因子暴露以及基因易感體質。或許有些特定環境因子只會對遺傳到某種易受影響素質（susceptibility）的人們產生作用。我們可能會發現到，細胞受到的傷害來自多重環境因子，而且無法將巴金森病歸咎於單一、特異性的毒素。

順著這個思維，便會想到也可能有多重基因易感素質因子。每個人都可能代表一群環境因子與基因因子的各種不同組合。這些因子越多，就越可能發展出疾病來。同樣有可能的是，保護性基因因子（也就是基因易感染體質的相反產物）可以降低特異的環境因子帶來的風險。

對於被診斷罹患巴金森病的人所逼問的「為何是我？」的疑問，我們只能提出這些片斷的證據及假說來回

應。至今為止，我們仍無令人滿意的答案。一旦這個問題獲得了解答，我們就更接近巴金森病的真正病因了。必須深思的是，**可能並沒有單一的病因，或許應該將巴金森病視為數種疾病，而不是個單一及具有一致性的疾病，才比較恰當。**

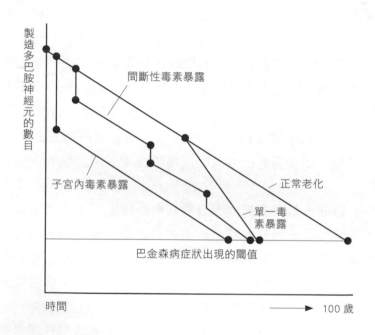

圖 2-1

此圖表說明暴露於各種可能導致巴金森病的不同環境或外在毒素時的情形的。當黑質中多巴胺神經元有 70％到 80％失去功能時，巴金森病的症狀和徵象便開始出現。有些權威人士相信，如果每個人都活得夠久，正常的老化及隨之而來的多巴胺神經元喪失，勢必導致所有人都會出現巴金森病的症狀。在此圖中，這個概念被稱為正常老化。這個圖表根據的只是理論，而且認為到了一百歲時，我們所有人都會出現巴金森病的症狀。此圖的其他線條指出單一間斷性或甚至在子宮裡暴露於毒素，都可能傷害到多巴胺神經元，而最後都導致巴金森病的症狀出現。

第二篇

巴金森病的徵象和症狀

Signs And Symptoms of
Parkinson's Disease

第三章

早期症狀

・在醫師足以做出巴金森病診斷之前，可能會出現什麼症狀？
・有什麼常見的症狀是此疾病的特徵，卻常常沒有被辨認出來？

　　要指出罹患巴金森病的人何時開始顯現出徵象及症狀，常常是有困難的。許多人可以生動地回想他們何時初次注意到自己出現顫抖，但醫師經常在仔細詢問後發現，甚至在顫抖被注意到之前，細微的徵象就已經存在了。

　　這些早期症狀剛剛出現時，可能和其他疾病的症狀類似，因而不管症狀指向巴金森病與否，都不適合做為判斷依據，對早期診斷也常常幫助不大。人們向醫師諮詢有關巴金森病非常早期、輕微的症狀時，可能會對醫療專業深感失望，因為醫師常常無法很快做出診斷。有些病人覺得他們出現症狀的原因被忽略了，因而遍訪各種與健康有關的專業人員，好求得確定的診斷。這情有可原，但實情是，要根據非常早期的症狀來診斷巴金森病，幾乎是不可能。

然而，當醫師懷疑病人有巴金森病之時，回頭檢視這些早期症狀，可幫助確認或駁回這項診斷。一旦確認是巴金森病，許多病人會因為不確定感獲得解決而鬆一口氣。

只有在身體某一側出現症狀

　　早期巴金森病的症狀常常從身體的某一側開始，原因不明。例如，可能一條腿受到影響，另一條腿卻正常無礙，而且持續這樣達兩年或更久。人們有時會懷疑，慣用左手或右手是否關係到症狀出現在哪一側，但這樣的聯結並不成立。對巴金森病經驗少的醫師可能不會覺察到，早期症狀只出現在身體某一側是很典型的特徵。

表3-1　巴金森病的早期徵象及症狀

臉部表情的改變（凝視、缺乏眨眼的動作）

走路時不會擺動某隻手臂

彎曲（向前彎腰）的行走方式

「凍僵的」、疼痛的肩膀

某條腿跛行或拖曳著行走

頸部或四肢感到麻木、刺痛、疼痛或不舒服

喪失嗅覺

聲音柔弱

主觀感受到內在的顫抖

靜止型顫抖

內在型顫抖

在早期階段，許多罹患巴金森病的人會注意到一種內在型顫抖，感覺在肢體內或軀幹內出現顫抖。我們的病人中有幾乎一半會說，他們的一條腿或一條手臂或腹部，感覺在顫抖，但不管病人或醫師都看不到任何動靜。內在型顫抖可能是巴金森病所引發的顫抖，也就是顫抖的力量大到足以讓病人有所察覺，但還無法形成看得見的震動。內在型顫抖可幫助醫師做出診斷，所以向醫師說出任何內在型顫抖的感受，很重要。

輕度顫抖

當人們出現不自主的輕度顫抖這種早期巴金森病特徵時，有些醫師可能輕忽地視為焦慮或老化現象。病人也可能說自己有輕度、間歇性顫抖，並伴隨各種難以分辨的症狀，包括疲累、衰弱、肌肉痠痛、集中度變差和睡眠障礙，然而這些也是憂鬱及焦慮的特徵（本章後面會有探討），所以醫師有時很難知道是什麼原因造成這些症狀。

情緒效應

巴金森病的顫抖會隨著各種強烈情緒——包括性興奮——而變得更激烈。有時人們會因為這樣而感到驚慌，並認為這意味著巴金森病惡化了。其實並非如此。只要他們

的情緒強度或興奮程度回復正常，顫抖也會回歸原樣。性關係一般而言具有溫暖、支撐的力量，病人無需擔憂，應該繼續下去。

疼痛和其他感官效應

早期巴金森病會導致各種不太起眼的疼痛，包括頸部周圍、肩膀、手臂、腿部或下背部。許多人都有這類疼痛，所以醫師有一部分職責，便在於必須區別一般偶發的疼痛與巴金森病所造成的疼痛。就剛剛受到巴金森病影響的狀況而言，大約有10%的病人會出現肩膀疼痛、僵硬，稱為**凍肩**（frozen shoulder，譯按：即沾黏性關節囊炎，俗稱五十肩）。有時，這是手臂功能出了問題的初兆。凍肩是由逐漸增加的僵硬和動作緩慢所造成的；接著，這些症狀逐漸使肩膀關節正常動作的範圍受到限縮。醫師要分辨肩膀、頸部或手臂疼痛是否為巴金森病所引起，可藉由該疼痛是否能使用抗巴金森藥物來緩解而加以判斷。源自肌肉堅硬和僵直而來的痠痛和疼痛，在服用適當抗巴金森藥物之後可以緩解（見第四章）。

反之，源自早期巴金森病而來的凍肩，可能另外需要物理治療來活動肩膀並緩解疼痛（指後者可能非單純來自巴金森病而需加上其他治療）。

人們也提到和巴金森病有關聯的其他感官知覺效應。他們經常會描述到手臂、腿部、背部、腹部或骨盆區部位有麻木、刺麻、灼熱、冰冷或痠痛的感覺。這些感覺一般

是隨來隨去，而非持續不斷的。有時這種知覺會在抗巴金森藥物產生作用的時刻出現，但更常在這種時刻以外發生。雖然這些感官知覺的現象通常不致使人失能，但可能造成困擾且令人不舒服。

嗅覺是我們的「特殊感官」之一。即使在巴金森病病程的非常早期，嗅覺的降低或喪失就是個常見的特徵。失去嗅覺最常表現為食物嚐起來滋味產生改變。嗅覺和味覺是非常緊密關聯的，因而人們可能會說自己喜愛的食物「嚐起來」不太對勁。

許多罹患巴金森病的人在回顧過往時，會想起早在其他症狀出現前，就注意到嗅覺喪失了。然而，這是個非特異性的症狀，可能經由許多其他因素而造成，例如重複的鼻腔感染、抽菸、頭部外傷及其他。

腳部抽筋

偶而，在巴金森病的早期，病人會注意到清晨腳部抽筋的現象，有時會痛，有時不會痛。這些抽筋稱為**肌張力不全痙攣**（dystonic spasm）或**肌張力不全症**（dystonia，dys 意指「不好」或「不正確」，而 tonic 則指肌張力）。這時可能所有腳趾頭都向下彎，或大拇趾向上彎而其他腳趾向下彎。手部也可能出現類似影響，但較不常見，通常發生在從事例如書寫這類活動中，這時手指或手腕會呈現一種異常的姿勢（見下文及第四章）。

面具式臉部表情

在疾病的早期，家屬可能會注意到病人臉部表情的變化。醫師用**面具臉**（masked face）這個詞來描述罹患巴金森病的人因臉部喪失自然表情及眨眼頻率減少，而看起來像是在凝視般的表情。醫師可能將這種臉部欠缺活潑表情誤解為憂鬱的明證，而家人或親友可能會認為病人是不感興趣、不投入或不開心，但事實上它是巴金森病使得肌肉僵硬及緩慢收縮而造成的，特別是對那些產生臉部表情及眨眼的肌肉所造成影響。

嗓音改變

罹患巴金森病的人常常提到他們的嗓音喪失了「力量」，而且他們必須非常努力才能維持說話的音量。夫妻經常觀察到配偶的嗓音變微弱了，甚至可能微弱到他們經常必須要求對方重複一遍（有時這種狀況導致罹患巴金森病的人責備是配偶聽力減退，而如果確實是這樣的話，溝通將變得更棘手）。罹患巴金森病的人在講電話時可能特別難以令對方了解。在職場上，他們可能很難在會議中或做正式報告時表達自己的想法。

喪失手的靈活性

由於巴金森病影響到動作的流暢及速度，當症狀開始

浮現時，需要靈巧運用雙手的日常事務常常會使患者覺得忐忑不安。病人在使用電腦鍵盤時會開始出現困難，或者要從口袋裡拿出鑰匙或皮包時，覺得笨手笨腳。

　　許多有早期症狀的人很難書寫流暢，特別是如果症狀出現在較常使用的那一側時（右撇子在右邊）。病人會述說他們的書寫速度變慢，同時更加費力，而且開頭寫的幾個字是正常大小，隨後卻逐漸縮小；這種變小的書寫稱為**寫字過小症**（micrographia）（圖 3-1）。如果仔細看患者幾年來的簽名——例如他們簽在信用卡、收據或支票上的——或許可以看到一種進行性寫字過小症的模式。

　　人們要扣上襯衫最上面的鈕釦或化妝時，需要精密的靈巧性，進行這些動作如有困難的話，可能是早期疾病的跡象便顯現了。常常會發生的情形是，如果某一側比另一側先受到影響，則患者可能扣不好一邊的袖釦，但扣另一邊則沒有問題。需要重複旋轉手腕的動作，比如打蛋或刷牙，在早期症狀出現時也會有困難。病人常把這些問題解釋為「虛弱無力」所致，而當沒有出現顫抖時，醫師可能會認為這類身體某一側的「虛弱無力」是中風或腫瘤影響到對側腦部而導致的可能症狀。

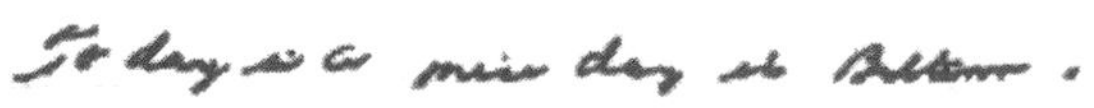

圖 3-1
一位罹患巴金森病的人的字跡，顯示出寫字過小症。

彎曲的姿勢

輕度彎曲的姿勢可在巴金森病的早期階段被觀察到。罹患巴金森病的人可能隨著時日變得身體越來越彎曲或彎腰。但這類彎曲姿勢也可以是老化的正常徵象，所以只就這個現象本身並不能提供足夠證據讓醫師做出罹患巴金森病的診斷。

走路及其他全身性動作的困難

走路時手臂動作的變化是細微的，但罹患巴金森病的人及其家人常常早就注意到這些改變。正常來講，當我們走路時，會交替地自發性擺動我們的手臂。而早期的巴金森病，常常會使某一側喪失了手臂的自然擺動。有人說他們的一隻手臂似乎在走路時會卡在身體側邊，或者似乎在手肘處會稍微彎曲或屈曲，所以走路時無法自然擺動。當他們意識到這點時，他們的手臂可以隨意擺動，但如果他們停止這種有意識的擺動，這一側的手臂就會回到原先不動的狀態。

同樣的，當一條腿無法再流暢地移動時，有些人會覺得彷彿拖著腿在走似的。他們走路的律動方式可能會改變，而且可能顯現出輕微的跛行。

早期的患者大部分因為巴金森病導致動作變緩慢，因而也會發現自己越來越難以從低矮的軟椅子或沙發上起身離開。上下汽車也會較為困難。

失去平衡

姿勢性反射（postural reflex）是指在站立或走路時為維持平衡所必需的多種反射動作。雖然喪失平衡和跌倒要直到巴金森病後期才會成為問題，有些人卻在病程早期即發展出不穩定性。當一個人在出現真正巴金森病的典型症狀和徵象之前就喪失平衡及跌倒，往往便指向其他疾病，有可能是很像巴金森病的多種疾病之一（見第十章）。

罹患巴金森病的人會有一種站立不穩的細微感受，可能很難快速轉身。這種不平衡可能使他們很難單腳站立著拉上褲子或穿襪子、絲襪。當他們行走在表面不平的路上，或是從一張躺椅上要站起來，或是從一種不方便的姿勢（比如進行園藝工作時）要起身時，這種不平衡就更加明顯。在巴金森病的盛發期階段，平衡問題會變得更嚴重，足以讓患者在既無頭重腳輕、也沒出現複視等任何明顯理由就跌倒（見第四章及第五章）。

如前所示，早期跌倒的病史通常和典型的巴金森病沒有關聯。雖然，醫師非常嚴肅看待此問題，並教導醫學生和神經科住院醫師，說成年人不會無緣無故一再地跌倒。

憂鬱

人們很難接受被診斷為巴金森病，而且這項宣判常會導致短暫的憂鬱和對失去健康的哀傷，這都很正常。人們可能心思過於專注在健康和未來，而有某段時間對其他事

物失去了興趣。有時他們很難理解這些感覺是會消散的，當隨著時日過去，人們逐漸接受了他們的疾患，許多這些感覺**都將**過去。

嚴重、持續的憂鬱和這種得知自身健康狀況後的感覺是十分不同的。它是一種嚴重的疾病，需要醫療上的關注。受到這種型態的憂鬱影響的人會充滿憂傷和無望感，並伴隨著一些其他症狀，包括挫敗的感覺、害怕、焦慮不安、無法決斷、沒什麼精力、對以往有興趣的事物意興闌珊（冷漠無感）；睡眠障礙（太多或太少的睡眠）；食慾障礙（增加或減少）；以及大大小小模糊不明的疼痛。

因為生活事件——諸如巴金森病——所帶來的憂鬱，有時稱之為**反應性憂鬱症**（reactive depression）或**續發性憂鬱症**（secondary depression）。這不同於**內因性憂鬱症**（endogenous depression），或**原發性憂鬱症**（primary depression），後者似乎是突然發作，沒有清楚的原因。

雖然憂鬱症可以是巴金森病的早期症狀，卻少有醫師這麼認為。憂鬱症在所有族群中都是常見的，它侵犯各種年齡及種族，不分男女。甚且，某些憂鬱症的症狀和巴金森病的症狀重疊。例如，動作緩慢和臉部缺乏生氣都是憂鬱症和巴金森病的症狀。各種模糊籠統的症狀，包括疲累、衰弱無力、肌肉疼痛、集中度受損以及睡眠障礙，都可能發生在有憂鬱症或巴金森病的人們身上。憂鬱症可能被誤診為巴金森病，反之亦然。換言之，要有徹底的病史和檢查才能找出是什麼造成這些症狀。當巴金森病已在進行了，這時如果回顧，我們常常可看到憂鬱其實是一開始

的症狀之一。

醫師常常發現，罹患巴金森病的人在懷疑有巴金森病或在被診斷為巴金森病之前，就已經注意到情緒和行為有了顯著的變化。再說一次，區別巴金森病與憂鬱症的症狀是很重要的。例如，一個憂鬱的人，就像有早期巴金森病的人，可能出現臉部表情喪失、動作緩慢及彎腰駝背的姿勢，且可能說話聲音低而單調。罹患巴金森病的人也會注意到他們對以前特別感到興趣的愛好變得興致索然──如同罹患憂鬱症的人。一個焦慮不安的人會感覺到顫抖，這感覺類似於內在顫抖或早期巴金森病的顫抖。

罹患巴金森病的人如仍在職場中，可能發現自己對於口頭呈報或銷售技術出現異於平常的困境。這樣的困境可能源自與巴金森病有關的嗓音改變，但病人或醫師可能把這種困境歸因於伴隨社交畏懼症所浮現的焦慮。退休的人會描述自己在社交情境中不尋常的躊躇不安或不適，並把它歸因於退休而非巴金森病或憂鬱症。

人們的巴金森症狀如果包括憂鬱，一般會發現這憂鬱症狀會持續下去。然而憂鬱症有很多治療方法，其中有許多對罹患巴金森病的人是有療效的（見第十三章）。

焦慮

如我們所已提示的，罹患巴金森病的人會發現某些以前並不會干擾他們的情境，現在比較會讓他們感到焦慮、神經質和焦躁不安。有些焦慮也許是對巴金森病症狀（比

如顫抖或說話困難）的一種反應。罹患巴金森病的人也可能擔心，如果他們出現顫抖、公開談話困難或無法正常走路時，他人會怎麼想。有些情緒上的不快，看起來似乎是多巴胺系統退化敗壞的結果。

廣泛的焦慮、社交畏懼症及恐慌發作，都可能和巴金森病有關聯。一個有**社交畏懼症**的人，在需要和他人互動的場合中會出現焦慮和不舒服。例如可能發生在職場裡，這時他會對於推銷產品、參加會議或公開致辭感到反常的困難。人們也可能突然間發現到，他們在社交聚會或在家裡招待親朋好友時渾身不自在。

恐慌發作（panic attacks）是嚴重的急性焦慮發作。它們可能被一些壓力事件所啟動，也可能無中生有。這種發作極為令人驚駭：患者會突然被嚴重焦慮所襲擊，且出現一種世界末日即將來臨的感覺。在恐慌發作時，人們會感覺到心跳快速、發抖以及盜汗。

幸運的是，社交畏懼症和恐慌發作通常對藥物反應良好，特別是選擇性血清素再吸收抑制劑（selective serotonin reuptake inhibitor, SSRI），這在第十三章中有進一步討論。

冷漠無感

一些罹患巴金森病的人會喪失繼續進行舊有活動或開始嶄新活動的動機，而且可能變得社交退縮。這種冷漠無感可能和憂鬱有所關聯，或甚至是發展成失智症的一個過

程徵象。不幸的是，目前的藥物在治療冷漠無感上，並未如盼望的那般有效（見第六章）。

疲累

疲累是巴金森病在早期階段所發生的另一個常見症狀。疲累必須和冷漠無感、憂鬱及過度嗜睡加以區分，這些症狀都可能源自巴金森病，但有些案例則是來自某些治療引起的併發症（特別是嗜睡）。疲累可能會因巴金森病的治療藥物而獲得改善，但它常常會持續，而且是目前治療的一項挑戰（見第六章）。

有一種所謂的「巴金森病型人格」嗎？

到底有沒有一種巴金森病型人格存在，已經有了不少的討論。這項提問很有趣，雖然其中的假設成分非常高。真正有趣的是，它和巴金森病的潛伏期究竟是長還是短有關。

根據標準的描述，罹患巴金森病的人往往是非常嚴格、奉公守法的公民，既不抽菸也不喝酒，而且對社交規範特別嚴苛。這顯然是過度簡化了一個非常複雜的議題。許多罹患巴金森病的人絲毫沒有表現出這些特質。但或許有某些人格特質，與尚未出現任何症狀的巴金森病潛伏期有所關聯？

如果有一種具備某些特質的巴金森病型傾向，那麼或

許在任何明顯的巴金森病徵象出現之前幾年或幾十年，疾病的運作過程即已影響到行為。較近期的科學探究利用特殊的造影系統，如正子射出電腦斷層掃描（PET）及單光子射出電腦斷層掃描（SPECT），認為有個大約五年或許更長的前症狀期的階段存在，在這期間，疾病進程已經開始，只是患者並未感受或經歷到可清楚歸因為該疾病的明顯症狀。一旦研究人員最後終於開發出藥物來防止或減緩巴金森病的進行後，**找到各種方法來辨識具有前臨床（前症狀）疾病的病人**便成為當務之急。

早期診斷是困難的

沒有決定性的實驗室檢查或放射線檢查可用來診斷巴金森病，所以診斷必得基於醫師的臨床判斷、病史線索的拼湊及經過徹底理學檢查而得的發現。即使有了多巴胺轉運體掃描（dopamine transporter scan，DAT 掃描）的發明（見第八章），情況仍然是如此。巴金森病是個嚴重的疾病，而其治療涉及一些關於藥物的慎重選擇，所以沒有醫師能輕鬆地遽下巴金森病診斷。由於最初期症狀可以是非常細微的，可能會被忽略或誤認為其他醫療問題，因此在早期階段要確定診斷的確很困難。有時，要區分巴金森病和其他疾病的唯一方式，便是「等著看」典型的巴金森病症狀是否惡化了。

在臨床實務中，當我們無法確認某個嚴重神經疾患時（諸如巴金森病），常常會要求病人三到六個月後回診，讓

我們看看他的細微徵象是否繼續在進行、是否已經發展出新的徵象，以及巴金森病的特別徵象和症狀是否已經出現。人們對這樣的拖延感到挫折是可理解的，但是這常常是精確診斷的唯一方式。在這些情況下，就會出現關於SPECT掃描效果如何的詢問，但是這些掃描無法診斷巴金森病。SPECT掃描能告訴我們多巴胺系統是否有個可偵測到的改變，但即使看到了改變，仍不能確定診斷為巴金森病（見第八章）。

診斷巴金森病的醫師應該具備神經醫學診斷上的專業。如果你有了類似巴金森病的症狀，你應該諮詢一位神經科醫師，甚至是在動作疾患的診斷和處置上是個專家的神經科醫師。如第一章中所提示的，動作疾患專科醫師和動作疾患研究中心的神經科醫師，他們針對因自身出現奇怪動作而困擾的人，在診斷和治療方面有特別的訓練（要在何處找到專科醫師和專科訓練中心，請見第一章的建議。）

當巴金森病的症狀嚴重度增加時，通常就可做出確定的診斷，並且開出藥物處方來幫助病人繼續運作正常功能。這個階段的巴金森病稱為中期巴金森病，在下一章中會討論。

第四章

中期巴金森病

· 中期巴金森病的症狀特徵是什麼？

· 哪些症狀對藥物有良好反應，而哪些症狀較難治療？

· 中期巴金森病有可能出現其他哪些較不常見的症狀？

在本章中我們要描述中期巴金森病的動作症狀（即
TRAP 症狀，見第一章中的描述），以及此階段最常見的
非動作症狀。讓我們開始先談動作症狀。

中期巴金森病的動作症狀

顫抖

顫抖，或不自主的律動性搖晃，包括手、腳或嘴巴周
圍，這些毫無疑問是巴金森病最常見的症狀與徵象，雖然
一些罹患巴金森病的人從未出現顫抖。所有罹患巴金森病
的人中，有 75％ 開始發病時是出現顫抖。顫抖最可能開始
出現在一隻手或一條手臂上，雖然也可能同時有一條腿受

到侵襲，但臉部的顫抖則遠為少見。

　　巴金森病的顫抖，通稱為「**靜止型顫抖**」（resting tremor），具有非常明確的特徵，而且在病人的手處於完全靜止的狀態時最嚴重。當病人在從事比如伸手拿杯子、抓住叉子或寫字等動作時，顫抖通常會減少，甚至可能完全消失。有中度到重度靜止型顫抖的病人甚至在扣鈕釦或把筆放到紙上時，常常會發現顫抖顯著緩和下來，然而如果將手、腳維持在某個特殊姿勢時，常常連帶著會再出現顫抖。

　　如第三章所提示，此病在非常早期時，顫抖可能是醫師或病人所看不到的內在動作。罹患巴金森病的人可能是在兩手置於膝上坐著，或者兩手在身體兩側自然擺動行走的時候，才第一次注意到這個靜止型顫抖。其他人則可能是安靜坐著看報，或凝視電腦螢幕沉思時，才注意到他們的大拇指和手指在顫抖。有時，看得見的顫抖會隨著手指和大拇指的不自主動作而開始，那些動作或許有些類似用大拇指與食指轉動石子的模樣。顫抖也可能發生在手腕的重複旋轉動作或腳趾、腳踝的動作上，偶而則會出現在嘴唇周圍的動作上。

　　如同我們在第三章中所提到的，顫抖幾乎都是從身體的某一側開始。隨著時間過去，單側顫抖經常演變成侵襲到兩側的顫抖。顫抖通常開始是集中在身體的某一部分，譬如在手指上，然後必然會進展到身體同側的其他部位。例如，顫抖開始於右手，在侵襲到身體左側任何部位之前，會較可能先延伸到右腿。一開始，顫抖可能是間歇性

的，或甚至轉瞬即逝，而且是只在壓力大或疲勞時才會出現的反應。然而，隨著時間過去，它變得越來越明顯，而且在病人清醒期間更為顯著。

在巴金森病的任一階段，顫抖會隨著日子而有不同變化。情緒狀態和睡眠型態的變化對顫抖具有深度的影響力。情緒興奮，不論是來自憤怒、焦慮、過於急切或性興奮，常常使顫抖更惡化。

這種經驗雖令人驚恐，但顫抖的惡化只是暫時的，而且不會改變巴金森病的病程。罹患巴金森病的人有時會認為，由於興奮會使顫抖惡化，所以必須試著避免心情不快及興奮，以便控制其病情。幸運的是，事情並非如此，否則這將是件不可能的任務。當罹患巴金森病的人回復到較平常的情緒狀態時，顫抖同樣也會回復到「正常」的層級。雖然高昂的情緒狀態確實會使輕度顫抖變成中度，或中度顫抖變成重度顫抖，但這種強度增高的顫抖大約只會在情緒維持興奮狀態的期間持續著。

顫抖也受睡眠的影響。當罹患巴金森病的人熟睡時，顫抖全然消失。然而，在醒來的時候（或醒來的短時間內）顫抖隨即重現。因此，睡眠和顫抖的起伏消長有所關聯。有人認為顫抖的這種變化證明精神疾病是顫抖的源頭。這一看法顯然是錯誤的。所有病人和熟悉巴金森病的醫師都認定，睡眠、興奮以及情緒狀態對於和巴金森病相關的顫抖具有深厚的影響。

對於某些罹患巴金森病的人而言，顫抖是個令人困擾的症狀，讓他們在公共場合感到極端尷尬。如果你的顫抖

使你在社交場合覺得不舒服或使你心頭很不好受，可以據此跟你的醫師要求特定針對顫抖的藥物。雖然這類藥物有助於改善顫抖，卻極少能夠使顫抖全然消失。

雖然顫抖因為會干擾到日常活動而造成某種失能，但通常不會完全失能。顫抖通常比較像是某種令人討厭的事，會引來旁觀者不必要的關注。有些罹患巴金森病的人會專注在顫抖上，把這當成他們主要的問題，但是造成手的靈巧度出現問題的真正原因，是日益僵硬及動作緩慢所致。預後研究（追蹤某些特定巴金森病症狀造成失能的臨床研究）已顯示，就所有巴金森病的症狀和徵象來看，顫抖是最不會導致失能的。它有時也會比其他早期的特殊症狀對藥物療法產生更大的頑抗。

僵硬

罹患巴金森病的人極少到醫師的診療室抱怨僵硬，縱使肌肉已因而難以運用自如，並可能導致頸部、背部及四肢疼痛，使手部不靈巧而顯得笨拙。在身體檢查時，醫師會彎曲和伸展病人的手臂和腿部來測試肌肉的張力，看看是否有過度僵硬。

有兩種僵硬和巴金森病有關聯。巴金森病可產生**鉛管式僵硬**（lead pipe rigidity），醫師在檢查患者肌肉時會感到一種穩定而持續的阻力，彷彿在彎曲並非很堅硬的鉛管。另外，罹患巴金森病的人也可能會有**齒輪式僵硬**（cogwheel rigidity），醫師在來回彎曲病人手肘或上下彎動手腕關節時，感覺越來越增加張力而只能朝單一方向擺

動，讓人聯想到轉動中的齒輪。齒輪式僵硬意味背後有潛在的顫抖存在，即使我們無法看到。醫師在病人的頸部、上肢末端以及偶而在下肢末端，都可感覺到。

腳抽筋

巴金森病的腳和腿抽筋，稱為**肌張力不全痙攣**，可能會痛，也可能不痛。這種抽筋屬於肌肉痙攣，經常會把腳拉扯成異常的姿勢。腳趾頭可能會向下捲曲，但同時大拇趾卻向上捲曲，或者腳從腳踝部位向內轉——或同時發生以上所有現象。這些痙攣會使走路困難，且經常帶來不舒服或甚至極端疼痛。

抽筋似乎最常發生在藥物濃度偏低之際，譬如早晨起床的時刻。在吃下早上該服用的抗巴金森病藥物之後，腳抽筋經常就會消退，但在白天裡可能會間歇性再次發生。把抗巴金森藥物換成長效型，或在夜半時分多服一次藥物，腳抽筋或許便可得到緩解。

動作不能或動作遲緩

罹患巴金森病的人動作會變得緩慢，稱為**動作遲緩**，幾乎是不知不覺便開始產生細微的笨拙感。最嚴重的時候，動作緩慢可進展到完全失去移動的能力，稱為**動作不能**。雖然這個症狀一旦完整發展之後可以使人極端失能，但它卻是目前可用來治療巴金森病的藥物中，對藥物反應最能產生效果的症狀。如果僵硬和動作緩慢一併出現的話，就會非常棘手。

身體語言，包括臉部表情

由於越來越明顯的僵硬和動作不能，罹患中期巴金森病的人會變得有點面具臉、呆滯凝視，他們講話的聲音變得更微弱且單調，而僵硬加上動作遲緩會讓他們更難用動作示意。這些症狀會使別人以為罹患巴金森病的人不友善、對周遭不感興趣、反應愚鈍或甚至具有敵意。

在最近一次有關罹患巴金森病的人的專題研討會中，一位帶著面具表情的先生自動分享心聲，說他經常這樣告訴新認識的人：「我這個樣子是因為我有巴金森病。實際上我是很友善的，對你所講的話深感興趣。」

手寫筆跡和其他手部的靈活度

僵硬伴同動作緩慢，會使罹患巴金森病的人的手指和雙手難以做出流暢的動作。舉例而言，當巴金森病繼續進行時，寫字的過程會變得很緩慢，而且以手寫字會顯得更困難。患者的筆跡會變得越來越小（稱為**寫字過小症**），有時甚至難以卒讀——這是某種類型的溝通困難（見第五章）。

對罹患巴金森病的人而言，僵硬和動作緩慢在開始時是非常微不足道的問題。他可能會覺得扣襯衫釦子或寫字有點笨拙。在平常手部重複性的操作中，諸如刷牙、切蔬菜或打蛋，也可察覺到輕微的緩慢、笨拙或缺乏韻律感。

隨著時間過去，這種缺乏靈活度的狀況變本加厲，侵襲到人們的日常活動。從一開始只是洗手及穿衣稍微慢些，演變成明顯的動作緩慢而越來越需要仰賴旁人協助，

諸如扣鈕釦、穿上胸罩、打領帶、洗頭或梳頭髮、繫鞋帶、戴上首飾、化妝、從椅子上站起來、在床上翻身、上下汽車及使用電腦鍵盤等等。

姿勢不穩

如我們在第三章中所提示的，**姿勢性反射**這個醫學描述，是指人們在站立或行走時，為了維持平衡所需的許多反射功能。**姿勢性反射的損傷**（postural reflex impairment）指的是喪失了那些反射功能，是巴金森病的典型特徵。通常，行走（步伐）出現困難，是這種損傷的先聲。之後可能會包括感覺失去平衡或跌倒。跌倒是罹患巴金森病的人非常難以治療的症狀，因為它對藥物的反應常常很差。容易跌倒使罹患巴金森病的人置身於高危險中，而且可能明顯干擾到日常活動。

平衡困難可能一開始出現在轉身之時會感到輕微的不穩。此外，罹患巴金森病的人可能突然發現自己偶而會快要跌倒，或真的跌倒了。他們最容易跌倒的時機，幾乎都是在轉身、走在不平的路面、在人群中推擠，或從椅子上、車子裡站起來，或從類似進行園藝工作時的蹲姿站起來的時候。

這樣的跌倒特別讓人感到狼狽不堪，因為發生時毫無警兆——完全沒有暈眩、頭重腳輕或即將昏倒的預兆。由於患者猝不及防，無法及時伸出手臂做出保護自己的動作，一旦跌倒便可能造成諸如頭皮割傷、眼窩瘀青、剉傷或甚至手腕及臀部關節骨折（見第五章）。跌倒也可能肇

因於動作中斷或動作凍僵（見下文），以及血壓下降而導致的頭昏眼花（見下文）。重要的是要去鑑別跌倒的各種原因，因為不同的原因可能需要很不一樣的治療。

行走困難

　　如同巴金森病的其他徵象，行走的困難是隱伏且逐漸浮現的。雖然一開始可能走路十分正常，但之後人們會漸漸注意到輕微的轉變。首先，患者手臂的擺動可能不太自然，或者某一條腿有點輕微的拖行。以前走路時的流暢動作可能變成一種難以形容的輕微笨拙（見第三章）。當症狀進行時，患者走起路來變得更慢且越來越難跟上別人。患者常表示，自己過去曾經是一群人中走得最快的，現在卻走得最慢。

　　當走路的問題變得更嚴重時，罹患巴金森病的人會以某種拖著腳步的方式行走，步伐很短，而且腳掌不會抬離地面太高。在此階段，他們經常會有平衡上的困難而跌倒。他們會覺得站不穩，特別是要轉身的時候。如果他們的平衡受到顯著損害，他們會無緣無故跌倒在地。

　　在巴金森病的病程後期，病人有時會發現到他們的腳突然間似乎黏在地板上，要提起腳邁出下一步極為困難。這種突然停住動作的形式，稱為**動作中斷**（motor block）或**凍僵**（freezing）。凍僵對走路的影響，似乎比對其他活動還要大，而且特別容易出現在開始要邁開腳步行走的時候、要改變方向的時候，以及站著要轉身之際，例如從廚房、浴室的水槽前要轉身離開，或是行經門廊之類的狹窄

走道要轉過身的時候。當人們出現凍僵又有平衡上的麻煩時，就更容易跌倒。

彎腰駝背的姿勢

罹患中期巴金森病的人會顯現出一種特別形式的彎腰駝背，頭部、頸部及軀幹都會受到影響，這些部位全都會向前彎，兩隻手臂則在手肘處有點彎曲。好意的親友們可能會一再提醒罹患巴金森病的人要站挺起來。雖然這麼做會帶來一些小小的改善，但患者如果不特別努力站直，那麼彎腰駝背的姿勢就會故態復萌。

雖然巴金森病的藥物可多少改善姿勢，但沒有成功的有效方法可以防止這類問題發生。

中期巴金森病的非動作症狀

自主神經系統的損傷

自主神經系統管理許多身體的功能，諸如：消化、體溫控制、腺體分泌及荷爾蒙，我們對這些功能大部分不會有所知覺。巴金森病有可能會損害自主神經功能而導致各種症狀。

◎便祕

便祕是罹患巴金森病的人常會有的抱怨。它可以是微不足道的小事，也可以是嚴重的大事。人們經常會擔心腸

子不太蠕動這件事。

　　首先我們得注意的是，即使沒有罹患巴金森病，人們年紀越大，就越常會便祕。但巴金森病確實會使胃腸道從頭到尾的運作緩慢下來，使吞嚥、胃出空及腸子的蠕動越來越遲緩。胃腸的活動力——物質經過腸道的動作——是藉由日常活動來強化的，如果罹患巴金森病的人由於走路和平衡問題而導致長時間坐著不動，那麼蠕動變慢的腸子活動力會更形惡化。此外，許多用來治療巴金森病動作症狀的藥物，都有使腸子蠕動變慢的效應。

　　單單改變生活方式及每日作息常規，常常就會使問題緩解。大部分罹患巴金森病的人發現他們可以藉由早餐多吃點纖維（並搭配例如乾梅、咖啡等天然的腸道刺激物）以活化自然反射，在早晨排空宿便，來改善他們的排便功能，然後以舒適的步調來一趟晨間散步。他們得確保喝下足夠的水，一天至少五到六杯，並且增加含粗糙成份（纖維）的食物。富含纖維的製劑，諸如 Metamucil 或 Konsyl，會有幫助，同時併用軟便劑，諸如 Colace。如果這些方法仍無效，用些瀉劑便會奏效。最重要的是，罹患巴金森病的人需要好好注意規律的排便習慣，而不是注意排便的次數。

　　嚴重便祕會導致腸子阻塞，造成緊急的醫療狀況。如果你擔心沒有規律排便，請你打電話給醫師或登門求診。

◎腹瀉

　　巴金森病和抗巴金森藥物極少導致腹瀉。因此，如果

你出現腹瀉，幾乎就得假設是其他原因造成，而非藥物所致，你的醫師應該找尋影響腸道的其他疾病。但有個例外是 COMT 抑制劑 tolcapone（Tasmar）及 entacapone（Comtan），這些藥物的確有時會造成腹瀉，最嚴重的情況下，會產生爆發性的腹瀉（有關 COMT 抑制劑的進一步資訊，見第十一章及第十三章）。當你在服用 tolcapone 或 entacapone 時發生腹瀉，一定要告訴醫師。

有一種腹瀉，是極端便祕的一個併發症。由於嚴重便祕，糞便持續待在腸子裡一段時間，會變得非常硬、乾而嵌住，幾乎阻塞住腸子。水狀糞便就會流在嵌住的部位周圍，而導致某種型式的腹瀉，稱為**溢出性失禁**（overflow incontinence）。移除掉嵌住的部分，便可停止這種「腹瀉」。

◎性功能失常

罹患巴金森病的人由於靈巧性降低，動作不是自發性的，改變身體姿勢或許更加困難，且興奮時顫抖更厲害，因而他們可能覺得從事性行為會有困難。性伴侶如果能夠理解且沒有疑慮，在這方面可以對患者有所幫助。請記住，只要性興奮的程度下降，顫抖的增加就會下降，而且顫抖增加不會造成傷害。

某些罹患巴金森病的人難以達到並維持勃起的狀態。這問題可能發生在罹患中期巴金森病的人身上，但在盛發期的人身上比較常發生（見第五章）。非常早期又顯著的勃起功能喪失，可能代表這是類巴金森症。一般有助於勃起功能失常的藥物，例如威而鋼（Viagra），對罹患巴金

森病的人也常有助益。女性因巴金森病而導致的性問題，所做的研究則非常稀少。

◎膀胱功能失常

少數罹患中期巴金森病的人有解尿的困難，包括解尿非常頻繁、很緊急的解尿需求或難以控制解尿，稱為**尿失禁**（urinary incontinence）。治療「膀胱過動症」的藥物會有幫助。向泌尿科醫師諮詢，可有助於辨識出其他可能造成的因素，諸如男性的攝護腺肥大或是女性的膀胱下垂。同樣的，這個問題比較常出現在盛發期。

◎流汗

無端出現的過度流汗，是另一個不常見的症狀。這很可能是自主神經系統不穩定而產生，因為自主神經系統控制著體溫的調節。這些發作可以是十分突然而劇烈。患者會提到，不管身體活動的程度如何或環境溫度幾度，他們會突然大汗淋漓。這種大汗淋漓可持續數分鐘到十五或二十分鐘，且可能嚴重到需要更換衣服。雖不是常常，但偶而患者的皮膚會變紅或甚至潮紅。

過度流汗大多發生在罹患更進一步盛發期巴金森病的人們身上，以及因為巴金森病而服用多種藥物的人們。降低 carbidopa/levodopa（Sinemet，Madopar）的劑量，可有助於緩解這些發作。有時流汗唯獨發生在「關」（off）期間，也就是藥物濃度低的時候（見第十二章有關「開」與「關」期間的解說）。然而許多人發現，服藥時間

與大量出汗之間少有關聯。間歇性的流汗可能出現然後又消失，或自行明顯改善，甚至在未調整藥物的情況下也會如此。

流口水及吞嚥困難

一些影響到中樞神經系統的疾病，會造成流口水、無法處理唾液以及吞嚥困難。這些問題在巴金森病的早期病程中極少會遇到，但許多人在得了此病二到四年後，開始注意到白天時口中有過量的唾液。這僅僅是因為自動吞嚥的動作變得比較少所致，就像其他的肌肉動作一樣，隨著吞嚥減少，嘴巴自然分泌的唾液便開始累積起來。

早上醒來，罹患巴金森病的人可能會發現枕頭或被單被睡著時流出的口水弄濕，這稱為夜涎（nocturnal drooling）。罹患更進一步盛發期巴金森病的人可能在白天就會有流口水的現象。雖然流口水並無危險，很多人卻覺得這樣很難堪。

罹患巴金森病的人習慣手邊會帶著面紙或手帕，好擦拭過多而從嘴邊流出的口水。在口中含著硬質的糖果，藉此刺激頻繁的吞嚥動作，或許會有幫助，雖然有人覺得這樣無濟於事，因為吸吮糖果會增加嘴巴裡口水的分泌。許多治療巴金森病的藥物都容易讓嘴巴變得很乾，所以流口水的問題或許可以此方式解決。

如果這些療法對你的流口水問題無效，而且流口水很嚴重，可以詢問你的醫師是否能用 atropine 眼藥水點在舌下，或以藥物（肉毒桿菌〔 botulinum toxin 〕）注入唾液

腺裡面來幫助解決問題。另一個可緩和流口水的藥物是 glycopyrrolate。

對有些人而言，吞嚥非常困難以致難以吞下藥丸，或咳嗽有困難，或甚至在吃東西、喝飲料之後哽住。如果吞嚥本身已變得很費力，會嚴重影響到正常進食、攝取足夠營養甚至服藥。這類問題會導致體重減輕。更嚴重的是，如果吞嚥反射動作本身已受損，會把嚼碎的食物吸入肺部。這是個潛伏著危險的問題。嚴重的吞嚥問題務必告知醫師（見第五章）。

幸運的是，有一些療法對治療不同階段巴金森病的吞嚥困難可以奏效。語言病理師可以評估吞嚥機制，包括嘴巴、喉嚨以及鄰近結構的功能，他們會推薦如何改變食物的質地或各種有助於吞嚥的療法（見第五章）。用來治療巴金森病的藥物對此症狀也會有用。

破壞睡眠型態

雖然沒有人了解緣由，但巴金森病和睡眠型態遭到破壞的確有所關聯。有些人在白天會昏睡，很容易打盹，甚至在社交場合及用餐時就睡著了。這問題可能嚴重到被稱為**日／夜顛倒**（day/night reversal），也就是患者會在夜間起床而在日間昏睡。

但即使患者在夜間睡得很好，日間仍可能會過度昏睡。他們的昏睡可能和夜間起床或所服用的藥物有關。carbidopa/levodopa 和多巴胺增強劑都會有嗜睡作用。極少的情況下，患者會突然發作無預警的睡眠。較常見的是有

預警症狀的昏睡。這些不該被忽略，因為昏睡可能會出現在對自己及他人造成傷害的情境下（比如開車時）。當抗巴金森藥物帶來麻煩時，情況會很棘手；一方面，罹患巴金森病的人需要藥物來防止白天的僵硬及凍結，另一方面這些藥物卻具有昏睡的效應。有時候，透過調整不同藥物的劑量和服用時間，可以減輕昏睡，但並非總能奏效。不幸的是，使用興奮劑，諸如安非他命（amphetamines）或 methylphenidate（即利他寧），對昏睡問題並無效果。modafinil（Provigil）是一種較新的藥物，有時可緩解昏睡問題。

醫師在面對這種治療上的問題時，經常要進行風險－效益分析。例如，沒有真正巴金森病的人可能不會從 carbidopa/levodopa 或多巴胺增強劑得到助益。如果逐漸停掉該藥物，患者的精神警覺度會改善，但動作症狀不會惡化。

其他藥物，諸如助眠劑或用來治療焦慮、憂鬱、肌肉痙攣、疼痛和尿失禁的藥物，也可能會影響到日間嗜睡。降低或停掉這類藥物或可幫助人們提高警覺性。

最常見的睡眠障礙類型，稱為**睡眠片斷化**（sleep fragmentation），指人們在夜裡出現多次醒來而無法再入睡的狀況。睡眠片斷化有可能很難治療。有些人是因為不舒服、僵硬，以及在床上無法翻身或調整被單而醒來。而另一些人則在睡眠的淺層階段時，因為顫抖嚴重到讓他醒來，而無法再入睡。對於僵硬、無法動彈及顫抖，或許可以在睡前服用長效型的抗巴金森藥物，如：Sinemet CR，

即控制釋放型的 carbidopa/levodopa 製劑，來加以緩解。在夜間額外多服用一劑立即釋放型的 carbidopa/levodopa，也可能有幫助。

有些人一開始入睡較無困難，但卻經常醒來，無法再入睡。如果他們在動作症狀方面並無困難，那就需要找尋其他病因。他們是否喝了太多咖啡或其他含咖啡因的飲料？是否在下午或傍晚服用可當做興奮劑的 selegiline？白天是否有多次小寐而沒有做足夠的運動？（如果是，他們可能不夠疲累以致晚上睡不著）也要留意的是，即使是健康的老年人，也會比年輕人在白天有較多的小寐，而晚上睡眠所花的時間較少。

我們不太願意開助眠劑的處方來幫助罹患巴金森病的人入睡。他們已經在服用影響腦部功能的藥物，若再加上其他類似藥物，會使他們的心智更遲鈍。助眠藥物可以有長期持久的效應，服用的人可能隔天會經驗到意識混亂及喪失定向感。這點在老年人或者已經有認知困擾的人而言，更是個常見的問題。

改變生活方式，是應付睡眠首要且最佳的機制。大部分的改變都很簡單，例如：避開下午或晚間飲用含咖啡因的飲料，多做點精神上和身體上的運動，避免白天的小寐及早晨睡到太晚，晚餐試著喝一杯酒，及吃些睡前點心，像是餅乾及溫牛奶。對某些人而言，肚子飽飽的會讓人昏昏欲睡。

疼　痛

　　有些不熟悉巴金森病的人或許會認為它是個不會疼痛的病，但大部分有長期巴金森病的人會駁斥這類假設。雖然疼痛比起較典型的巴金森病症狀要來得少見，卻有許多類型的疼痛及不舒服的源頭和此病相關聯。

　　頸部及背部疼痛，經常會牽動到肩膀或臀部，通常是源自異常姿勢，以及受到彈性降低和軀幹僵硬及動作緩慢、四肢活動力下降所導致。一個和巴金森病相關聯的明顯疼痛類型，是腳部肌肉痙攣的疼痛（見稍早前有關腳部抽筋的章節）。這點最常出現在早晨剛醒來的時候，即抗巴金森藥物的濃度最低的時候。疼痛的另一種類型是**凍肩**。凍肩源自缺乏自發性的正常運動，這是動作緩慢和僵硬的後果。

　　可歸因於巴金森病的疼痛，常可藉由服用抗巴金森藥物或增加、改變藥物的劑量來緩解。然而，疼痛有時是很難捉摸的。儘管在一開始疼痛似乎是巴金森病所造成的，但事實上可能來自其他原因，諸如每位上了年紀的人都會有的關節變化或肌肉抽筋。巴金森病所具有的姿勢異常及肌肉僵硬會加重或升高這些症狀，這是常見的事（比如，彎腰駝背的姿勢會使退化性關節炎所導致的下背疼痛更惡化）。

　　病人可以養成記錄疼痛症狀的習慣，將症狀發生的日期及時間記在筆記本上，來幫助醫師找到處理問題的最佳方式。例如，如果疼痛通常發生在抗巴金森藥物濃度低的時候，那麼增加藥物劑量或加上長效型藥物會有幫助。相

反地，少數的人會出現抗巴金森藥物本身所引起的不舒服，諸如頭皮灼熱感或頭痛，對這些人而言，增加藥物劑量反而會使問題惡化。這時，物理療法及輕度運動會有助益。如果疼痛症狀似乎和服用抗巴金森藥物的時間無關，醫師會建議使用止痛劑（諸如 ibuprofen、naprosyn 及 acetaminophen 等止痛藥）來控制疼痛。

社交孤立及溝通問題

雖然溝通問題並非經常和巴金森病有關聯，但巴金森病的許多症狀會在各種不同層面上破壞溝通。大部分的人仰賴臉部表情及手勢來建立和他人之間的溝通，並增加溝通的清晰度和強調語意。友善的人通常帶著開心的表情，用誠懇且友善的聲音說話，同時手勢帶有歡迎的意味。巴金森病的某些症狀，包括喪失臉部表情、減少自發性手勢以及講話音量降低（見下文），都會把那些訊息給抹殺掉。這點可能會給罹患巴金森病的人帶來某種社交孤立的情境，即使患者抱持友善，看起來卻並不友善。

此外，有些罹患巴金森病的人變得冷漠無感、滿臉憂鬱或焦慮不安。體驗過這類心理困境的人經常對溝通和社交不感興趣，也因此變得更加孤立（見第六章）。

嗓音

由於罹患中期巴金森病的人其嗓音具有軟弱和單調的特質，使得聆聽者不得不要求他們重複一遍。這個病也會產生輕度的咬字含糊。仍在職場工作的人在向一群人進行

口頭報告時，會希望使用麥克風以達到擴音效果。他們也會想要特別花工夫去製做清楚的圖示和表格。

調整藥物有時可改善講話的問題。此外，特別針對罹患巴金森病的人其需求所設計的語言療法——稱為李蘇維曼嗓音療法（Lee Silverman voice treatment，簡稱 LSVT）——可幫助病人的嗓音更有力而且更響亮（見第十四章）。

患者也可以在一般的溝通方法之外，附帶其他方式，使生活更充實和快樂。電子郵件、臉書和推特都會有幫助，雖然在使用電腦鍵盤或手機按鍵時，動作遲緩及僵硬會干擾到速度及精確性。然而，電腦鍵盤是個重要的新工具，可以讓很多人仍能跟家人、朋友及利益相關人等連結，從而繼續保有對當前事物的最新資訊。有位病人，九十歲出頭，已經出現這種難以讓人理解的言語問題，使他無法和孩子及孫子們用電話溝通，然而電子郵件讓他可以和家人重新建立聯繫。

皮疹

不知是何原因，許多罹患巴金森病的人會出現一種特殊的皮疹，稱為**脂漏性皮膚炎**（seborrheic dermatitis）。患者頭皮上的皮膚及鼻子和嘴巴周圍的臉部皺摺處，會出現剝落、油油的、紅紅的模樣。含焦油的洗髮精對頭皮的皮疹有很好的療效，如果出現紅疹，就必須每週使用一到兩次。臉部的刺痛可以用含輕度類固醇的藥膏及乳膏塗在患部，就可有效治療。必須小心避免讓乳膏跑進眼睛或嘴巴裡。

皮膚出狀況並不會使人失能，但可能會不太好看和討人厭。有助於改善巴金森病動作症狀的藥物對於紅疹並無療效。

內在不安定感

一種感官知覺的現象稱為**靜坐不能**（akathisia），它是一種內在不安定的感覺，使人不舒服到必須站起來走一走，企圖藉此緩和這種感覺。這是種合併不安、不舒服及靜不下來的綜合感覺。用意第緒語 shpilkes（指不耐或激動的狀態）來指稱靜坐不能的狀態，並非不貼切。

罹患巴金森病的人及其家屬必須要覺察到這個症狀，因為它既不尋常且極少被認為和巴金森病有關。從來沒有經驗過不尋常的焦躁不安的人，會開始抱怨覺得不安和心神不定，而且無法靜靜地坐著或站立。有時活動會讓病人感覺舒服點，雖然有時未必奏效。

罹患巴金森病的人都應該和醫師討論任何內在不安定的感覺。這些感覺可能和抗巴金森藥物有關，或者可能是巴金森病的一種症狀，因而額外的藥物會具有療效。

在下一章中，我們將討論盛發期巴金森病的症狀。我們在此要再度提示一下，巴金森病的各種症狀發展狀況大異其趣。許多閱讀此書的罹患巴金森病的人，可能從未有需要去應付書中所描述的許多症狀。我們把盛發期巴金森病也納入討論，是因為我們試圖提供此病一個整體的樣貌。

【第五章】

盛發期巴金森病

· 什麼是盛發期巴金森病？
· 什麼症狀會是最嚴重的，而這些症狀如何影響罹患巴金森病
  的人？
· 盛發期巴金森病會使患者致死嗎？

巴金森病是一種進行性疾病，它會持續惡化。例如，
當巴金森病發展到盛發期時，臉部動作、眨眼及自發性微
笑和做出表情都變得更加困難，人們會越來越難獨立正常
作息。然而，巴金森病在不同人之間有絕大差異，許多罹
患巴金森病的人的壽命與正常人無異，但卻從未到達盛發
期階段，而且抗巴金森藥物持續對他們有顯著的益處。但
如果我們不描述盛發期巴金森病，本書將不夠完整。

不同的人對巴金森病有不同的反應，包括身體上和情
緒上。人們在實際的失能上有各種不同層級，某一特別症
狀到底對患者造成多少困擾，也因人而異。此外，某些人
的身體對特定藥物的反應良好，而其他人卻無法忍受那些
藥物。

如第一章所提示，要預測任何人的疾病進行程度是不

可能的。我們針對這個主題所說的內容，都只能涉及非常一般的狀況。因此一般而言，我們說罹患巴金森病的人中有一些人在生病達九或十年時，會進行到顯著的失能，而其他人即使生病了十五年或更久也未達到此地步。就我們的經驗，那些在發病五年內達到顯著失能的人，經常罹患的是巴金森病以外的類巴金森症（見第九章和第十章）。有些人失能到需要依賴有經驗的護理居家照護，但是，再說一遍，要預測任何人是否會發生失能情形幾乎是不可能的。

　　所有正常而有能力決定自身未來健康照護的成人，都應準備一份手寫的文件，稱為**生前預立健康照護指示書**（advance directive for health care），這是要告知健康照護專業人員，立下這份文件的人在特殊醫療情境下願意接受或拒絕的健康照護形式。所有成人也應有一份**健康照護代理人授權書**（durable power of attorney for health care），當他們無法自己決定自身的醫療照護時，用以指定某人代他做出決定。任何成年人都可能發生意外或突然嚴重生病，如果能事先備好這些文件，對當事人自身、家人及醫師都比較好辦事。被診斷為巴金森病的人也不例外。請勿忽視這些文件的準備，一般而言，你可以在州政府的健康部門或某個律師的協助下，擬定這些文件。

　　罹患巴金森病的人的平均壽命，只比同年齡層沒有巴金森病的人稍微短一點而已。人們通常不會死於巴金森病，雖然他們可能死於某些和此疾病相關聯的續發性問題，如肺炎或某次跌倒的併發症。

在三、四十年前，罹患巴金森病的人其處境非常艱困。今日，和這個疾病扯上關係的人們可以借助新的藥物，避免經歷某些較嚴重的症狀。現在正進行中的醫學研究，其範圍之廣和聚焦目標都令人印象深刻，且正在產生有效的新療法，使我們寄望未來無需再討論所謂盛發期巴金森病。在揭示這些重要的前提之後，接下來我們再來坦誠描述罹患盛發期巴金森病的人及其照護者所面對的各種問題。表 5-1 摘要出此疾病在盛發期階段常見的問題。

顫抖

當巴金森病繼續進行時，顫抖會變得更嚴重，雖然在疾病的後期，顫抖要達到失能程度並不常見。許多人提到

表5-1　盛發期巴金森病的問題

認知功能下降和行為問題
溝通
解尿困難
跌倒
日常生活中的活動表現出現障礙
對抗巴金森藥物的反應比預期來得低
性功能異常
吞嚥
走路和平衡問題
體重喪失

他們的顫抖並不像以前那樣令人煩惱，主要是因為藥物對巴金森病所產生的顫抖有療效。而在較不常見的情境下，顫抖可以是嚴重且達到失能的，此時可以考量外科所採取的深部腦刺激（deep brain stimulation）、視丘切開術（thalamotomy）或蒼白球切開術（pallidotomy）等各種方式（見第十六章）。這類外科手術不應該被等閒視之。

僵硬及動作緩慢

當巴金森病變得較難掌控時，肌肉僵硬會更嚴重，且動作會變得極為緩慢。藥物有助於這方面的許多症狀，雖然藥物計畫及劑量經常得一再地精細調整。抗巴金森藥物對盛發期巴金森病仍持續有效用，但對藥物的反應不像較早期那般戲劇性或持續良久。

抗巴金森藥物較不可預測的治療反應

治療盛發期巴金森病最大的挑戰之一，是維持抗巴金森藥物的穩定治療反應。雖然巴金森病的症狀持續有改善或對藥物治療有反應，但常見的困難是，不同時間服下的藥物，所產生的治療效應無法**預測**。結果是，一天中有某些時段患者的動作功能會比其他時間有更多改善。這個問題經常稱為**動作功能起伏不定**（motor fluctuations）。發生動作功能起伏不定時，良好的期間通常被稱為「開」或「來電」（on），不良的期間則稱為「關」或「斷電」（off）。

這個問題剛開始出現的時候，罹患巴金森病的人可能會注意到自己的動作變得更為拖泥帶水，四肢感覺更沉重，而且當藥效消失後會感到疲累。幾年後，「開」與「關」兩者之間在功能上表現出來的差異往往變得更為分明；在「開」的時候，患者能發揮很好的功能，但是在「關」開始之後，就無法表現出正常的活動（見第十二章）。從「開」過渡到「關」通常要花好幾分鐘，但在某些人身上可能發生得非常快，甚至幾秒之內便轉換過去。對於降低「關」的時間，有許多方式可用。擁有治療巴金森病特殊專業知識的神經科醫師，他們的技巧對處理這些動作功能起伏不定的狀況很重要。

疼痛

凡遭受巴金森病引起的疼痛所困擾的人，在疾病進行時常常會有更多疼痛方面的問題。有三種主要因素影響著罹患巴金森病的人蒙受疼痛。

首先，當疾病進行時，肌肉變得更僵硬，有時會產生一種深度的、模糊不清而令人不得安寧的疼痛。這類疼痛通常可藉由調整藥物得到緩解。

其次，肌張力的改變可導致類巴金森症的肌肉痙攣或肌張力不全，這會產生一種不同的疼痛。這些痙攣經常會影響到腳部，有時影響到手部（見第四章）。痙攣常常是在藥效逐漸減少時發生，特別是在清晨。最常見的解決辦法是，確保藥物的濃度沒有低到足以導致痙攣發生。這可

藉由睡前服用緩慢釋放的藥物，或者在晚上多服用一劑藥物來達到目的。偶而，將肉毒桿菌注射入活性過高的肌肉裡，也可減弱張力、降低痙攣，並同時降低伴隨而來的疼痛。

第三，罹患巴金森病的人也會罹患其他很普遍的疾患，例如關節炎、黏液囊炎或肌腱炎。這類問題的治療會包括使用止痛藥，而且和治療巴金森病有所不同，所以病人和醫師必須確定到底是哪一種疾患導致此困擾。有時，問題是混雜的；罹患巴金森病的人可能有別的疼痛原因——例如，源自背部神經受到擠壓而形成的坐骨神經痛——但是這個疼痛在抗巴金森藥物逐漸減弱時會很明顯惡化。

嗓音

雖然說話方面的問題常見於輕度到中度階段的巴金森病，但在盛發期階段，溝通能力可能會非常顯著地變差了。在罹病幾年後，病人的嗓音會漸進性地變得較軟弱、較含糊、遲疑不決或者是過度快速。到最後，旁人非常難以了解患者所說的話。當抗巴金森藥物在藥效消長之間來回循環時，白天期間言語障礙的程度常搖擺不定。對某些人而言，服下一劑藥物大約一個鐘頭之後，說話會變得較大聲、較堅定及較清晰。而對另外一些人而言，在藥效達到頂點的時刻，說話問題反而變得最糟糕；他們可能開始會說得很快，比較會結結巴巴。當患者累了時，說話也會

變得更糟糕。

　　除了藥物之外，也有機械式及電子式協助溝通的器具可用。隨身攜帶麥克風有助於微弱的話聲，雖然這對說話嚴重含糊的人而言並沒多大用處。曾經有人對於將膠原蛋白（collagen）注射到聲帶裡感到興趣，這個方式對一些經過挑選的病人或許可以有所改善。

　　比起同年齡的其他人，罹患巴金森病的人更會抱怨想不起他們要說的字眼。字母板或字詞板可讓患者指出他無法實際說出的字詞，也可幫助那些從記憶庫中難以抓取想要的字詞的人。在特別設計的鍵盤上，特殊按鍵可以在電腦螢幕上顯示某個已經設定的訊息，或由電腦代為說出訊息。有一種設備帶有一個電腦螢幕，上頭顯示許多小框框，這些依照個人需求設定的小框框每個裡面都有一句用語，可以讓病人指點給他人觀看。平板電腦，包括 iPad，在未來很可能對這些溝通議題有重要的影響。

手寫字跡

　　在更進一步盛發期的階段，患者的字跡可能變得較小且潦草，幾乎或全然無法辨識。手寫的過程也會變得很慢，以致即使字跡尚可辨識，實際上也無法使用書寫來做為方便溝通的手段。需要簽署支票及其他文件時，書寫的問題會特別影響重大。

　　字跡變差到什麼程度才會形成嚴重失能，端視好幾個因素，諸如本人是否仍在職場工作、是否和照護者住一

起，以及是否能仰賴其他諸如聽寫機或個人電腦、平板電腦等。對某些人而言，這項損害是個嚴重問題，但對其他人而言可能只是芝麻小事罷了。

平衡及動作困難

罹患盛發期巴金森病的人會發現到他的一般作息，諸如從椅子上起身站立或上下汽車，都極為困難，甚至需要協助。

行走困難一開始是以小碎步的步態，進展到拖著腳走，而有些病人會感覺到彷彿被人從後面向前推，有時需要有個障礙物（比如一面牆）來阻止他們向前衝。到了盛發期階段較常見的是凍僵，此時腳似乎和地板黏住。如果出現凍僵時，患者正好在移動或在角落轉彎時，可能會跌倒。事實上，平衡可能變得很差，使得患者只是站著不動就很難維持平衡。極端失去平衡的人可能只要小小外力就會跌倒，或甚至自發性地跌倒。跌倒可能很快發生，沒有什麼預警，患者根本來不及用手臂支撐來保護自己，因而經常把自己弄傷。輕度的傷，諸如擦傷及皮膚撕裂傷是常見的，但可能有較嚴重的傷害，包括頭部受傷及臀部、手臂、手腕或肋骨骨折。為了避免不必要的傷害，就要隨時提高注意和警覺。對經常跌倒的人而言，護膝及護肘都很管用。

如果跌倒不是全然發生在藥效減弱時，那麼就很難治療，有時增加抗巴金森藥物的劑量，反而讓情況惡化。我

們建議患者，只要有可能便參加「跌倒預防方案」，並且和物理治療師一起重新訓練行走的姿勢。物理治療師能教導罹患盛發期巴金森病的人以及家屬用新的方式移動身體，以便能從椅子或床鋪上起身、在床上翻身，以及在行走中改變方向跟轉身。引發跌倒的一個常見原因是，患者在走路時把注意力放在周遭環境中的某些事物上，例如回應別人的問題或試著伸手撿東西這些稀鬆平常的事。在平衡很差和走路有障礙的人身上，腦子無法有效率處理一個以上的作業，所以會停止將注意力放在走路上而集中於第二個作業，結果便是走路更加東倒西歪，於是跌倒就可能發生。這項所謂二元作業（dual tasking）問題，在巴金森病較後期是常見的，而罹患巴金森病的人需要學習把注意力全然放在走路上，並避免被周遭情境分心（這顯然知易行難）。

由於罹患盛發期巴金森病的人會發現走路時如果無人協助會不安全或根本不可能做到，所以他們有可能從使用拐杖進展到使用助行器，再到使用輪椅。許多有行走問題的人，可以只靠單支拐杖就改善平衡，這樣行走也比較不受拘束。有些人需要標準的助行器；其他人則覺得助行器會妨礙行走。有時人們會覺得，帶有手剎車的四輪助行器有助於他們維持行走的活動力。

罹患巴金森病的人或許會排斥使用輪椅，將輪椅視為終於喪失行動力和獨立性的象徵。但事實並非如此。適當地使用輪椅，可讓罹患盛發期巴金森病的人能外出去和他人社交，享受逛街購物、聽音樂會及看表演的樂趣，不坐

輪椅的話就很難從事這些活動。使用輪椅也同時可保護自己不受傷，畢竟有些傷害可能會造成更進一步的失能。

吞嚥及流口水

吞嚥是我們不假思索便在做的行為，而當這種反射動作因巴金森病而減緩下來時，就會出現流口水。正常狀況下，口水隨時都在產生，如果沒有被吞下去，就會在嘴裡積存。如第四章中所提過的，患者通常是在夜晚開始流口水，早晨醒來便發現枕頭或床單都是濕的。在白天出現輕度、間歇性的流口水是常見的，但只有少數罹患盛發期巴金森病的人會出現嚴重的流口水問題。

如果流口水是個重大問題，醫師可開具抗膽鹼劑，諸如 trihexyphenidyl（俗稱阿丹〔Artane〕）、benztropine（Cogentin）及 ethopropazine（Parsitan，Parsidol）。有時在舌下使用 atropine 滴劑，每天一到兩次，既方便又不費事便可控制流口水問題。抗膽鹼劑容易使嘴巴乾，經常可有效降低流口水。然而，這些藥物可能會有不舒服的副作用，諸如嗜睡、意識混亂或尿滯留。如果擔憂影響到腦部的副作用（諸如嗜睡及意識混亂），那麼選擇主要作用在腦部以外的抗膽鹼劑，諸如 oxybutynin（Ditropan）或 tolterodine（Detrol），會比較好。如第四章所示，將肉毒桿菌注射入唾液腺也會有幫助。

影響重大的吞嚥困難確實會發生，當患者難以吞嚥藥丸，或發現患者在進食或喝水之時或之後，經常咳嗽或甚

一一三

至嗆到，就可能是開始的徵兆了。這樣的問題可導致顯著的體重減輕。

　　出現種種吞嚥困難的罹患巴金森病的人，應立即告知醫師注意這個情況，因為會有吸入的危險，也就是食物碎屑會被吸進肺部而不是進入食道及胃裡。吸入食物的人會有**吸入性肺炎**（aspiration pneumonia）的風險，這是一種會造成呼吸困難的感染。如果你的醫師懷疑你的吞嚥困難有吸入性風險，一般會把你轉介到具有處理吞嚥失能經驗的語言病理師。

　　語言病理師會進行一種稱做**鋇吞嚥造影**（barium swallow）的常見檢查，進行時會要求罹患巴金森病的人吃下各種不同質地的食物及液體。這些食物和液體內含鋇顯影劑，在 X 光照射下，便可以看到鋇顯影劑隨著吞嚥過程而移動。放射線師及語言病理師藉此可以仔細觀察吞嚥如何進行，記錄任何問題，然後評估不同質地的食物會有怎樣的吸入風險，並決定該採取何種治療方式。

　　這項檢查可能顯示並無吸入的實質風險，或顯示只有某種情況下才會發生實質風險。例如，罹患巴金森病的人可能可以順利吞下濃稠、滑溜的東西，但卻難以吞下稀稀水水的液體或乾乾、脆脆的食物。語言病理師於是基於這些資訊，針對個別狀況建議如何飲食。

　　有吞嚥問題的人會需要吃軟的或切得很碎的食物，也會需要喝加上增稠劑的飲料或流質膳食補充劑，例如 Ensure（譯按：美國著名營養膳食的品牌名稱）。

　　對於以這些保守療法仍無法適當處理吞嚥困難和體重

減輕的極少數患者，醫師可以施行一種外科手術（通常只要在門診進行即可），將一條管子經由腹壁插入胃裡面，這稱做**經皮內視鏡胃造口術**（percutaneous endoscopic gastrostomy，簡稱 PEG），藉此供應營養和藥物給無法吞嚥的人，或在吞食物或喝水時吸入（肺部的）危險性太高的人。

插入 PEG 管子事關重大，所以在這之前，罹患巴金森病的人及家屬應先確定所有侵入性較低的方法——包括調整抗巴金森藥物——都真的無效。在考慮採行 PEG 手術時，病人基本的生活品質也必須列入考量。插入 PEG 管子可使病人得以進食並獲得適當的營養，但並非所有人都想要這樣做。家屬彼此間，以及醫師，應對此好好討論。

自主神經系統功能受損

膀胱控制和解尿困難

如第四章所述，解尿困難通常以**頻尿**（頻繁上廁所）、**尿急**（突然要立即解尿的強烈衝動）及**尿失禁**（解尿失控）等來呈現。這些都是常見的抱怨，即使沒有巴金森病的人也常發生。雖然罹患盛發期巴金森病的人常會出現解尿困難，但原因並非必然出自巴金森病本身。我們先來看看因盛發期巴金森病所導致的解尿問題，然後再檢視其他的病因。

如果你有任何解尿問題，你必須和你的醫師討論——

唯有這樣，醫師才能知曉而給予協助。你只要記住，你並非唯一有解尿困難的病人，那麼你就會發現自己可以更坦誠地和醫師討論；醫師經常在幫助其他有相同問題的人們。

頻尿的人可能在夜間會起來解尿個兩、三次甚或四次。這是不正常的，而且會破壞睡眠。一旦發生尿失禁，醫師都必須確定病人是否已經無法控制膀胱，還是問題主要出在病人動作太慢（由於巴金森病）而無法及時趕到廁所，特別是在夜間。這兩個問題必須區別，因為治療方式大相逕庭。

如果問題真的是解尿功能失常，則可服用有助於治療巴金森病人頻尿、尿急及尿失禁的藥物。大部分這類藥物的耐受性都很好。有些藥物會影響膀胱及控制解尿的肌肉張力；其他藥物則直接降低膀胱易激性（bladder irritability），從而減緩頻尿。這些藥物包括 tolterodine（Detrol）及 oxybutynin（Detropan）。睡前一劑泌尿藥物，可顯著改善膀胱問題所導致的睡眠破壞，而某些新藥物也針對這些問題而發明。

當病人的問題是不能及時趕到洗手間時，醫師會改變基本的抗巴金森藥物，以便改善對動作緩慢和行走的影響，特別是在夜間藥物濃度較低時。另外有一個簡單的解決辦法，就是在床邊放置一個尿壺或便盆。如果患者發現尿失禁是無法避免時，可以使用尿布墊。男性可以在夜間或甚至白天使用保險套導管。保險套導管就像保險套一樣，剛好契合陰莖大小，末端有根管子可用來收集和引導尿液流入尿袋，無需插入任何管子到陰莖裡。

有幾個常見的泌尿問題和巴金森病無關。例如泌尿道感染（urinary tract infection，簡稱 UTI），所產生的症狀與巴金森病導致的泌尿問題雷同，然而 UTI 也會導致發燒和疼痛。當罹患巴金森病的人出現頻尿和尿急，醫師需要先排除是否由 UTI 導致這些症狀，即使病人沒有發燒或解尿時也沒有任何疼痛。這類感染只要簡單做個尿液分析就可偵測出來，而且用口服抗生素便能輕易治好。大部分罹患盛發期巴金森病的人出現頻尿及尿急時，並不會有感染的跡象。也有可能有些年老的罹患巴金森病的人罹患尿道感染時，唯一的症狀只出現意識混亂（即譫妄），所以當病人沒什麼明顯理由而出現精神狀態改變時，很重要的是必須考慮是否為 UTI，然後才能排除其可能性。

六十到七、八十歲的男性頻尿和尿急，最常見的病因是**良性攝護腺肥大**（benign prostatic hypertrophy），或稱攝護腺增大。攝護腺圍繞著將尿液排出體外的尿道。如果攝護腺變大，就會擠壓尿道，使解尿困難。

罹患巴金森病的男性如果出現解尿困難，應由對巴金森病人的泌尿問題經驗豐富的泌尿科醫師加以評估。一位有經驗的泌尿科醫師，可協助神經科醫師判斷攝護腺增大的程度是否和泌尿症狀的嚴重度相一致。只有在泌尿科醫師相當確定主要肇禍者是攝護腺而非巴金森病時，施行切除攝護腺的手術才有意義。如果巴金森病是症狀的主要源頭，則攝護腺手術實際上反而會使症狀惡化而非改善。

當罹患巴金森病的婦女有泌尿問題時，她們需要同時由婦產科醫師及泌尿科醫師加以評估。生產過程可能會導

致骨盆裡的器官周遭的肌肉鬆弛，而這點有時會使婦女在老年時有頻尿、尿急以及尿失禁等症狀。有些婦女需要動手術來重新擺正已經向下墜入骨盆腔裡的膀胱。

便祕

便祕在罹患盛發期巴金森病的人身上十分常見，且隨著疾病進行而會變得更嚴重。對某些罹患巴金森病的人而言，便祕是個非常惱人的問題。進一步的資訊，包括各種療法，請見第四章。

性功能失常

一些罹患巴金森病的人會出現性功能失常，但多數人不會。男性最常見的性問題是無法勃起。勃起的失能（性無能）可發生在巴金森病的任一階段，但比較會發生在盛發期，雖然不是必然的。它可能和巴金森病本身有關聯，但許多其他疾患，包括糖尿病及血管疾患，都會導致這個問題或使問題惡化。

對這一類型的性功能失常，有許多可行的治療方法。功效頗佳的藥物包括 sildenafil（即威而剛）或 tadalafil（即犀利士〔Cialis〕），都是口服的藥丸，而 alprostadil（Caverject）則是一種無痛的自行注射至陰莖內的藥物。有些機械用具，例如真空幫浦，也可用來協助勃起。外科手術也可行，但對罹患巴金森病的男性極少有幫助。

有些罹患巴金森病男性會發展出性慾增加，這是抗巴金森藥物的副作用，其中有些人會變得過度而與伴侶之間

出現負面影響。而如果男方又有勃起功能失常，就會變得更複雜。很重要的是要和醫師開誠佈公地討論這些議題，而不是把這個有時可能影響重大且會造成損害的問題隱藏起來。

罹患巴金森病的女性其性功能失常問題並未得到很好的研究。初步的研究認為，女性可能因而較少獲得性滿足和難以達到性高潮，但需要進一步的研究。

伴侶之間溫暖及關愛的親密關係，確實有助於人們面對任何慢性疾病，包括巴金森病。露西．卡爾頓（Lucile Carlton）的《**無論病痛或健康：性、愛及慢性疾病**》（*In Sickness and in Health: Sex, Love, and Chronic Illness*）一書探討了示愛的許多方式（身體上和感情上），即使有身體問題阻礙了性行為。（此書已絕版。你可在二手書店中找找看，或者專門尋找絕版書籍的公司〔在網路上可以找到幾家這樣的公司〕可能可以幫你找到）

直立型低血壓，或起身後頭暈

正常情況下，當我們從坐姿或斜躺要站起來時，我們的自主神經系統會快速重新調整我們的血壓，以便腦部的血液可以維持供應而不致中斷。在某些神經退化性疾患，諸如巴金森病和多發性系統萎縮（multiple system atrophy，簡稱 MSA），這項反射作用會變得遲滯。在起身時，特別是之前如果坐得比較久，患者就會出現短時間的暈眩或頭昏眼花，直到血壓及腦部的血流重新調整過來。這種狀況我們稱為**直立型低血壓**（orthostatic hypotension）。

這個問題有許多對治方式。最明顯有用的是，慢慢站起來，並且開始走路之前先站著不動，以便「判明方位」。有直立型低血壓的人，坐著時體內的液體會流向腿部積聚，穿著有支撐作用的彈性襪有助於降低液體積聚的量。

治療直立型低血壓的藥物，包括 fludrocotisone（Florinef）和 midodrine（ProAmatine）。其他策略包括增加總血量，可有助於血壓維繫在較高的狀態。攝取足夠的液體是重要的，每天至少六杯 8 盎司（共約 1363 毫升）的水，特別是天氣熱的時候，而且最好是白開水。有些飲料，比如茶、咖啡和某些蘇打水，可能有利尿作用，會把一些液體排出體外，所以如果你喝了這些飲料，同時也要喝水。較高的鹽分攝取量也會留住較多的液體，有助於維持液體的量。患者可較隨意地多灑些鹽巴、多喝清湯或服用鹽劑（即氯化鈉）。

在床頭下方墊上六英吋高（約十五公分）的物體，藉此使床頭部分升高，可改善直立型低血壓。如果像標準的醫用床那樣，只把床的前半段向上折起，並無法達到改善血壓的效果。

有些降低高血壓的藥物會加重直立型低血壓。這些藥有的是藉著使身體排出較多體液的方式產生作用（如：「水藥丸」或利尿劑），有些則直接鬆弛血管。醫師需要重新評估有直立型低血壓的人所使用的降高血壓藥物，並容許維持較高的血壓，以避免病人在變換姿勢時血壓過度往下掉。

藥物引發的症狀

　　抗巴金森藥物可造成與藥物相關的副作用，諸如胃不適、噁心、頭昏、疲倦、直立型低血壓（見上節）、藥物相關的動作功能起伏不定、異動症（dyskinesia）及幻覺（見第十二章）。**副作用**並非代表藥物具有毒性，而是在服用某特定藥物時冒出非刻意造成的後果。

　　藥物的副作用通常是人們不想要的，比如在服用某種抗生素時出現紅疹，或服用抗組織胺時出現嗜睡。有時副作用反而可派上用場，例如，某些抗巴金森藥物會使嘴巴乾，這對控制流口水是有幫助的。而有些副作用是可忍受的，例如某些抗生素所導致的失眠。大部分來講，停用某一藥物後，副作用就會終止，雖然有些要花點時間才能完全消失。

　　毒性效應則不同。當某一藥物具有毒性，它會造成長期的傷害。並無證據顯示抗巴金森藥物具有毒性。

　　有關藥物副作用的特別資訊，包含在第十二章及第十三章中有關藥物的討論裡。一般而言，由於左旋多巴及其相關藥物非常廣泛地實際應用於治療巴金森病，所以也會對罹患巴金森病的人造成許多副作用。

　　藥物的劑量、藥物種類或服用方式跟時間等等，都需要加以調整以減少副作用。如果你認為自己的藥物帶來某些困擾，請一定要告知你的醫師。

行為問題及精神症狀

盛發期巴金森病的行為及精神症狀,可分為兩大類:疾病所引起的,和藥物所引起的(罹患這個疾病也會使患者更容易出現藥物所引發的某些行為方面的副作用)。前面提示過,第十二章會詳細討論與藥物有關的症狀。這裡我們主要討論疾病所引起的症狀。

巴金森病所引起的症狀

◎心智功能下降

就巴金森病的大部分病程而言,患者都能維持良好的認知功能。但在五年、十年或更多年後,到達盛發期時,可能發展出意識混亂及記憶問題,稱為**失智**(dementia)。罹患巴金森病的人中,每四個或五個人便有一個會嚴重失智到足以干擾日常生活功能的地步,而罹患巴金森病十五年後,有一半以上的人都會有這個問題(見第六章)。

◎憂鬱與焦慮

在罹患巴金森病的人當中,相當多人會罹患憂鬱或焦慮或兩者都有。憂鬱帶來自我價值感下降及無望感、睡眠紊亂以及胃口改變。焦慮也導致輕度到嚴重程度的不舒服感覺。對於巴金森病人的憂鬱及焦慮,標準的內科治療是有效的(見第三、六及十三章)。

◎疲累

罹患巴金森病的人很容易累，與他們所付出的力氣遠不成比例，但他們必須知道這種狀況並非他們獨有。罹患巴金森病的人中估計 40％會有某些疲倦導致的失能，且可能是很嚴重的。在一些腦部疾病中，包括其他神經退化和多發性硬化症，疲累也很常見。疲倦經常會促成惡性循環，病人會越來越缺乏主動，導致活力進一步下降。雖然聽起來似乎矛盾，但增加活動及運動確實可增加力量和耐力。對疲倦的治療，目前可用的藥物都不是很有效。

藥物引發的症狀

由於用來緩解巴金森病的藥物是透過影響腦部化學而產生作用，有時會連帶出現不想要的精神及行為上的副作用。當巴金森病越來越嚴重時，需要較高的藥物劑量，此時副作用更成為一個問題。特別煩人的副作用，是和藥物相關的幻覺及妄想（錯誤的信念）。這些副作用並不是每個人都會出現，但一旦發生，罹患巴金森病的人和家屬會非常苦惱。

當導致副作用的藥物劑量降低或藥物停用後，這些令人擔憂的精神副作用便會消失，但動作方面的症狀又會回來。換言之，病人和醫師所面對的問題，可能是在藥物引發的幻覺及嚴重顫抖兩者之間做抉擇。然而，這項抉擇並非必然是如此嚴峻。現在已經有一些新藥，以及用老藥合併成的新藥，可降低精神症狀並同時讓病人的巴金森症狀獲得緩解。在盛發期階段，許多人到最後會服用多種藥

物;請和你的醫師仔細檢視藥物,或許你可以不必繼續服用很多藥物,卻不用擔心使症狀惡化──還可以在認知問題上有改善。

不明原因的體重下降

罹患盛發期巴金森病的人可能出現不明原因的體重下降,即使並無吞嚥問題。病人通常會被轉介到基層照護醫師,接受徹底的一般內科檢查,以尋找可能造成體重下降的內科問題。這項檢查經常無法揭露出任何其他病因。雖然真正病因仍不清楚,我們假定這類的體重下降是和盛發期巴金森病症狀本身有關。

日常生活功能的問題

在罹患盛發期巴金森病的人身上,穿著、衛生習慣及進食等例行活動,變得越來越慢且冗長不堪。家人會發現越來越需要幫助患者完成日常活動,諸如扣鈕子、擤鼻子、拉拉鍊、穿襯衫、褲子以及內衣。

職能治療師可以教病人和家屬各式各樣因應失去靈活性及動作緩慢的方式。他們有許多可協助罹患巴金森病的人的器具,包括:鞋子和衣服上使用扣環閉合帶(諸如魔鬼氈)、長鞋拔以及較易操控的餐具。可以在浴室加裝扶手、沖浴座椅、升高的馬桶座及床邊便盆等設施,讓家中變得更便利和安全。這些設施不只幫助罹患巴金森病的人

完成簡單的事務，還使患者可以維持獨立。基於身體及心理上的理由，這樣的獨立對罹患巴金森病的人而言極為重要。

　　治療罹患巴金森病的人的新療法一直都在發展中，我們希望在未來幾年內，這些關於嚴重的盛發期病症的描述，只剩下歷史參考價值而已。

第六章

行為改變與精神症狀

・精神功能及記憶如何受巴金森病影響？

・情緒和動機又會受怎樣的影響？

・服用抗巴金森藥物會出現哪些精神方面的副作用？

　　巴金森病具特色的 TRAP 症狀——顫抖、僵硬、動作緩慢及平衡或姿勢困難——都涉及動作功能。但是巴金森病一般而言是個複雜得多、具多種面貌的疾患。它導致的症狀廣泛，包羅了認知、行為及精神方面，但這些症狀也可用藥物來治療。在本章裡，我們便要討論這些症狀以及如何給予處置。

認知症狀

　　罹患早期巴金森病的人極少出現思考及溝通能力上的顯著改變。因為他們的認知（心智）能力是完好的，並不會在執行工作時遭遇任何心理方面的困難。事實上，早期

出現的認知問題通常是指向某種類型的類巴金森症，而不是真正的巴金森病（見第九章及第十章）。

　　然而，這並不意味罹患早期及中期巴金森病的人在認知功能上沒有改變。正式的神經心理測驗並不是治療巴金森病時例行的做法，也不會要求必須進行，但那些確實做過這類測驗的罹患巴金森病的人，如果和年齡相近的健康民眾相比較，經常會顯示出各式各樣的輕度異常。這種測驗要在神經心理學家的指導下，進行一系列問卷，藉以評估記憶、問題解決、謎題解答、閱讀理解、抽象思考、洞識力及判斷力等領域的能力。這些測驗一般都會顯示出證據，指出罹患巴金森病的人具有特定而輕微的認知改變。大部分患者都能調整及彌補這些特定的改變，所以不致嚴重破壞他們在工作及家庭生活上的表現。

　　在某些臨床情境下，利用神經心理測驗有助於診斷早期巴金森病。當罹患早期巴金森病的人表現出的缺損，正是預期中他這個階段相關的典型狀況時，神經科醫師便可藉此再次確認對患者的診斷是正確的。如果在正式的神經心理測驗中，患者在疾病早期即展現出較嚴重的認知或人格變化，那麼就需要考慮患者罹患的是不同的神經疾患，或許是一種比巴金森病影響更多腦部區塊的疾病。這些神經疾患可能由一種類巴金森症所導致，稱為**路易體失智症**（dementia with Lewy Bodies）或**廣泛性路易體病**（diffuse Lewy body disease），甚至是由阿茲海默症所導致（見第十章）。正確的神經疾患診斷，可讓病人及其家人了解疾

病會如何隨著時日影響他們，進而做出適當的未來計畫。

　　有個想法引發人們極大的興趣，那就是：從早期神經心理測驗的結果，或許可以判斷罹患巴金森病的人是否具有較大的風險，可能在日後發展出更顯著的認知問題。但要證明或否決這個想法，需要對病人做長期的追蹤，不幸的是迄今相關的研究尚不足夠。因此，目前的狀況是，患者如果沒有顯現出認知缺損的證據，那麼他的早期神經心理測驗結果就無法用來預測是否終將發展出嚴重的認知問題。

　　在巴金森病的盛發期，可能發生更深度的記憶喪失及意識混亂。大約有20％到25％的罹患盛發期巴金森病的人會發展出**失智症**，而超過50％的嚴重盛發期患者（病史超過十五至二十年）會發展出失智症。失智症是指嚴重到足以干擾日常生活功能的思考及記憶問題。我們無法預測哪些罹患巴金森病的人會發展出這項失能問題。

　　降低或停用某些抗巴金森藥物有時可使病人的精神狀態出現改善。新的藥物可對記憶方面的問題提供一些協助（見第十三章）。研究者也正在積極探索有展望的新治療管道，包括最初針對阿茲海默症所開發及上市的藥物。

行為症狀

　　如第三章中所提及的，罹患巴金森病的人可能會經驗到諸如憂鬱、焦慮、冷漠無感及疲倦等行為改變。對一小部分的人而言，這些是非常早期巴金森病一開始的症狀，

雖然這些症狀模糊不清，以致醫師不太會把它們和巴金森病連結在一起。我們偶而會看到病人一開始是在治療憂鬱症，之後發現他其實已經浮現出巴金森病來了。

行為症狀如憂鬱、焦慮、疲累或冷漠無感，可能單獨出現，也可能以「共病狀態」一起出現。例如，憂鬱和焦慮常常共同出現。同樣地，憂鬱和冷漠無感或憂鬱和疲累可能在同一時間出現。幸運的是，許多可降低憂鬱的藥物同時也可降低焦慮。沒有任何藥物證明可治療冷漠無感，因此冷漠無感可能很難治療。在某些案例中，當巴金森病的症狀本身獲得較好的治療或憂鬱獲得了緩解，都可以改善冷漠無感。有時，行為症狀和巴金森病的症狀會產生一種「惡性循環」，即巴金森病的症狀較麻煩時，會導致更嚴重的焦慮和憂鬱；而情緒方面的症狀增加，則會導致在因應和調適巴金森病的症狀上更加困難。這種麻煩的循環或許可藉由各個擊破互相牽動的因素來加以阻斷，也就是單獨針對巴金森病的症狀、憂鬱或焦慮來治療。非藥物的方式，比如運動或較多的社交活動，也可能緩解行為症狀。

憂鬱

憂鬱是個重大的問題，罹患巴金森病的人中大約有40％會出現這種症狀。如第三章所提示的，嚴重的憂鬱不同於人們發現自己罹患了某種退化性神經疾病時所產生的沮喪和悲傷。許多罹患巴金森病的人也會對身體不再能夠如過去般隨心所欲行動而覺得失志和挫敗。事實上，輕微但籠罩不散的憂鬱在巴金森病人身上是很常見的，因此研

究多半關注在這個層次上。但嚴重的憂鬱通常會出現無法停止的無望感、無助感以及自我價值感下降，同時包括食欲和睡眠的破壞。

有些醫師們相信，罹患巴金森病的人其嚴重憂鬱係源自腦內神經遞質系統的紊亂。有些證據支持此一看法，例如，許多罹患巴金森病的人在出現任何巴金森病的徵象之前便已經出現憂鬱。這意味，至少有某些形式的憂鬱可能反映了腦化學方面的潛在變化。同樣的，如果憂鬱只單純是對失能的一種個人反應，那麼我們可預期當疾病更嚴重時，憂鬱會以相同的程度加重，但研究尚無法確認這點。

我們相信巴金森病中的憂鬱大部分是源自腦部神經化學的變化。因為罹患某種慢性進行性疾病而沮喪不振，會造成憂鬱，但生化變化對巴金森病所發展出來的嚴重憂鬱仍扮演著重大的角色。

由於巴金森病與憂鬱症兩者的症狀之間有大量重疊，所以當憂鬱出現在疾病的早期時，醫師們或許會忽略巴金森病的早期症狀。憂鬱的人可能看起來似乎有巴金森病的症狀，而罹患巴金森病的人則有類似憂鬱症的症狀。例如，面部表情的喪失——面具臉——可能被誤以為是憂鬱的表現，而罹患巴金森病的人的緩慢動作和向前彎屈的姿勢，則可能被誤以為是憂鬱症病人走路的模樣和姿勢。當罹患巴金森病的人被誤診為只是憂鬱症時，隨著時間出現的典型靜止型顫抖，或動作緩慢開始干擾到獨立的日常功能，診斷便會漸趨正確、明朗。

種類繁多的抗鬱劑可以成功治療憂鬱（見第十三

章）。醫師應將病患的整個醫療史及當前症狀納入考量，然後推薦特定的抗鬱劑。為了給予抗鬱劑足夠的試驗期，患者通常應該服用足夠劑量的藥物達一個月或兩個月。如果沒有效果或產生不舒服的副作用，就應該嘗試另一種抗鬱劑。嚴重的憂鬱很少需要密集的精神醫療照護或住院治療。

焦慮

罹患巴金森病的人當中大約有40%也會出現焦慮或神經質以及焦躁不安。焦慮可能與憂鬱聯袂出現，也可能單獨呈現。焦慮可導致顯著的失能，但人們可能不太承認焦慮是個問題，即使生活已經受到嚴重的破壞。正如同巴金森病的動作緩慢會和憂鬱混淆不清，巴金森病的顫抖也會和焦慮混淆不清。

如第三章所示，出現嚴重焦慮的人在工作表現及社交關係上都會有困難。焦慮會干擾到他們在人群前說話的能力，或者使愉快的社交聚會變成一段不快的經驗。銷售員會提到焦慮使他們在對待顧客方面較無效率。而有些人為了不讓焦慮帶來不快而避開社交場合。當巴金森病繼續進行時，許多人會發現，已往不會對他們造成壓力或焦慮的情境，現在卻讓他們感到焦慮起來。他們在繁忙交通中開車時，或突然門鈴大作時，便會變得心神不寧。最極端的情況下，焦慮會產生**恐慌發作**，讓人萎靡不振。

各種各類的藥物，包括選擇性血清素再吸收抑制劑（SSRI，見第十三章），已經幫助許多人成功克服焦慮。

焦慮的症狀有時和潛在的憂鬱相關，即所謂的**焦躁型憂鬱**
症（agitated depression），這需要更針對性的治療。有些
人對因為焦慮而服用藥物感到排斥，但在知道這些藥物是
如何有助益時，他們常大為驚訝。正如一位罹患巴金森病
的人所說的：「我的念頭還是跟以前一樣，但它們不再像
以前那樣困擾我了。」如果巴金森病的症狀干擾到你的日
常生活功能或生活品質，包括社交、娛樂或就業，那麼你
就應該和你的醫師談談對治焦慮或憂鬱的藥物。

冷漠無感及缺乏動機

冷漠無感及**缺乏動機**，意指一個人對原先能帶來喜悅
與滿足的所有事物喪失了興趣。病人的生涯、嗜好及社交
關係，都似乎不如以往那麼刺激及令人滿足。冷漠無感可
以是一種極端造成失能的症狀，它奪走個人想要從事新而
具有生產力的活動的動機。然而，醫師們經常沒有認出冷
漠無感是巴金森病的一部分。冷漠無感在巴金森病的任何
階段都會是一個嚴重的問題。它可能和憂鬱或失智相關
聯，但缺乏動機卻經常是罹患巴金森病的人一種孤立的行
為症狀。

罹患巴金森病的人的配偶經常會表示，病人對平常的
活動越來越缺乏興趣。有些人對追求新的興趣，或參與家
庭以外的社交活動，諸如聽歌劇或音樂會或探訪親朋好
友，都失去興致。他們也可能對舊有的嗜好失去興趣，且
對計畫未來也不太有興趣。他們可能越來越退縮，越來越
不想和人談話聊天。患者在適應巴金森病症狀為生活所帶

來的改變而需付出的能力和精力，也會受到冷漠無感干擾。

有關神經遞質多巴胺與動機和啟動力之間的關係，越來越令人感興趣。目前正在進行的研究，試圖找出可以幫助具有動機疾患的人的藥物。目前可用的藥物具有各種不同的效果。

疲累

同樣的，罹患巴金森病的人中有 40％覺得他們的疲累遠超過所付出的勞力。疲累可出現在疾病的任一階段——早期、中期或盛發期，但醫師經常忽略掉巴金森病的這個部分。不幸的是，他們也不了解疲累的原因。

疲累可以造成失能，雖然產生的效應非常多樣。疲累通常意指一種耗竭感或疲倦感，但不是真正的嗜睡（雖然疲累跟嗜睡可同時存在）。這會跟真正的白天過度嗜睡混淆不清，後者是指感覺想睡、會打盹並且覺得需要在白天小睡幾次。另一方面，它也可能和巴金森病肢體的緩慢動作和沉重混淆不清，前者是一種喪失精力的感覺。有些人提到當他們服用抗巴金森藥時，疲累就會緩解，有些人卻剛好相反，服了藥後更覺疲累，而且還表示藥物會讓他們嗜睡。

疲累可能會、也可能不會伴隨憂鬱及缺乏動機而來，這經常使醫師在辨別這些症狀時感到棘手。憂鬱及焦慮是有藥物可用的，但是缺乏動機和疲累以目前現有的藥物仍相當難以治療。在治療病人的憂鬱和焦慮之際，有時可同時幫助病人和醫師正確了解到背後的問題是什麼——是憂

鬱和焦慮，或是冷漠無感，還是疲累。

藥物引發的行為及精神症狀

治療巴金森病的藥物是設計來影響腦化學的（見第十一章）。結果，它們也會產生行為改變及精神症狀，諸如：生動的夢、夢魘、不具威脅的視幻覺、妄想（錯誤的信念）、偏執、定向感混亂以及衝動控制疾患（例如性慾高漲、病態性賭博、強迫性購物或暴食）。

巴金森病的早期階段，極少藥物會引發精神疾患，但隨著疾病的進行，藥物引發的精神疾患變得較為常見。老年人出現藥物引發行為和精神問題的風險會增加。罹患更顯著的盛發期巴金森病的人在長期服用藥物後，需要更高劑量的藥物和多種類藥物合併使用。所有用來治療巴金森病的藥物都可能產生行為改變和精神症狀。如果藥物引發的精神症狀出現在接受治療中的巴金森病人身上，把引發症狀的藥物停掉後，該症狀將完全減輕。但不幸的是，停掉抗巴金森藥物會導致動作症狀的增加，這是無法被接受的。然而，降低藥物劑量或改變藥物常常會有幫助。在某些情境下，需要用針對精神症狀的藥物來治療。也因為有出現精神症狀的風險，抗巴金森藥物應該從低劑量開始，然後在謹慎的監測下逐步增加劑量。

雖然這種症狀極少出現，家人和照顧者還是需要知道，在藥物引發行為異常的極端情況下，患者有可能變得嚴重焦躁不安且非常難以控制。情況甚至可能得緊急送

醫，需要住進醫院以便患者在藥物重新調整之際能處於安全的環境下。

生動夢境

罹患巴金森病的人有時會發展出生動夢境及夢魘。這兩種對他們而言，都有非常真實的效應，而夢魘會讓人十分驚恐。這些夢境和夢魘可能太過生動，讓患者不知何者為真、何者是夢。有時患者會難以區辨入睡後的夢境與醒來時的幻覺之間的差別。夢魘可能會讓患者猛烈地左右翻滾。生動夢境也可能讓患者大聲說夢話或尖叫。這種以大叫或動來動去的方式將情緒以動作表現出來，或回應夢境的情況，稱為**快速眼動期行為疾患**（REM behavioral disorder，REM 指 rapid eye movement）。它可以非常具有破壞性，導致同床的伴侶必須換到另一張床或另一個房間去睡不可。

快速眼動期行為疾患被認定是巴金森病的常見問題，對一些其他的神經退化性疾患也是。在其他的巴金森病症狀發展、被診斷出來的好幾年之前，這個疾患便有可能已先行出現，所以很清楚，單單抗巴金森藥物並不會造成這個問題。在巴金森病的盛發期，如果破壞性夢魘經常發生，醫師可能需要降低或停止夜間的抗巴金森藥物。如果這樣仍無法緩解問題，醫師可能要考慮降低整體抗巴金森藥物白天的劑量。睡前使用低劑量的 clonazepam 或 melatonin，對於快速眼動期行為疾患極為有效。

視幻覺

幻覺是人們覺知到某個物件、人物、地方或某件事物，但在現實裡它並不存在。在罹患巴金森病的人當中，視幻覺，包括不具威脅（良性）的及具威脅的，遠比聽幻覺（聽到人聲或音樂聲）或觸幻覺（皮膚感知到碰觸）來得常見。

罹患盛發期巴金森病的人已服用多年抗巴金森藥物，常常會開始出現不具威脅性的視幻覺。例如，長條椅上的一個枕頭可能會看成是一個人頭，或者後院裡的一棵樹在腦中被轉換成一個人或一群小孩（譯按：就精神醫學的定義，把某東西看成另一個東西，應為錯覺〔illusion〕。把沒有東西看成有東西，才是幻覺〔hallucination〕）。另一種「幾近」幻覺的狀況，是患者在肩膀上或視野邊緣感到「有東西存在的感覺」。這並非確實形成的感官知覺，而只是某種「感覺」。

有些人了解到自己有視幻覺，但可能不以為意，不會煩惱；其他人則難以分辨真假，而受到驚恐。例如，一位婦女傍晚坐在家中的客廳裡，卻看到一個陌生男子在屋裡走動，或從窗外看著她，這會讓她焦慮起來。患者有時會描述看到多年前在家中過世的家人（通常是父母）和他們在一起，或看到如小精靈般的孩童、寵物或小昆蟲，但其實並非真實存在。

當罹患巴金森病的人經驗到幻覺而無法分辨真假時，其困擾及焦躁不安是可理解的，而這種錯亂會使他們難以照護。然而，有些人充分了解「狗狗繞著他們打轉」或者公寓裡的「一群人」並不是真的，而且很奇怪的，他們並

不會感到困擾。當醫師在詢問醫療史時，家人聽到罹患巴金森病的親人所描述的這些經驗，經常會受到驚嚇，因為家人極少、甚至可能不曾聽過患者提及這些。不常有視幻覺，後續也沒有產生特殊後果的人，可能不需要治療。醫師如果要增加新的抗巴金森藥物，必須謹慎行事，因為這很可能會使問題惡化。

妄想

已服用抗巴金森藥物多年的罹患盛發期巴金森病的人，可能會經驗到妄想（錯誤信念）。所謂妄想，可能是相信配偶有婚外情，或者認為自己的錢財被人偷走。一個有妄想的人也可能會覺得受到不公平的迫害，且經驗到所謂的**偏執妄想**（paranoid delusions）。

雖然大部分罹患巴金森病的人不會變成非常錯亂或背離現實，不致需要住宿型的照護，但有些罹患盛發期巴金森病的人的確需要全天候的、技巧精良的護理照顧。一項研究在評估為何罹患嚴重的盛發期巴金森病的人會住進護理之家，發現最常見的理由是幻覺及其相關聯的行為問題。

幸運的是，我們可按部就班來處理這整套複雜問題。首先，幻覺及妄想可藉由改變、降低或停用抗巴金森藥物，來消除或降低其嚴重程度。如果無法停用抗巴金森藥物，也有一些藥物可用來治療妄想。

多巴胺調節不良症候群、重複刻板行為和衝動控制疾患

有一小部分服用抗巴金森藥物的人們會發展出各式各

樣的症狀，這些症狀被歸為**多巴胺調節不良症候群**（dopamine dysregulation syndrome，簡稱 DDS）。這些症狀包括侵略性、焦躁不安及誇大行為、囤積抗巴金森藥物以及服用超過所需的量以維持行動力（經常會有明顯的左旋多巴引發的異動症）。這被認為是一種與藥物成癮相關的疾患，而且和其他藥物成癮一樣，病人通常會否認自己有問題，並隱瞞他們服用多少及多常服用藥物。DDS 通常發生在服用過量 levodopa/carbidopa 的年輕男性病人身上。有些病人顯示出一些重複且具有強迫性的、有時是毫無目的的活動，諸如收集、分類或逐項列出物品（英文稱為 punding）。這是**指長時間進行一種沒有目的的刻板行為，但對其他活動則置之不理**，這些刻板行為可以包括拆開和組裝時鐘之類的機械物件、一再地編排集郵冊、不停地梳頭髮、不停地整理手提袋，或甚至在住家附近持續而無目的的行走等。

　　衝動控制疾患（impulse control disorder，簡稱 ICD）現在被認定是使用多巴胺藥物治療巴金森病的一種併發症。相關聯的藥物中，多巴胺增強劑（ropinirole、pramipexole）最常被提及，但 levodopa/carbidopa（Sinemet）也扮演了某種角色。最近的研究顯示，如果徹底蒐羅所有患者，則服用多巴胺藥物的巴金森病人中高達 15％會出現 ICD 中的一個症狀。ICD 的特徵有：病態性賭博、過度或異常性興趣、強迫性購物、過量進食以及不尋常且重複的使用電腦及上網。有 ICD 的人往往是年紀較輕的、有抽菸或飲酒史、有賭博疾患的家族史、單身及住在美國境內。有巴金

森病及 ICD 的人在日常的活動上會有較多的功能損害，因此了解這個問題是很重要的。在症狀上，它可以是單一孤立的（如：賭博），或多種合併發生。例如一個以往對色情片毫無興趣或沒有賭博經驗的人，卻在幾個星期到幾個月的時間內，每天花數小時觀看色情片，或開始每週都在賭場輸掉數千美金。其他例子包括：一位富翁覺得被逼著去買昂貴的珠寶，即使他不需要也用不著，甚至買到必須藏起來不讓家人發現的地步。這些問題大部分可在醫師的督導下，藉由降低或停用肇禍藥物來處置。請記住，賭博成癮在現代社會是個普遍的問題，當它發生在罹患巴金森病的人身上，可能是、也可能不是抗巴金森藥物的併發症。

抗巴金森藥物如何導致行為及精神症狀？

會引發心理及行為症狀的藥物，是作用在多巴胺系統之上的。多巴胺在腦中舉足輕重，影響所及不只一個系統：它對於在根本上控制動作表現的系統，以及涉及情緒反應（特別是對獎勵的反應）、心情、行為的系統，都至關重要。因此設計用來作用在多巴胺動作系統上的藥物，同時會影響到情緒／情感／行為系統。

上面所描述的那些有時會令人害怕的症狀，一般而言都是在情緒／情感／行為系統中過度刺激多巴胺的徵象。這與通常所指的藥物過量無關——藥物過量是指病人意外服用太多藥物，或醫師開了過多藥物。這種情況是，多年服用多巴胺藥物之後，多巴胺系統出現了某種過度敏感現

象（hypersensitivity）。已經罹患巴金森病一陣子的人，即使現在服用的劑量與多年來服用的劑量一樣，仍可能發展出這些異常行為。

有時小小的改變，例如稍微增加劑量或加入一種新藥物（譬如一顆助眠劑），就會啟動症狀。這些心理症狀中的任何一種，都可能因為某次例如臀部關節手術之類的開刀，或出現膀胱感染或肺炎之後，而被引發出來或出現惡化。最後，如稍早前所提及，有一小部分的患者濫用抗巴金森藥物而產生精神症狀，則是成癮行為所造成的後果。

藥物的副作用對比藥物的正向作用

對許多罹患巴金森病的人而言，如果減低他們的藥物劑量，這些行為及精神症狀會明顯減少，即使不是全然消失。許多人一次服用多種藥物：可能包括用左旋多巴來增加腦內多巴胺的量，另一種藥則用來強化左旋多巴，再加上針對憂鬱和焦慮的藥物。醫師會很難判斷哪一種藥物導致某個副作用。有時，沒有任何一種藥物有錯，問題是多種藥物合併而使效用加乘的結果——這經常被稱為「協同」（synergistic）作用。減少藥物的種類並使藥物單純化，可降低副作用。

真正的問題是，人們需要高劑量藥物來控制他們的動作症狀——顫抖、僵硬、動作緩慢及平衡問題——而這樣的劑量可能已高過導致妄想及幻覺的門檻。例如，一個有左旋多巴引發幻覺的人，他的幻覺可藉著降低劑量來減

輕，但當左旋多巴降低了，病人卻無法獨立走路。這樣的人或許可藉不同的藥物來幫助，或者可能要重新調整目前的藥物，以產生最大的好處及最少的副作用。這些問題都要醫師依患者個人的情況來加以處理。

會造成行為及精神症狀的藥物

◎抗膽鹼藥物（Anticholinergics）

抗膽鹼所屬的藥物，會對於利用**乙醯膽鹼**（acetychoine）做為其神經遞質的神經細胞，產生最大的作用。顫抖可藉由平衡乙醯膽鹼神經遞質系統和多巴胺神經遞質系統的效應而降低，因為這兩大系統是互相作用的（見第十一章）。抗膽鹼藥物可用來重建這兩大系統之間近似平衡的狀態。這些主要用來控制巴金森病的藥物，包括trihexyphenidyl（Artane）、benztropine（Cogentin）、procyclidine（Kemadrin）及 ethopropazine（Parsitan、Parsidol）。這些藥物在老年人身上特別可能會產生意識混亂及健忘，也可能產生幻覺及妄想（見第十三章有更多關於抗膽鹼藥物的資訊）。

由於各種各樣理由，老年人常常比年輕人對藥物敏感，而抗膽鹼藥物特別會出問題，必得小心謹慎使用，並且給予最低的有效劑量。

如果你有在服用抗膽鹼藥物，你要和醫師好好確認他開始給你服用的是否為最低的可能劑量。

◎影響多巴胺系統的藥物

影響多巴胺系統的藥物，包括：carbidopa/levodopa（Sinemet、Atamet）、carbidopa/levodopa CR（Sinemet CR）、benserazide/levodopa（其他國家可取得的藥名為 Madopar、Prolopa）、selegiline（Eldepryl）及 rasagiline（Azilect），同時也包括多巴胺增強劑（Parlodel、Permax、Mirapex、Requip）等，都能引發生動夢境、幻覺、偏執想法以及妄想。**增強劑**是一種可強化其他生化物質作用的藥物。多巴胺增強劑會向腦子「耍詐」（trick），使腦子對它產生如同對多巴胺所產生的反應，所以這些藥物會產生類似多巴胺的效應。然後，多巴胺增強劑在某種程度上彌補了巴金森病人身上所短缺的多巴胺。如前所述，這些藥物比左旋多巴更常導致 ICD、更容易產生幻覺，而且會產生疲累、嗜睡或焦躁不安（有關藥物及其副作用的更多資訊，請見第十一、十二及十三章）。

tolcapone（Tasmar）及 entacapone（Camtan）等藥物也會產生行為效應，因為它們會增加左旋多巴的可用量。amantadine（Symmetrel）這個藥會產生意識混亂，必須緩慢地開始使用且仔細監控，特別是有腎臟病史的人。

◎助眠劑和鎮定劑

有一些有助眠效果的藥物，在和抗巴金森藥物一起使用時，也會造成行為改變或精神症狀。這些藥物包括安眠藥、降低焦慮的藥物及肌肉鬆弛劑。

下一章我們將探討年輕發病型巴金森病，它遠非年長發病的巴金森病那樣常見。然後，第八章我們將轉向如何做出正確的巴金森病診斷，而第九章及第十章則會描述可能被誤認為巴金森病的一些疾病，以及相反的情況。

第七章

年輕發病型巴金森病

· 年輕發病型和年長發病型巴金森病的差異是什麼？
· 對於被診斷為巴金森病的年輕成人需要強調哪些特別的關照？

　　當五十歲以下的人發展出巴金森病的症狀，他所面對的醫療、社會和經濟議題，迴然不同於五十歲以上出現巴金森病的人所面對的狀況。在本章，我們要討論其中一些議題（要注意的是，**年輕發病型巴金森病**和我們有時所稱的**早期巴金森病**完全是兩回事，後者的症狀在第三章中已有描述。每一位罹患巴金森病的人在症狀開始發作後，都會經驗到早期巴金森病）。

何謂年輕發病型巴金森病？

　　如第二章所述，巴金森病發病的平均年齡是六十歲。在醫學文獻上，**年輕發病型巴金森病**常常是指一個人在四十歲前首次出現症狀，但一般我們都認為年輕發病以

五十歲為上限，所以在本書中，我們把年輕發病型巴金森病界定為一個人在二十歲以上五十歲以下的年紀發生主要症狀的巴金森病。巴金森病的症狀發生在二十歲或三十歲左右的人身上是高度不尋常的，而這樣的症狀絕大部分並不代表真正的巴金森病。**青少年發病型類巴金森症**（juvenile-onset parkinsonism）這一詞，通常是用來指人們在二十歲前被診斷為巴金森病的極稀少案例。

我們想要強調的是，年輕發病型巴金森病並不常見。到我們中心來諮詢有關類似巴金森病症狀的人當中，大約有 10% 到 15% 是年輕發病型巴金森病（發病年齡在五十歲以下），但這個比例較一般人口中的情況還高，因為我們是在針對罹患巴金森病的人所設立的特別轉診中心工作。在一般社區中，罹患巴金森病的人的發病年齡在五十歲以下的實際比率大約是 5%。

過去十年裡，有關基因對巴金森病的影響，開始累積了許多令人興奮的新資訊。如我們在第二章中的討論，巴金森病在大多數家庭裡並不是遺傳性疾病。雖然我們已經知道，許多相關的特定基因在極少數的家庭中和巴金森病有關聯，但我們仍不能精確地知道，這些基因在腦中是如何運作而導致巴金森病。

我們已經知道的是，年輕發病型巴金森病比較和基因異常有關聯。年輕發病型巴金森病（特別是有巴金森病的家族史且症狀在五十歲前即開始出現）常常和所謂的隱性遺傳基因有關聯，諸如 Parkin、DJ-1 和 PINK 1。「隱性遺傳」意指發生在手足之間，而不會直接從這一代傳到下

一代，即父母雙方如果都有「攜帶」某個致病基因，但沒有罹患那項疾病，則小孩只有四分之一的機會遺傳到那項疾病。在這些基因中，第一個被發現的是 Parkin。這個基因一開始是在年輕的日本病人身上找到，但之後全世界各個不同種族背景的巴金森病人身上都出現過。

雖然醫師可以安排基因測試來找尋 Parkin 基因，但目前並不建議這樣做。一個有基因異常的人，典型上會有兩個異常的 Parkin 基因，而每個基因的異常或突變的本質可能相同，也可能不一樣。只具有一個異常基因（也就是說，一個「攜帶」狀態），仍不清楚有何影響。一個可能性是，這個基因可使人較容易在後來發展出較為典型的巴金森病。要偵測異常的 Parkin 基因，是一項非常複雜的作業，實驗室很容易錯過該（基因的）異常性。一個罹患年輕發病型巴金森病的人究竟有無 Parkin 基因，並不影響治療。必然還會有其他和年輕發病型巴金森病有關聯的異常基因會被找到。

雖然 Parkin、DJ-1 和 PINK 1 都是比較晚近的發現，我們對於這些異常基因如何影響腦部多巴胺系統及導致巴金森病的症狀，已經開始有初步的了解。我們希望，在更了解這些基本的基因型／生化路徑之後，能找到更多特別針對各種基因形式的類巴金森症的療法。

這些隱性的類巴金森症和零星偶發的典型巴金森病（譬如，發病年齡較年輕，也許疾病進行較慢、顫抖較多，或是較多的肌張力不全的姿勢）差異非常小，而令人震驚的是，我們了解到，它會外顯為巴金森病。它的症

狀、疾病的進行及對多巴胺藥物的反應，都與巴金森病相同。我們會持續關注這些事實，因為從中可以清楚看到巴金森病研究的步調和範圍，以及未來在治療方法上真正希望之所在。

年輕發病型 VS. 年長發病型巴金森病的症狀

　　一般而言，罹患年輕發病型巴金森病的人的症狀類似於年長發病型巴金森病症狀，雖然比較這兩組的研究曾標認出一些差異。例如，罹患年輕發病型巴金森病的人似乎比較「以顫抖為主要的突顯症狀」。換言之，比起年長發病型巴金森病，顫抖在年輕發病型巴金森病之中常常是個更為突顯的早期症狀。

　　肌張力不全，或異常的巴金森病肌肉痙攣，在年輕發病型巴金森病的病程中也出現得較早。肌張力不全可包括腳趾捲縮起來，腳拇趾卻向上指，或腳踝往內彎折。這種肌肉抽筋會帶來不舒服，並干擾到諸如走路之類的活動。在年長發病型巴金森病，這些症狀一般要到開始藥物治療之後才會出現，而最常見的是出現在左旋多巴的藥效減弱之際（例如，清晨起床後；見第四章）。在某些人身上，特別是那些有年輕發病型巴金森病的人，在開始使用左旋多巴之前可能就有肌張力不全了。

　　一些研究也報導說，罹患年輕發病型巴金森病的人比較會發展出藥物導致的異動症和動作功能起伏不定，且這些在開始使用左旋多巴後可能很快就發生（頭一年內）。

關於這些症狀的更多資訊，可參見第十二章。然而，目前我們並不知道這些罹患年輕發病型巴金森病的人的疾病進行和年長發病型巴金森病是否有任何不同。

診斷上的困難

　　許多罹患年輕發病型巴金森病的人即使看了一個又一個醫師，仍無法得到精確的診斷，他們想必感到非常挫折。雖然一個三、四十歲的人可能外觀上有典型的靜止型顫抖和單隻手臂僵硬及動作緩慢，看起來就像是典型的早期巴金森病，但大多數醫師面對這些年輕成人時，就是不會將巴金森病納入診斷考量。如果沒有典型的靜止型顫抖，醫師就更不會考慮到巴金森病。早期巴金森病的症狀甚至可能被誤以為是心理問題，例如憂鬱或焦慮。這些誤診經常導致持續數年不必要的診察和檢測，以及立意良善但卻方向錯誤的治療。

　　有巴金森病症狀的年輕成人可以從動作疾患研究中心獲得幫助（見第一章有關如何找到這樣的中心，或是專長於診斷和治療動作疾患的神經科醫師等資訊）。由於年輕發病型巴金森病並不常見，因此有必要由一個對巴金森病有豐富經驗的神經科醫師，對年輕病人進行詳細而透徹的檢查。針對這些症狀，醫師常常用血液檢測及影像檢查（腦部電腦斷層掃描和磁振造影）來辨識巴金森病以外的原因。

因應對策

要接受巴金森病的診斷並加以調適，永遠是困難的，然而三、四十歲的成人所面對的，和那些六、七十歲的中老年人所面對的，基本上是完全不同的問題。年輕人和年長者都必須因應慢性疾病而有所調整，但是年輕人常常有家庭和事業所賦予的額外責任。

因為我們已有許多關於巴金森病症狀的資訊，一旦診斷確定了，就可以為疾病對生涯的影響做出準備。患者需要考量巴金森病症狀對他們的工作和結婚成家或加入一個家庭的打算，會帶來什麼影響。他們需要仔細考量該如何獲得、保有醫療保險和失能保險，這些對於罹患慢性疾病的人而言越來越重要。

即使在罹患慢性疾病之後，只要受雇關係仍持續存在，便依然可以保有透過雇主所購買的醫療保險。即使在受雇關係終止之後，COBRA 法案（指美國的《統一綜合預算協調法》〔Consolidated Omnibus Budget Reconciliation Act〕）允許個人只要每月支付額外保費，便給予一段時間內的醫療支付。在巴金森病的診斷之後購買新的健康保險，常常意味要支付較高的保費。診斷確定之後，失能保險也會比較昂貴（有時貴到令人卻步）。

這是為何許多保險經紀人建議健康的人──即使還很年輕──在發生意外或被診斷有疾病之前就先購買失能保險。

婦女

罹患巴金森病的年輕婦女，有她們自己的一套課題要處理。例如，仍有月經的婦女常常提到她們的月經會影響巴金森病的症狀。有些人說，就在月經來之前，症狀會惡化且顫抖和動作緩慢會加劇。其他人則相反，在月經來之前其症狀會改善。

如果婦女在月經期間觀察症狀的嚴重程度，是會有幫助的；有些婦女在月曆上加註，詳細登錄好日子和壞日子，這是最容易的。女性患者可以和醫師利用這個資訊來計畫藥物的服用方法。如果她的巴金森病症狀在一個月中某段特別時間變得惡化，那麼她或許可以服用額外的藥物。或者如果藥物的副作用，諸如藥物所導致的異動症，預期會有幾天惡化，或許可降低藥物來配合月經週期裡的這段時間。

對於雌激素與巴金森病有何相關，我們擁有的資訊並不完整，所以在巴金森病女性患者需要決定是否服用雌激素時，例如停經之後使用雌激素替代療法，我們無法給予任何確定的忠告。此時，女性患者做出決定之前所需衡量的各種風險與益處，與沒有罹患巴金森病的婦女所需衡量的變數並無二致。現在正進行中的研究相當引人關注，目的是要探究雌激素到底如何影響顫抖、動作緩慢和行走困難的嚴重度，並評估雌激素是否可能在巴金森病裡扮演保護因子的角色。

由於巴金森病一般是在停經之後開始出現，罹患巴金

森病的女性通常不必擔心懷孕的問題。然則，曾有少數罹患巴金森病的女性懷了孕並生下正常的嬰兒。

決定是否繼續懷孕是個複雜的問題，對於罹患巴金森病的女性而言，這不只是情感上、也是醫療上的問題。有些懷孕的婦女發現她們的巴金森病症狀在懷孕期間會惡化，而且在產後並未完全回復到懷孕前的狀態。我們無法說這是懷孕帶來的效應還是疾病的自然進行結果。事實上，在巴金森病期間懷孕是不常見的，我們並沒有足夠的資訊能肯定說明懷孕對疾病病程造成什麼影響。

抗巴金森藥物對發育中的胎兒所造成的潛在效應，也必須加以考量。目前並無證據顯示懷孕期間服用 carbidopa/levodopa 對胎兒會造成傷害。對於其他巴金森病的藥物在這方面的影響，我們的資訊很少，且要考量較多的因素。因此，我們要勸告大家避免在懷孕期間使用所有其他的抗巴金森藥物。

總而言之，和月經、懷孕、停經有所關聯的荷爾蒙變化、口服避孕藥的使用、荷爾蒙替代療法或是外科手術摘除卵巢（卵巢切除術），都可能影響罹患巴金森病之女性的症狀。需要進一步的研究，才能找出這些荷爾蒙效應的特徵。

家庭

一旦牽涉到孩子，不論是親生或領養，相關的親職問題是男、女患者都要面對的。巴金森病的症狀會對年輕的

父親或母親以及對家庭整體產生什麼樣的影響？人們必須
仔細考量各自的處境。如果你遇到相同情境，你或許會想
跟有治療巴金森病人經驗的醫師談談，並且在決定要承諾
建立一個家庭或增加家庭成員之前，考慮先進行家庭諮商。

　　巴金森病幾乎都會影響到患者和配偶雙方。成年的孩
子也常常會有照顧罹患巴金森病的年老父母的問題。然而
年輕發病型巴金森病對家中的年幼孩童是個嚴重的衝擊。
對於罹患巴金森病的人其年幼子女，不應忽略他們的情感
需求，因此家庭諮商可以視情況將孩童納入。此外，年輕
罹患巴金森病的人其配偶如果能有個支持系統，不管正式
或非正式的，一般都能更加鞏固良好的夫妻關係。

生涯議題

　　就像年長發病型巴金森病一般，年輕發病型巴金森病
的進行相當慢。許多罹患巴金森病的人在症狀開始後，仍
繼續工作許多年，並且在事業上有所進展。確實，理性因
應巴金森病診斷的態度中，**非常關鍵而重要的是繼續不斷
的投入一個充實圓滿的生活，包括家庭、生涯以及嗜好**。
不管巴金森病是何時開始，都適合參考我們在第一章中對
於與巴金森病相關的工作和生涯議題的討論。

　　罹患巴金森病的人常見的一個憂慮，是需要告知家
人、合作的同事及雇主有關自己罹病的事。這件事並沒有
所謂正確的做法。對於如何揭露自己的病情，罹患巴金森
病的人需要自己決定，或是和家人、朋友及醫師商量。無

論如何，過度隱瞞常常會造成反效果（見第一章）。

《美國身心障礙法案》對於將病情告知工作同仁和雇主的規定，或許可以讓患者的焦慮得到一些紓緩。這項法案將巴金森病視為一種失能，這意味如果你是在一家超過十五位雇員的公司工作，當你告知雇主你得了巴金森病之後，雇主便有義務針對你的失能做「合理的調整」，不能因為你得了巴金森病就把你革職。

年紀較輕者所需要的服務

對於罹患巴金森病的人，大部分社區和醫療資源都是配備給較年長的人，因而年紀較輕的人就很難得到他們所需要的協助。

比如，年輕的患者參加巴金森病支持團體時，其中大多數罹患巴金森病的人和照顧者都是六十多歲、七十多歲，因此可能覺得格格不入。

同樣的，許多醫療服務，包括復健治療和定期回診，會讓全職工作的人在時間安排上出現困擾——這些困擾對於退休的人都不存在。

美國各種不同的全國性巴金森病基金會，現在正在籌組年輕病人支持團體。然而，我們也應該知道，許多較年輕患者從支持團體中獲得了幫助，而這些團體是包含不同年齡成員的。大部分由巴金森病症狀所帶來的難題，每一個罹患此病的人都會有，與年齡無關。

治療的考量

當巴金森病出現在三十多歲或四十多歲的人身上，醫師最重要的考量是如何處理症狀，好讓病人能夠盡量長久維持最佳生活品質。抗巴金森藥物在服用幾年後，可能會產生某些讓人不樂見的副作用（見第十二章），其中某些對於仍在職場中的人來說，相對於已退休的人，更具破壞性。

抗巴金森藥物的許多嚴重副作用都發生在長期使用之後。避免這些副作用的最簡單方法，是減少使用藥物的時間。然而，這裡有個權衡考量。年紀較輕的人一般而言未來的人生較長，所以有更多機會發展出這些長期的問題，因此最好延後開始使用藥物的時機。但另一方面，年紀較輕的人很可能仍然肩負家人及工作上的責任，如果巴金森病症狀完全發展出來的話，他們將很難承擔這些責任，而藥物在此時勢必特別有幫助。

如果你發現自己的處境正是如此，一定要和你的醫師詢問各種可供使用的藥物及它們的效應。**要靠病人與醫師持續共同努力，才能找到正確的用藥時機**。

任何人只要特別關注營養、壓力管理及維持體適能，便能改善整體健康，而這些所帶來的效應也都是患者需要的（見第十四章）。有時上述的措施對於症狀有相當良好的助益，能使藥物的使用得以降低或延緩。如前面所述，當巴金森病發生在較早的年紀，若能延緩使用藥物，就是一項最大的優勢。另一方面，巴金森病的處置應集中在當

前的生活品質上，不要過度強調未來可不可能會發展出來
的問題。有些年輕的病人會關注以後藥物併發症的發生，
或抱持受到誤導及不正確的信念而認為多巴胺療法多少會
有毒害，或是開始使用五年後就會失去療效，以致延緩治
療，結果反而會產生不必要的失能。延緩治療太久的後
果，可能如同早期發生藥物相關副作用一樣，都具破壞
性，甚至破壞性更大。因此有必要先經過權衡之後再啟動
治療，當症狀並未造成功能上或生活品質上的衝擊，在非
常早期就開始治療是不必要的，但如果症狀已造成衝擊
時，就不要延緩。

　　罹患巴金森病的年輕人應該試著保持希望，因為現今
對於巴金森病的了解以及處置已有快速進展，患者定會因
而受益。

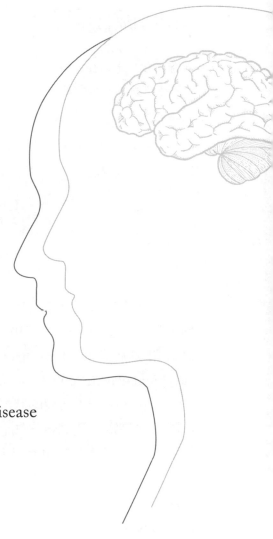

第三篇

診斷
巴金森病

Diagnosing Parkinson's Disease

第八章

如何做出診斷

· 如何診斷出巴金森病？
· 有哪些症狀可顯示並非真正的巴金森病？

　　巴金森病只是許多會產生類似症狀的神經動作疾患中的一種。巴金森病的「近親」有許多不同的稱呼，包括**巴金森附加症候群**（Parkinson's-plus）、**非典型巴金森症**（atypical Parkinson's），以及其他病因導致的**類巴金森症**（Parkinsonism）；典型的狀況是，初次看到病人時，如果診斷無法確定，我們會告知病人他們得的是類巴金森症，並附加解說，讓他們知道巴金森病是這個臨床呈現上最常見的原因，但其他疾病也可導致相同的臨床呈現。其中某些疾病，病人很快就會變成全然失能，其他疾病的進行則極為緩慢；還有些疾病是慢性的（隨時都呈現），但可能會隨著時日出現更多的症狀。由於這些疾病的自然病史或進行速度有極大不同，正確的診斷攸關至鉅。人們需要知道自己罹患的是哪個病。

醫學檢查

當有人因為擔憂自己的某種特殊症狀而去看醫師時，醫師會詢問有關的醫療史，然後進行理學檢查。在聆聽和檢視病人之後，醫師會決定各種可能的診斷是什麼（這個稱為**鑑別診斷**），然後，如果必要或有幫助的話，醫師會開些檢測，用來確定診斷或為診斷提供高度支持。診斷性檢測包括血液檢測、X光及電腦斷層（CAT）掃描和磁振造影（MRI）掃描。一旦確立診斷，醫師就可決定哪個療法最能治療病人的疾病及其症狀。

神經學檢查

在用神經學檢查評估一個有動作疾患的病人時，醫師會先詢問病史並執行理學檢查。醫師會詢問病人和家屬或友人有關的症狀（如下所列），並觀察病人，要求病人在房間裡走動、坐下、站立、轉身等等。神經學檢查是針對神經系統的一種深入而徹底的評估。神經科醫師會特別觀察病人的動作、協調性以及平衡性等各面向：

—— 當病人移動他的手和手指或用腳趾頭輕拍地板時，是否有動作緩慢的現象？

—— 病人在走路時，有充分擺動手臂且兩邊相對等嗎？

—— 病人在轉身時是否特別困難，且跨步的大小有無改動？

—— 病人會在原地凍僵或被地板「黏住」嗎？

—— 病人的臉部表情和講話的模式有無任何特別
的改動？

診斷性檢測

　　不幸的是，並沒有可確定巴金森病的診斷性檢測。後面會討論越來越廣泛使用的多巴胺影像技術（DAT掃描），但這項檢測依然無法改變上述現況。實驗室的血液檢測對於有典型症狀的巴金森病，很少可以揭露出某些異常。腦電圖（EEGs）可以記錄腦電活動的某些面向，但對準確指出巴金森病並無效果。

　　另一方面，有些檢測可用來**排除**巴金森病，諸如能明白指出病人有亨丁頓病（Huntinton's disease）或威爾森病（Wilson's disease）的基因或血液檢測。神經科醫師不會常規性開具這些附加的診斷性檢測，但他們觀察到非典型的症狀時，會選擇性使用這些檢測。讓有認知功能異常或行為改變的病人做神經心理測驗，可能有助於標認出其他疾病的特別型態，諸如阿茲海默症，如此可縮小可能的診斷範圍，但有早期巴金森病的人通常在這些檢測上只顯露出小小的異常（見第六章）。

　　腦部的 MRI 和 CAT 掃描會產生令人驚訝且精細的解剖學圖像，而放射線科醫師可以找到異常區域並且指明是腦腫瘤、中風（大腦梗塞）或腦內充滿液體的空間異常擴大（水腦症）。造影掃描有助於醫師排除掉症狀的其他原因。但是罹患巴金森病的人腦部的 MRI 和 CAT 掃描看起

來是正常的。產生神經退化的疾病，諸如巴金森病，其腦部變化是顯微層級的，屬於化學層面的變化，通常無法經由這些掃描揭露出來。但是評估 MRI 掃描的新方法則可能可以區別某些非典型巴金森症與巴金森病，最終甚至可以區別有巴金森病的人與沒有巴金森病的人。

　　某些類型的正子射出斷層（PET）掃描和單一光子射出電腦斷層（SPECT）掃描，被用來評估腦內的多巴胺系統。PET 掃描不普遍，且主要用於研究。各種類型的 SPECT 掃描則是用來掃描腦內多巴胺的轉運體（transporter），如今已引入北美，且在歐洲已有一段時間可以施行。重要的是，從這些造影技術得到的發現，一般對巴金森病和類巴金森症的大部分其他病因而言，都是類似的，所以比起有經驗的神經科醫師，這些儀器並不能縮小診斷可能的範圍。事實上，SPECT 掃描無法區辨巴金森病的各種不同「近親」（非典型巴金森症、巴金森附加症候群），因此在剔除較嚴重形式的類巴金森症上，它並不是很有用。在美國，DAT 掃描被推廣用來區辨原發性顫抖與類巴金森症——我們之後會討論這種鑑別診斷。另一種在歐洲某些國家廣泛用來探究巴金森病的檢測，就是經顱超音波（transcranial ultrasound，利用與雷達或聲納相同的技術）。大部分罹患巴金森病的人在含有多巴胺細胞的腦部區域處（即黑質）會有一種增加的回音信號，但也有人宣稱類巴金森症的許多其他原因和這個變化無關。必須指出的是，正常人口中有 10% 被發現有同樣增加的回音信號。這項工具在評估病人、甚至是研究和篩檢大量人

口上，效用仍不確定。

因此，診斷性檢測的結果多半是指向非巴金森病，或是沒有定論——它們並未顯示任何可以辨識為源自特定疾病過程的異常結果。

巴金森病：臨床的診斷

既然沒有診斷性檢測可提供特定的答案，醫師就必得依據個人判斷來診斷巴金森病。醫師在診察罹患巴金森病的人時，得非常熟悉其獨特的病史，以及疾病癥兆和症狀。然後，對於任何人身上具有任何症狀和神經方面的發現（經由理學檢查而來），醫師就必須自行判斷它們和典型巴金森病的吻合程度。透過醫師（臨床工作者）的判斷而得到的這項斷定，稱為**臨床診斷**（clinical diagnosis）。

要精確診斷出神經性動作疾患，即使對最棒的醫師來說也非常棘手。有巴金森病的人中，高達五分之一是誤診（我們如何知道有五分之一是被誤診的？這項資訊來自對病人的長期追蹤和遺體解剖後的確認）。要區別巴金森病和偽裝成巴金森病的疾病，即使對經驗豐富的醫師來講也是項挑戰，如果醫師沒有對這些疾病及巴金森病都有經驗的話，診斷工作就確實非常具有難度。

當病人諮詢的是對神經醫學富有經驗、且特別專長於神經性動作疾患領域的醫師時，得到正確診斷的機會就會大大提高。有巴金森病這方面症狀的人，應期待醫師仔細聆聽他們及自己家屬對症狀的描述，並進行徹底的神經檢

查。這樣的檢查包括觀察病人的手指、手以及腳的動作，並觀察病人走路、轉身以及姿勢對外力挑戰的承受程度（推或拉病人看他是否能避免跌倒）。醫師也要觀察病人是否有任何明顯可見的異常動作（比如：顫抖），以及病人是否容易從椅子上起身。臉部表情、眼睛動作和說話都要檢視。醫師要彎曲和伸展病人的頸部、手臂、手腕及雙腿，以檢視有無異常肌張力。要評估雙臂的力量和協調能力，也要評估病人的認知（精神）功能。圖 8-1 到圖 8-9

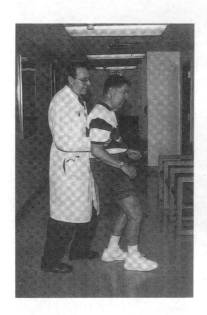
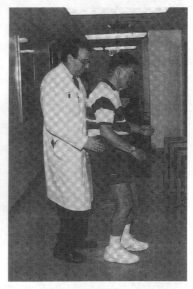

圖 8-1 和圖 8-2
神經科醫師正在測試病人是否有平衡問題。在此測試中，醫師站在病人的正後方，將他往後方拉，以便了解病人是否可維持平衡。在此病患身上，他的平衡已受損而向後倒。

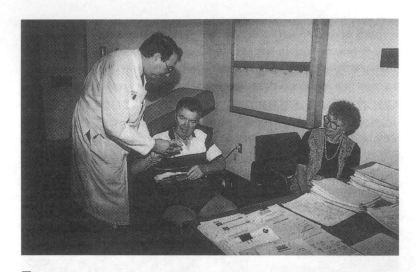

圖 8-3

神經科醫師移動病人的手腕，以測試手能移動的範圍，並判斷是否有齒輪式僵硬現象。

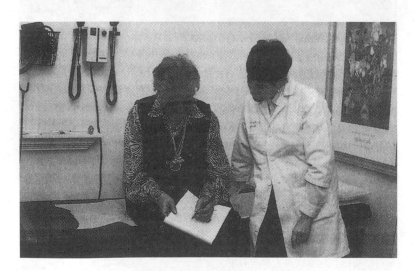

圖 8-4

病人正在用手書寫，好讓神經科醫師判斷定是否有寫字過小症（過小的字跡）。

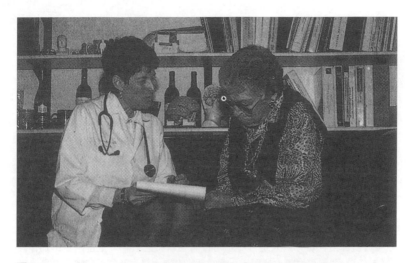

圖 8-5
病人正在接受來自神經科醫師有關藥物治療的建議。

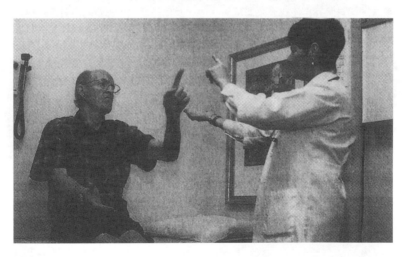

圖 8-6
神經科醫師正在檢查病人,以便了解是否有動作型顫抖(見 189 頁)。在這項
檢查中,病人要碰觸神經科醫師的手指頭,然後碰觸自己的鼻子,然後再次
碰觸神經科醫師的手指頭。

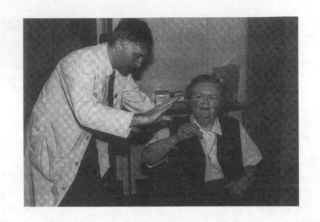

圖 8-7

神經科醫師正在檢查病人是否能正常打開手掌和握拳，或是否顯示出動作緩慢（動作遲緩）。這位病人展現出「面具般」的臉，這意味病人的臉沒有表情。換言之，她的臉部肌肉並沒有正常自發性的動作，所以無法適度地反映出她的情緒。面具臉可能會被誤以為不感興趣、冷漠無感、失智、憂鬱或甚至是敵意。面具臉完全不代表這些情緒狀態，反倒是反映出巴金森病對某些病人臉部肌肉所產生的影響。

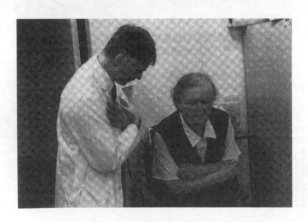

圖 8-8

神經科醫師正在檢查病人，以便了解她在兩手臂交叉環抱時是否能從椅子上起身。許多有軸向型動作遲緩及僵硬的病人，如果沒有以自己的雙手用力把自己向上頂，便很難從椅子上站起來。

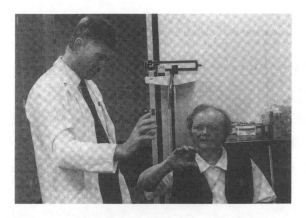

圖 8-9

神經科醫科正在檢查這位病人看她手指的靈活度是否正常。

展示出這些檢查的步驟。

當人們出現動作緩慢、僵硬和具特色的步態改變,無疑便是有了類巴金森症。問題是,他們得的是真正的巴金森病嗎?如前所述,類似巴金森病的疾患有許多相同症狀及徵象:顫抖、僵硬、動作緩慢,姿勢和走路有困難,以及出現平衡問題。

有時,所有醫師能做的就是等待數個月,然後再次檢視病人以斷定症狀變化是否為典型的巴金森病。對於病人和醫師而言,延緩診斷令人感到挫敗。但巴金森病是個嚴重疾病,診斷必須精確,醫師才能擇取適當療法,且人們才能得知他們的疾病未來將如何改變他們。

我們已發現,由出現症狀的人及他們家人所具有的觀察特別重要,正確診斷常常便來自這些觀察。如我們在稍

早前的章節中所述，朋友或家人甚至會注意到受影響的病人之前所未曾注意到的早期巴金森病症狀。他們會指出具特色的巴金森病姿勢及行走方式。家屬也可能辨識出可以排除巴金森病的症狀。他們的觀察會讓他們表示：「我就是不認為哥哥得的是巴金森病，因為我曾和他一起　加支持性團體，那裡的人看起來和他很不一樣。」

本章剩下的部分，我們將看看一些可能導向或排除巴金森病的提問及回答。

導向巴金森病的問答

本節和下一節，我們列出醫師在病人抱怨神經性動作疾患的症狀時常會提出的問題。病人如果對第一份提問清單回答「是」的話，便可能是巴金森病。

—— 在這一、兩年內你是否有發作過某一側（單側）的顫抖（典型症狀發生在靜止時的肢體，或走路時的手臂），且變得越來越惡化？

—— 你是否注意到當你用手扣鈕釦、刷牙、梳頭髮、打蛋或使用刀叉時，會覺得手不靈活？

—— 當你在走路時，是否有一條腿會拖曳著走或移動緩慢？

—— 你是否注意到當你站立或走路時，你似乎是彎腰駝背的？

—— 當你走路時，你的某隻手臂是否無法擺動？

—— 你是否嗓音改變了，聲音沒有力量，或變得軟弱？

—— 家人是否注意到你的臉部表情改變了？

—— 他們是否注意到你似乎不像以前那般常笑？

—— 你的眼睛和臉孔是否會出現一種呆視的樣子？

　　如果某位病人對這些提問的回答為「是」，醫師會詢問這些症狀的嚴重程度隨著時日究竟是維持不變，還是惡化或改善，因為巴金森病的症狀是逐漸進行的（早期、中期或盛發期巴金森病的症狀在第三、四和五章中都有詳細說明）。

排除巴金森病的問答

　　如前面提過的，而且事實上全書一再提及的，巴金森病是具有相同症狀的一群疾病中的一種。巴金森病的「近親」包括：進行性上眼神經核麻痺症（progressive supranuclear palsy，簡稱 PSP）、多發性系統萎縮症、路易體失智症、皮質—基底核退化症（corticobasal degeneration，簡稱 CBD）、多重性小中風和阿茲海默症（這些疾病的進一步資訊見第九章和第十章）。對下面的提問回答「是」的人，會導向上述疾病中的某一種，而非巴金森病。

——你的症狀是否在外科手術後突然發生的？

——你是否有過多次中風的病史？

——你的父母、祖父母、小孩或手足中，有沒有人有像這種疾病史？（我們現在已知道巴金森病也有許多基因形式，家族史可能不如以前曾經認為的那樣，對於區辨巴金森病和其他形式類巴金森症那麼有幫助；事實上，巴金森病出現家族史，比上面所列的各種不同原因的類巴金森症要來得常見）

——你是否曾暴露於各種毒素中（例如在職場裡），包括錳？曾有過一氧化碳中毒嗎？用過非法藥物嗎？或服用過主要精神安定劑，諸如：chlorpromazine（Thorazine）、thioridazine（Mellaril）、haloperidol（Haldol）、perphenazine/amitriptyline（Triavil）或trifluoperazine（Stelazine）？

——你是否曾服用過「非典型」精神安定劑，諸如：risperidone（Risperdal）、olanzapine（Zyprexa）、quetiapine（Seroquel）、aripiprazole（Abilify）或ziprasidone（Geodon）？

——你是否服用過胃腸藥metoclopramide（Reglan）？

——你的家人或朋友是否提過你的人格特質似乎

改變了？

——你是否發覺你對剛發生的事無法記住？

——你的家人是否曾指出你的意識似乎比往常更
混亂？

——你是否在轉動眼睛時有困難，或出現任何普
通的視覺障礙？

——在這些症狀開始後沒多久，你是否常常會有
平衡方面的困擾或者跌倒的問題？

——在這些症狀開始後沒多久，你是否會出現講
話方面的困難？

——在這些症狀開始後沒多久，你是否會出現吞
嚥方面的困難？

——在這些症狀開始之前或之後沒多久，你是否
有過站立時頭昏眼花、控制排尿有問題或性
無能（男性）？

——你大部分的症狀是否都是動作緩慢、僵硬、
喪失臉部表情、走路困難，但就是沒有顫抖
現象？

　　如果沒有具特色的靜止型顫抖，就不太像是巴金森
病。如果症狀從一開始就是完全對稱性的，而不是身體某
一側較顯著，也可能不太像是巴金森病（雖然一些罹患巴
金森病的人確實有對稱性症狀，而一些非典型類巴金森症
可能是非常不對稱性的）。同時，若症狀對抗巴金森藥物
沒有什麼反應，那問題很可能不是巴金森病。有些藥物，

特別是用於治療思覺失調症的，也會造成類巴金森症，但它們不會導致巴金森病。

隨著時間過去，有輕度類巴金森症的人通常會發展出額外的症狀，成為正確診斷的重要線索。下面的摘要提供症狀及其所指向的巴金森附加症候群疾患的配對（所有這些疾患的進一步資訊，請見第九章及第十章）。

1. 認知功能，包括記憶、人格改變和跌倒的問題，除非巴金森病已出現多年，或許達幾十年，否則通常是不會發生這方面問題的。有些家人注意到有症狀的人會變得較健忘，特別是對新近發生的事件，例如，病人或許能非常準確回想四、五十年前發生的事件，卻會把新近發生的事件搞混。人格改變會以各種不同方式呈現，諸如變得比較被動、增加侵略性、對嗜好和社交較不感興趣。所有這些浮現出來的症狀，可能指向諸如路易體失智症或阿茲海默症等疾患。

2. 帶有症狀的病人和家人可能注意到，病人似乎很難朝下看著餐盤上的食物，或當病人想要上下階梯時，無法好好看著自己的步伐。這些眼睛動作的異常，加上輕度的類巴金森症以及非常早期就出現的自發性跌倒，預示著它是進行性上眼神經核麻痺症（見第十章）。

3. 有些人有自主神經系統功能異常的早期徵象。

這些包括嚴重的解尿問題、站立時感覺頭昏目眩（因為血壓突然下降）以及男性勃起困難。這些症狀可能指向多發性系統萎縮症（見第十章）。

下面的提問可幫助醫師區辨非典型巴金森病與真正的巴金森病。

—— 是否很難讓眼睛向上或向下轉動？
—— 是否在病程的早期有顯著的講話含糊不清現象？
—— 是否在伸手取物時有顯著的顫抖，但當靜止不動時手就不會顫抖？
—— 是否有嚴重的行走障礙導致經常失去平衡及跌倒？
—— 是否從椅子上起身時會頭昏或目眩？如果是，該昏眩是否伴隨血壓改變？
—— 是否有任何不自主動作（在沒有使用抗巴金森藥物的情況下），諸如突然抽動、扭動、像舞蹈般的動作，或嘴巴有扭曲或咀嚼的動作？

再一次，對這些提問回答「是」的話，表示這個人有巴金森病以外的疾病。

在本章中，我們開始描述醫師如何做出巴金森病診斷

的過程。由於區辨巴金森病與神經疾患中其他型式的類巴金森症是如此重要，且有時非常困難，在下兩章我們將更貼近來看這些有時會被誤診為巴金森病的其他疾病，而情況也有可能剛好相反。

第九章

各種型式的類巴金森症

- 醫師如何在巴金森病與許多類巴金森症的其他病因之間做出區別？
- 什麼是MPTP引發的類巴金森症？它為何很重要？
- 中風如何導致類巴金森症？
- 頭部外傷會導致巴金森病嗎？
- 哪些藥物可導致類巴金森症的症狀？

　　類巴金森症，如我們在稍早前的第八章中所述，是巴金森病 TRAP 症狀的一般用語，TRAP 指的是：顫抖、僵硬、動作不能（或動作遲緩）以及姿勢不穩定。然而，並不是每個有這些症狀的人都患有巴金森病。任何影響到多巴胺系統或其下游聯結的神經疾患，都會產生類似的症狀。由於巴金森病的診斷是一個**臨床診斷**（如我們在第八章中所看到的），基本上是根據一個人的症狀及醫療史來做出診斷，而不是根據診斷性檢測的結果，且由於有這麼多疾患會導致這些相同的症狀，使得診斷那些會出現類巴金森症症狀的疾病變得很困難。

　　病人和家屬常常藉著描述病人有哪些症狀和沒有哪些症狀，以及症狀何時開始、如何開始和是否已經惡化等表現，幫助醫師做出巴金森病的精確診斷。在本章和下一章

裡，我們會對類似巴金森病和常常與巴金森病搞混的疾病，加以詳述。我們的目標是讓病人和家屬了解到，診斷是困難的，部分是因為這些症狀有許多可能的原因。我們不會建議病人自我診斷，或由家屬決定病人的問題是什麼。詳細的醫療史和神經檢查，並搭配時日夠久的追蹤到可指出症究竟狀如何進行，一般即可導向精確的醫學診斷。在對診斷有任何疑慮時，諮詢一位對神經醫學有經驗且特別針對動作疾患領域專精的醫師，常常是有幫助的。

MPTP 導致的類巴金森症

類巴金森症中，有一種曾造成科學界及公眾巨大的興趣，那就是 MPTP 引發的類巴金森症。威廉・蘭斯頓（William Langston）在他的書《喚醒冰凍人》（*The Frozen ADDIscts*）中曾提出一個案例，一位二十幾歲的男性生了病，在短短時間內，發展出嚴重的類巴金森症且變成無法動彈。這位年輕男性最後死亡了。生病的原因不清楚，雖然懷疑是由非法藥物所造成。

過沒多久，在北加州，一群二十幾、三十幾和四十幾歲的人在使用非法藥物時，也發展出相同的疾病。他們的症狀在數週到數月內就變得嚴重起來，並不像典型的巴金森病需要數年或數十年。他們變得相當凍僵而無法動彈，講話功能嚴重受損，也出現走路困難，因為動作太慢而無法自我照顧。診察他們的神經科醫師觀察到他們的類巴金森症很引人注目——而且詭異。例如，症狀發生在相當年

輕的人身上，且迅速發展成嚴重失能狀態。在大量的醫療偵查之後，科學家發現 MPTP 是元凶禍首。一位非法藥物製造者在試圖製造一種改變心智的藥物時，意外做出一批包含 MPTP 的壞東西，而有一些人已經注射了這些藥物。

MPTP 故事的重要性遠遠超過「凍結的毒癮者」。其他藥物會產生巴金森病的症狀，是因為阻斷了多巴胺受體或耗盡了腦內的多巴胺，使多巴胺無法把神經信號從腦部傳遞到肌肉，實際上並不會改變腦部結構。但 MPTP 則會：巴金森病中受到影響的腦部區域裡製造多巴胺的細胞，遭到 MPTP 損害。雖然 MPTP 對巴金森病的重要性是透過悲劇事件而發現的，但它提供了一個針對巴金森病的研究模型。MPTP 被用來研究神經細胞死亡的機制，這種機制會發生在巴金森病身上，另外它也可用來測試實驗室裡的新藥。

MPTP 故事仍然是重要的歷史事件。然而，它也說明了科學和研究是如何探索某個觀念並繼續前進。我們學到有關 MPTP 如何引發急性多巴胺細胞的嚴重損傷以及類巴金森症症狀的大量資訊，我們也學到 MPTP 所引發的是類巴金森症，並非巴金森病。雖然這些知識在動物身上展現絕佳的效果，讓我們得以研究如何治療巴金森病症狀，但在發展能使疾病延緩進行的治療時，從 MPTP 研究得到的結果卻無法如預期般成功運用在病人身上，讓人深感挫折。許多藥物成功修正了 MPTP 在動物身上引發的類巴金森症，但在早期罹患巴金森病的人身上卻失敗了。這導致我們在動物身上尋求新的巴金森病引發模型，以便開發出

更成功的藥物。

　　如第二章所述，MPTP 故事也影響到我們對巴金森病病因的相關觀念，它顯示我們所吃下或吸入的未知環境毒素，可能會損害產生多巴胺的細胞，進而造成巴金森病。不幸的是，即使經過多年研究試圖找到特定的環境毒素，卻一個也未發現。殺蟲劑毒魚酮（rotenone）有著和 MPTP 類似的化學效應，也曾被用來建立巴金森病的動物模型，但並非所有研究人員都同意它的效用。受到有關 Parkin 基因作用的知識所鼓舞（見第七章），研究人員利用泛素蛋白酶體抑制劑發展出一個巴金森病的動物模型；細胞用泛素蛋白酶體將受損或異常的蛋白質清除或移除到細胞外。在這裡同樣的，許多其他的研究者一直無法重新複製起初的發現。如果它能夠在別的動物身上確認及複製，那便是一項重要的發現，因為我們知道環境裡存在著自然發生的蛋白酶體抑制劑。巴金森病一般相信是基因與環境因子互相結合而導致的。有些人有許多基因提供了某種易感染巴金森病的遺傳因子，當他們暴露在與這些基因互相有關聯的各種不同環境毒素時，或是有可能出現這種情況時，就可能會發病。

中風

　　類巴金森症——不是真正巴金森病——一個常見的肇因是腦血管疾病，或稱中風。有兩種不同類型的情境，會讓人們發展出和腦血管疾病相關的類巴金森症。

第一種情境是，人們突然出現中風的徵象，同時出現類巴金森症的動作緩慢及僵硬，並伴隨其他神經性症狀。**中風**指的是突然發生的神經性症狀，諸如虛弱無力、說話困難或看東西有困難。虛弱無力來得突然，通常出現在身體某一側，例如右手臂和右腿。許多人無法從中風完全復原，他們會有殘餘的無力或某隻手顯得笨拙，或持續口齒不清。在某些人身上，中風的殘餘缺損可能包括類巴金森症的動作緩慢、走路困難及僵硬。中風病人通常不會有典型的類巴金森症的顫抖，但有可能出現別種顫抖。

中風是由腦部某區塊因血流不足而受損所造成的，不管是因為血管受到阻斷或血管破裂，接下來都導致血液進入腦內（腦出血）。經歷過中風的人需要做徹底的神經評估，以斷定中風的原因。這點特別重要，因為近年來已經有一些重要的治療進展可預防中風復發。

第二種情況是腦血管疾病影響到類巴金森症的發展，這點較為常見，但遠為微妙且難以辨識。人們因為有了一些看似緩慢演變中的巴金森病，包括逐漸發展的拖曳步行及間歇性凍僵、失去平衡、僵硬以及動作緩慢，而赴醫院求診。醫師有可能認為病人已發展出巴金森病，但之後發覺用來治療巴金森病的藥物卻沒能緩解症狀。

在這種情況下，腦部的 MRI 掃描會很有幫助。MRI 可顯示出多發性小中風已經「靜悄悄地」發生了，但病人卻毫不知情。當大量的小中風累積在腦部深處，諸如基底神經節（basal ganglia）或是白質（white matter），就可能出現類巴金森症。**基底神經節**是一個腦區組群，和黑質密

切相關。同樣的，腦部的**白質**包含大量各種不同運動區的互相聯結，而破壞這些互相聯結可能造成類巴金森症（見第十一章）。如果中風影響到腦部的其他區域，有可能造成失智症。

這種狀況有時稱為**血管性類巴金森症**（vascular parkinsonism），或因為它的徵象和症狀絕大部分只限於腿部，而稱為**下半身類巴金森症**（lower-half parkinson-ism）。在診斷為血管性類巴金森症之後，人們往往驚訝於小小的、毫無動靜的中風沒有造成突然的症狀，卻可產生類巴金森症或失智症的神經性症狀。

腦部有多發性中風而產生類巴金森症的人很棘手，因為抗巴金森藥物一般不能緩解他們的症狀。醫師的主要工作是採取所有可能手段來防止病人再次中風。在中風的原因被斷定之後，有一些預防性療法可供使用。對於患有這些疾患的人，戒菸、吃營養的東西以及維持適當體重，總是有幫助的。調節血壓的藥物、改變血液的凝固性、降低膽固醇或控制血醣，都對治療腦血管疾病有裨益。

正常腦壓水腦症

正常腦壓水腦症（normal pressure hydrocephalus，簡稱 NPH）是類巴金森症另一個較不常見的肇因，最常導致一種類似多發性中風的下半身類巴金森症會出現的異常行走方式。NPH 的其他症狀包括：解尿困難及認知或思考出問題。CAT 掃描或 MRI 如果清楚顯現出腦內的腦室擴大

了，便顯示可能有 NPH。這有時是很難判定或確認的。當診斷正確了，病人就可以從一種稱為分流（shunt）的神經外科手術獲益。近來媒體大量關注 NPH，但要記住，NPH 並不常見，而一位經驗老到的醫師能夠區辨巴金森病與 NPH。身體一邊出現逐漸進行的靜止型顫抖、動作緩慢和僵硬，都是巴金森病的特徵，但 NPH 的早期症狀包括猶疑不定的行走方式及尿急、尿失禁。NPH 對抗巴金森藥物不太有反應，而腦造影所揭露的腦室擴大，是一項具特色的發現，但這在罹患巴金森病的人身上是看不到的。

　　NPH 非常少見，但在真正有此疾患的人身上，這個病是可逆轉的。不幸的是，這種可逆轉的潛在可能常常導致診斷上的過度熱衷。除了腦部 MRI 有用之外，一項稱為「高量」腰椎穿刺（high-volume spinal tap〔lumbar puncture，簡稱 LP〕）的手術可能也有用。在這手術中，進行腰椎穿刺時會有大量脊髓液被移除，經過一或兩小時之後觀察病人在神經方面的徵象（如思考、記憶、行走方式）是否有任何改善。這並不是一種十分簡單明瞭的診斷性檢測，但如果神經科醫師和家人都認為病人出現非常正向的改變，而且臨床樣貌和造影與診斷不謀而合，那麼找神經外科醫師諮詢進行分流手術是有用的。分流手術是把一隻管子插進腦部的脊髓液空間裡，將過多的脊髓液引流出來。

　　如果病人和家屬不打算考量分流的處置，那麼做高量腰椎穿刺就沒有什麼意義了。這項診斷步驟只是要篩檢分流是否有用。一個替代單次高量腰椎穿刺的方式，是兩或三天的脊髓液引流手術。這項方式曾被讚譽為可針對分流

是否有用提供更佳的評估。延長式的脊椎引流需要在醫院住一到兩天，而且有微小的機率會造成嚴重中樞神經系統的感染。並沒有確切證據認為這種方式比單次高量腰椎穿刺要來得好。分流的置放是一項外科手術，帶有併發症的可能。

頭部創傷

頭部創傷可造成類巴金森症的症狀，但不會產生巴金森病。和類巴金森症有關聯的腦部區域——基底神經節和黑質——都位於腦部中央深處。頭部創傷必須是十分嚴重，才會破壞多巴胺系統或是多巴胺系統和這些區塊的聯結。輕微的頭部創傷並不會造成這樣的變化。

而且，基底神經節和黑質周圍環繞著許多其他重要的神經結構，諸如眼動的控制中心和隨意自主的運動動作，以及和意識有關的結構。因此，因頭部創傷而產生類巴金森症的人通常還會有其他症狀：接下來的意識喪失、昏迷、身體某一側無力（半身輕癱）、受破壞的眼動功能以及其他嚴重的神經功能損傷。

此外，源自頭部創傷的類巴金森症並非進行性的。換言之，如果病人經歷嚴重的頭部創傷而倖存下來，他們的類巴金森症症狀是在恢復意識後的當下最嚴重，然後才穩定下來或者有所改善。這一形式的類巴金森症對抗巴金森藥物也同樣反應不佳。

和類巴金森症有關聯的另一種頭部創傷型式，是**拳擊**

手型失智症（dementia pugilistica）。這是指一種發生在拳擊手身上的狀況，他們經歷一次又一次重複的打鬥和數不清的頭部重擊，變成「重擊式昏亂」（punch drunk），並且喪失諸如記憶之類的認知功能。有些拳擊手也會得到類巴金森症，出現動作緩慢、僵硬甚至顫抖，這是頭部遭到重複重擊的結果。一般認為，這些神經性症狀的肇因，是重複的頭部創傷使腦內各種控制動作和思考的不同結構有多發性小出血所致。人們對其他會使頭部遭受重複震盪而受傷的運動（例如美式足球、曲棍球），在導致通常與認知退步有關的類似腦部疾病上扮演什麼角色，越來越感興趣。至今仍無證據認為這是巴金森病的原因之一，然而，再說一遍，這些人在檢查時都有可能出現類巴金森症的某些特徵。

　　許多研究曾評估過頭部創傷與巴金森病之間的關聯性。對頭部受傷且之後發展出神經性症狀的兩次世界大戰退伍軍人所做的研究，提供了證據顯示頭部創傷並不會造成巴金森病。患有巴金森病的人會喪失平衡，若因此跌倒的話，可造成頭部創傷，不管是否會失去意識，這類型的頭部創傷並未增加疾病進行的速度。

藥物

　　類巴金森症可以因為藥物而產生。我們已經討論過MPTP引發的類巴金森症。這裡我們要討論的是，會引發類巴金森症的處方藥物（見表9-1）。醫師必須注意到藥物

引發類巴金森症的可能性，因為當釀禍的藥物停掉時，通常是可回復原狀的。

藥物引發的類巴金森症可能會有真正的巴金森病的所有特徵，包括靜止型顫抖、動作緩慢、手指和手漸漸不靈活、軟弱單調的嗓音、行走困難、平衡問題以及齒輪式僵硬。

最常見可能會造成類巴金森症的藥物，是**精神安定劑**（neuroleptics），即用來治療諸如思覺失調症及精神病這類疾病的**重型鎮靜劑**（major tranquilizers）。精神安定劑會阻斷腦內多巴胺受體，從而阻撓多巴胺的功能。精神安定劑 包 括：chlorpromazine（Thorazine）、haloperidol（Haldol）、trifluoperazine（Stelazine）、perphenazine/amitriptyline（Triavil）及 thioridazine（Mellaril）。

新一代的藥物稱為**非典型精神安定劑**（atypical neuroleptics），也會阻斷多巴胺受體，但比較不會引發或惡化類巴金森症。非典型精神安定劑包括：olanzapine（Zyprexa）、risperidone（Risperdal）、ziprasidone（Geodon）、aripiprazole（Abilify）、quetiapine（Seroquel）及 clozapine（Clozaril）。雖然它們比起舊有的典型精神安定劑，較不會產生類巴金森症，但大部分這些藥物仍有可能產生這個問題。由於有這個風險，大部分都不應該在罹患巴金森病的人身上使用，不過 quetiapine 和 clozapine 是例外。

輕型鎮靜劑，諸如：diazepam（Valium）、chlordiazepoxide（Librium）、lorazepam（Ativan）、alprazolam

表9-1　可能產生類巴金森症的藥物

一般商品名	商標名
重型鎮靜劑（抗精神病藥物、精神安定劑）	
Acetophenazine maleate	Tindal
Butaperazine maleate	Repoise maleate
Carphenazine maleate	Proketazine
Chlorpromazine	Thorazine
Chlorprothizene	Taractan
Fluphenazine decanoate	Prolixin Decanoate
Fluphenazine enanthate	Prolixin Enanthate
Fluphenazine hydrochloride	Permitil
Fluphenazine hydrochloride	Prolixin
Haloperidol	Haldol
Loxapine	Loxitane
Mesoridazine	Serentil
Molindone hydrochloride	Moban
Perphenazine	Trilafon
Perphenazine/amitryptiline	Triavil
Pimozide	Orap
Piperacetazine*	
Promazine	Sparine
Sulpiride*	
Thioridazine	Mellaril
Thiothixene	Navane
Trifluoperazine	Stelazine
非典型精神安定劑（新一代的重型鎮靜劑）	
Aripiprazole	Abilify
Clozapine	Clozaril
Olanzapine	Zyprexa
Quetiapine	Seroquel
Risperidone	Risperdal
Ziprasidone	Geodon
胃腸藥	
Metoclopramide	Reglan
抗高血壓藥物（降低血壓）	
Reserpine†	

表9-1　可能產生巴金森症候群的藥物

一般商品名	商標名
抗嘔吐藥（防止噁心、嘔吐） Prochlorperazine Trimethobenzamide	 Compazine Tigan
鈣離子通道阻滯劑（用於多種適應症） Flunarizine* Cinnarizine*	

＊不在美國上市。

＃在各種治療高血壓的藥物中極少有的成分。

（Xanax）及 temazepam（Restoril），都不會產生類巴金森症。

　　兩種用來治療噁心的藥物，prochlorperazine（Compazine）和 trimethobenzamide（Tigan），以及一種用於胃腸疾患的藥物，metoclopramide（Reglan），也會引發類巴金森症。雖然不常被使用，老舊的抗高血壓（降低血壓）藥物 reserpine，也會引發類巴金森症。抗高血壓藥物 reserpine 會耗盡腦內多巴胺，而非阻斷多巴胺受體。現今仍有時可在複合型抗高血壓藥物中發現到 reserpine 成分。服用抗高血壓藥物的人在開始出現類巴金森症時，應看看他們的藥物中是否含有 reserpine。Tetrabenazine 是另一個主要以耗盡腦內多巴胺的方式發揮作用的藥物；它是用來治療動作疾患的，開立此藥物的醫師應該定期監控任何由藥物引發的類巴金森症特徵。

雖然藥物引發的類巴金森症看起來非常類似巴金森病，一些重要特徵卻可幫助醫師判定究竟是藥物引發的類巴金森症還是巴金森病。「危險信號」（Red Flags）之一是，過去曾經暴露於可能具侵犯性的藥物。在藥物引發的類巴金森症中，常常在相當短的時間裡便發生顯著且重要的症狀，諸如二、三或四個月內，而不是經過數年之後。如果類巴金森症的症狀是同時發生在身體兩側，藉此可以相信病人並非罹患了巴金森病，因為巴金森病的症狀通常先出現在某一側。

被診斷為藥物引發的類巴金森症之後，許多人在停掉釀禍的藥物後便完全恢復正常，雖然這可能要花六到十二個月的時間。然而，有些人並未完全恢復，在改善了一段時間之後，他們的類巴金森症症狀可能再度開始或惡化。乍見之下這似乎有些弔詭，但這裡有個相當簡單的解釋。所有可以造成類巴金森症的藥物，都藉由降低腦內細胞與細胞之間多巴胺的傳遞，而引發類巴金森症。一個晚年有發展出巴金森病風險的人，如果服用了會干擾多巴胺系統的藥物，會比沒有服用這些藥物的情況下，可能提早發展出巴金森病症狀。在一段改善期之後，類巴金森症隨著時日而惡化，可能就是真正巴金森病的病程浮現出來了。

當已經被診斷為巴金森病的人服用列在表 9-1 上的藥物時，會有使巴金森症狀迅速惡化的重大風險。可能的話，所有罹患巴金森病的人都應避免這些藥物。然而，有些情境不得不使用重型鎮靜劑，例如多年服用巴金森病之後產生了幻覺或妄想的問題。這是個複雜的難題，最好由

對巴金森病特別專精的醫師來處理。用非典型精神安定劑
遠比用老舊的重型鎮靜劑來得好。使用這些藥物的病人,
都需要密切監控有無增加類巴金森症的副作用。

　　要區辨究竟是中風、藥物引發的類巴金森症,還是巴
金森病,常常是個重大的挑戰,且需要一位了解類巴金森
症精細幽微之處的臨床專精醫師。下一章要討論的是,當
我們考量所有非典型巴金森病症狀時將會浮現出的進一步
挑戰。

【第十章】
其他神經性問題的診斷

醫師如何能辨別我是得了巴金森病,還是下面多種其他疾病中的
一種?

    ——原發性顫抖   ——威爾森病

    ——亨丁頓病   ——多發性系統萎縮

    ——不自主抽搐   ——進行性上眼神經麻痺症

    ——肌張力不全   ——阿茲海默症

      在本章中,我們要討論經常和巴金森病混淆不清的神經性問題;有時是病人將它們混為一談,有時則是醫師沒有確認清楚。大部分這些疾患有一整套具特色的症狀。

      如我們所述,病人和家屬親友的觀察都包含深入的洞察,可以協助醫師做出精確的診斷。最近,一位少婦帶著她的祖母來看我們,並說明:「我看過的許多醫師都堅持說她得了巴金森病,但我曾經在網路上讀過有關巴金森病的文章。我不認為我祖母得了這個病。我認為她的狀況與進行性上眼神經麻痺症的描述吻合。她走路困難、動作緩慢、轉動眼睛有大大的困難。」當我們檢視她祖母時,我們頗為嘆服地發現,這位少婦已經正確診斷出進行性上眼神經麻痺症。我們提到這段故事,是為了說明病人和家屬所能貢獻的有用資訊為何。但自我診斷則應避免。

表 10-1 列出一些可能並非巴金森病的症狀。

表10-1　代表你不是典型巴金森病的各種線索

欠缺顫抖，特別是靜止型顫抖
對抗巴金森藥物欠缺療效反應
眼睛動作有困難
在早期（兩年內）出現平衡問題和跌倒
在早期變出現人格改變
在早期便出現健忘
在早期便出現吞嚥問題
在早期便出現解尿困難
血壓問題（頭暈、站立時頭昏眼花）
症狀和徵象大部分影響到的是腿部
症狀突然發生

原發性顫抖

除了在罹患巴金森病的人身上發現的顫抖之外，還存在著許多其他形式的顫抖。**原發性顫抖**（essential tremor，簡稱 ET），估計是所有動作疾患中最常見的一種，它也稱為**家族性顫抖**（familial tremor）。原發性顫抖通常除了顫抖外不涉及其他症狀，而它不像巴金森病，它會在家族裡頻繁肆虐。有原發性顫抖的人常常會提到父母、祖父母、手足或甚至孩子們也有類似的顫抖。雖然大部分的神經科醫師都接受原發性顫抖是單一症狀的（只有姿勢性及動作型顫抖；也就是說，顫抖是出現在手臂往外

伸展，或是在人們伸出手拿取東西時），但最近的研究認為原發性顫抖有時可和較廣泛的神經退化性變化連結在一起。這點非常具有爭議性。

原發性顫抖實際上相當不同於巴金森病所見的顫抖，因為它是動作疾患專家所稱的**動作型顫抖**（kinetic tremor），是人們的手正在移動而非靜止時，所出現的一種顫抖。例如，動作型顫抖比較是當人們要拿取或放下杯子、碟子時，才明顯易見。當他們用湯匙喝湯或寫字、畫畫時，他們的手就會搖晃（見圖 10-1）。而巴金森病的顫抖是在手靜止時明顯呈現的，所以稱做**靜止型顫抖**（resting tremor）。

原發性顫抖最常影響到手臂，雖然它也會影響到頭部，或較少見的，影響到嗓音。當原發性顫抖影響到嗓音時，會產生一種有韻律的或發抖的聲音，有時會使其他人（特別是在電話中）誤以為說話的人才剛哭完。典型的手臂顫抖開始時是輕微的，常常只有一隻手臂出現，但較常見的是雙臂，非常緩慢地進行數十年。患者常常記得他們的顫抖開始於高中時代或二十幾歲時，特別是當他們處在壓力下，有三、四十年或更久的期間，就不過是一種引人好奇或帶來小小不方便的事情。

原發性顫抖可造成失能。有些人發現，每次伸手去拿杯水時就把水給灑了。人們通常會把動作移到比較不受影響的那邊或利用雙手，甚至改變進行活動的方式，譬如喝湯時不用湯匙舀，直接用嘴喝。

當原發性顫抖影響到頭部時，人們會發展出某種律動

阿基米德螺旋線：在線與線間從內到外劃線

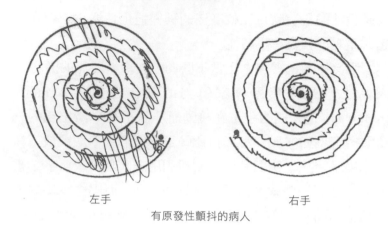

左手　　　　　　　　　右手

有原發性顫抖的病人

字跡樣本：請寫「巴爾地摩今天是個好日子。」

有原發性顫抖的病人的手寫字跡

有原發性顫抖的病人

有巴金森病的病人的手寫字跡

有巴金森病的病人

圖 10-1　顫抖評估表

性搖晃，要不是上下搖晃像在點頭表示「是」那樣，就是左右搖動，彷彿搖頭表示「不」那樣。這和罹患巴金森病的人所發生的任何頭部顫抖是不同的，罹患巴金森病的人幾乎總是僅限於嘴巴周圍的一種顫抖，包括臉部肌肉、下巴或舌頭，幾乎從來不會有純粹的頭部搖晃。

酒精對超過四分之三有原發性顫抖的人，有一種很奇特的效應。在喝完一杯飯前酒或雞尾酒後，他們的顫抖明顯持續改善達四十五分鐘到一個小時。對巴金森病顫抖的效應就沒有這麼戲劇化。

　　原發性顫抖也會產生很特別的字跡（見圖 10-2），和巴金森病所看到的字跡完全不相同。字又大又潦草，而且扭曲，顫抖的影響明顯可見。罹患巴金森病的人其字跡卻是小小的，而且會隨著句子到最後越來越小（亦即，病人越寫字跡越小）。幾乎每個在動作疾患中心工作的人員都收到過病人以不會讓人誤認的原發性顫抖所書寫的手稿，描述他們是如何被診斷為巴金森病，並詳述所服用的抗巴金森藥物無助於他們。從這些字跡來看，顯然病人得的是原發性顫抖而非巴金森病。

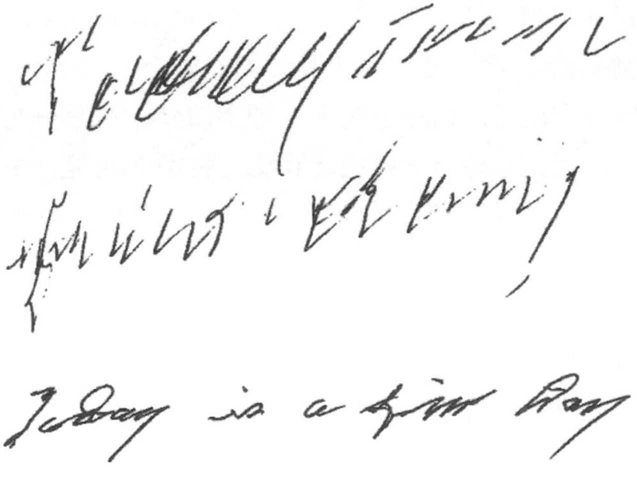

圖 10-2　來自原發性顫抖病人的字跡。

對原發性顫抖有潛在療效的治療包括：propranolol
（Inderal）或 primidone（Mysoline）。在嚴重案例上，用
治療巴金森病的外科手術來治療動作型顫抖，也非常有效
（見第十六章）。

　　罹患巴金森病的人除了其他身體症狀外，有時也會有
輕度的動作型顫抖，所以有動作型顫抖並不意味一定沒有
巴金森病。

　　美國的食品藥物管理局（FDA）最近核准了多巴胺造
影技術（SPECT 掃描）做為鑑別原發性顫抖與巴金森病的
診斷性工具。SPECT 掃描（也稱 DAT 掃描）可辨認腦中
的多巴胺系統正常與否。原發性顫抖的多巴胺系統是正常
的，而在巴金森病則不是。因此，這項檢測可用來區別由
原發性顫抖而來的顫抖和由巴金森病而來的顫抖。當然，
區分巴金森病的靜止型顫抖與原發性顫抖的姿勢型或動作
型顫抖，是所有醫師都應該不需特殊的影像檢測就能做到
的。據估計，這項檢測的花費大約要美金 3000 元，然而
這項額外支出是否造福了病人，卻不清楚。少部分有原發
性顫抖的老人也會有一些巴金森病的特徵，可能是由於不
巧發生了小中風或藥物所致。其他人可能既有靜止型顫
抖，同時又有動作型顫抖。對於這些人，DAT 掃描可用
來排除巴金森病。如稍早所討論，DAT 掃描無法診斷巴
金森病，因為它無法區別巴金森病和各種存在的巴金森病
的近親（巴金森附加症候群、非典型類巴金森症）。

亨丁頓病

亨丁頓病（Huntington's disease）是一種遺傳性疾病，通常出現在三十歲到四十五歲之間。這個疾患的典型原發症狀結合了一種像在舞蹈似的不自主動作——稱為**舞蹈症**（chorea，「舞蹈」的希臘文）——以及進行性失智症，具有破壞性。醫學進展已經出現一種基因檢測，可確認某個人會不會患亨丁頓病。有兩種情形會讓人把它和巴金森病混淆不清。

首先，非典型的亨丁頓病會產生類似巴金森病的生硬、僵硬及動作缺乏等症狀。這類型的亨丁頓病和巴金森病的不同之處在於，並不常出現顫抖（尤其是靜止型顫抖）。同時，有這類型亨丁頓病的人一般遠比罹患巴金森病的人年輕得多（前者通常小於二十歲）。但這兩個疾病的症狀已經夠類似到會發生誤診了。

其次，不自主的舞蹈般動作是腦內多巴胺活性過多的一種症狀。已經對左旋多巴藥物產生敏感度的罹患巴金森病的人，可能會產生這些動作，而這些動作在有亨丁頓病的人身上，則可自發性產生。如果一位成人有了典型亨丁頓病舞蹈症狀，但只併有輕度精神狀態的改變，或許可以用抗多巴胺受體的藥物來治療舞蹈症狀。任何會干擾多巴胺系統的藥物，不管是消耗多巴胺或阻斷腦內多巴胺受體，都能造成類似巴金森病的類巴金森症。用來治療亨丁頓病舞蹈症狀的**多巴胺受體拮抗劑**（dopamine receptor antagonist）和**多巴胺耗竭劑**（dopamine depletor）tetrabenazine，會干擾多巴胺系統及減少舞蹈般的動作，但副作用是可能會產生類巴金森症。因此，有亨丁頓病的人如果也有類巴金森症，有時會被誤以為是罹患巴金森病的人。而巴金森病患者如果有了和服用左旋多巴藥物相關的不自主動作，可能會出現類似有亨丁頓病的人的動作。

如第九章所討論的，如果沒有對藥物治療史仔細審查，藥物引發的類巴金森症便常會被誤以為是巴金森病。多巴胺受體拮抗劑和多巴胺耗竭劑是會造成類巴金森症的兩大類藥物。

抽搐

抽搐（tics）是一種簡短而常常重複的不自主動作，它突然開始，快速進行，且持續時間短暫。抽搐可以是單純的或複雜的動作或聲音。單純的抽搐包括：肩膀高聳、眨眼、咕嚕聲和擤鼻聲。複雜的抽搐則包括諸如碰觸、撫摸或眨眼，接著是扮鬼臉和聳肩。有些人一輩子都是單純抽搐，有時神經科醫師稱此為**慢性動作型抽搐**（chronic motor tic）。

妥瑞氏（Gilles de la Tourette）症候群，或簡單稱做妥瑞症候群，被認為是基因遺傳所決定的一種廣為人知的抽搐疾患。典型的妥瑞症涉及的症狀，結合了動作抽搐和聲音抽搐，而且數年之間症狀來來去去。動作抽搐可包括從身體的某個部位出現，然後移到另一部位；聲音抽搐則會先發出一個聲響，隨後緊接另一個聲響。大部分的聲音

抽搐實際上並非說話而只是發出聲音，諸如咕嚕聲。罕見但卻是最為人知的妥瑞症聲音抽搐，被稱為**穢語症**（coprolalia），是不自主的發出咒罵和褻瀆字眼。抽搐的頻率和嚴重度會隨著時間而明顯改變。

　　妥瑞症候群通常會持續一輩子。此外，它經常和強迫行為關聯在一起，譬如離開屋子之前重複檢查是否關了燈，或重複洗手。妥瑞氏症候群有很廣泛的各式藥物可用來加以控制。區辨抽搐疾患與巴金森病通常沒有什麼困難，雖然重複性動作可能會被誤以為是顫抖。如在亨丁頓病一節中所提的，對多巴胺的效應加以抵消的藥物，常常也同時是用來治療抽搐的藥物，可能導致藥物引發的類巴金森症。

各類型的肌張力不全

　　從字面來看，**肌張力不全**（dystonia）這個詞指的是任何異常的肌肉張力，不管是太鬆軟或太緊張。然而，臨床上的用法，肌張力不全是動作疾患的一種類型，其特徵為肌肉痙攣導致持續的扭動姿勢。肌張力不全可能自行發生，也可能因為一些神經疾患而發生。巴金森病本身有時會在腳部產生肌張力不全，以及偶而出現手部抽筋（見第三章）。

　　另一種肌張力不全最常出現在二十歲以下的人身上。這個使人失能且進行性的疾患涉及腿部或手臂，或兩者同時都出現異常動作，包括緩慢、扭動、翻轉的動作，通常

連帶著持續的姿勢異常。

當肌張力不全初次在成人身上出現時，往往集中在身體的某個部位或某兩個相關部位，這被稱為**聚焦式**（focal）或**分段式**（segmental）肌張力不全。書寫痙攣（writer's cramp）即是一個聚焦式肌張力不全的例子，會發生在某項特別的作業上。患者的手部功能完美無瑕，只除了在從事書寫的動作時，手會扭曲並變成某種異常的——有時是痛苦的——姿勢，以致無法書寫。**痙攣性斜頸**（spasmodic torticollis），又稱**頸椎型肌張力不全**（cervical dystonia），是另一種聚焦式肌張力不全，患者的頭部和頸部會扭轉、歪斜、向前彎曲或向後伸展。發生在成人身上的**下肢型肌張力不全**（lower limb dystonia）通常牽涉到腳部向內轉同時腳趾頭捲曲。這可能會疼痛而且干擾到行走。

影響臉部的肌張力不全類型，包括**眼瞼痙攣**（blepharospasm）和**口顎型肌張力不全**（oromandibular dystonia）。在眼瞼痙攣中，眼瞼會不自主地間歇性閉上。由於眼睛無法依意志打開，因此這類型的肌張力不全會導致功能性眼盲或其他視力障礙。至於口顎型肌張力不全，下顎會不自主地關閉或張開，而臉部可能會扭曲或歪曲成鬼臉。

另一種肌張力不全，可能是遺傳性的，稱為**左旋多巴反應性肌張力不全**（levodopa-responsive dystonia）或**多巴反應性肌張力不全**（dopa-responsive dystonia，簡稱DRD）。這是由於腦部多巴胺系統中某一特定的酶出現缺

損所導致，這一類型的肌張力不全通常從腿部開始，然後常擴散到身體的其他部位。受這類肌張力不全影響的人之中大約有 75％具有奇特的性質，也就是一整天當中強度各不相同，有時相當顯著。病童在一天中的某些時間幾乎完全沒有神經學上的異常（比如在早晨或午睡後），然而其他時間，比如下半天或運動後，他們會因為腳部或腿部明顯的扭曲姿勢而完全無法走路。給予極為低劑量的 carbidopa／levodopa 可大幅改善這種肌張力不全。在孩童身上，偶而可看到類巴金森症和 DRD 連在一起，但比較多是在成人身上。DRD 和巴金森病是迥然不同的。

　　和巴金森病一起發生的肌張力不全，有時會導致診斷上的混淆不清。絕少的情況下，罹患巴金森病的人當中可能只有低於 1％的人，其巴金森病的最初始症狀是肌張力不全。和抗巴金森藥物不相干的早期肌張力不全，在年輕發病型巴金森病較常見。第四章中我們曾描述過，在中期到盛發期的巴金森病，腳部或手部的肌張力不全相對較為常見。病人的腳拇趾會向上彎曲而抵到鞋子，可能會有疼痛的抽筋，而手指可能會捲起來，拇指可能會彎成某種尷尬的姿勢，他們的腳會向內彎，或腳趾頭成扇形張開。直到徹底檢查揭露出巴金森病症狀的微妙證據前，神經科醫師往往根據上述症狀，一開始會認為問題是單獨的肌張力不全。用來治療巴金森病的藥物（特別是左旋多巴和多巴胺增強劑），也會導致各種不同形式的肌張力不全。還有其他各種相對不常見的神經科疾病，會同時發生肌張力不全和類巴金森症，常常出現在較年輕的人們身上。診斷常

常是頗具挑戰性的，雖然 MRI 及選擇性的基因檢測有時可提供精確的診斷。

威爾森病

精確診斷出威爾森病（Willson's disease）是很重要的，因為治療可避免神經學上的異常及潛在致命的結果。威爾森病是一種極為少見的遺傳性疾病，可能出現許多和巴金森病相同的症狀，但威爾森病不像巴金森病，它可以用一個簡單的檢測來下診斷。

威爾森病是因為銅代謝異常，使過量的銅沉積在肝臟、腦部、眼睛和腎臟裡所導致的。威爾森病的症狀通常在二十五歲以前就開始了。以肝臟為主所浮現的威爾森病，最常在大約十二到十四歲之間出現。神經學上的症狀常常開始於青春期後期。

威爾森病的神經學症狀包括顫抖、動作緩慢、動作笨拙、行走困難及情緒問題。二十或二十五歲以下看起來有巴金森病症狀的人，可能其實是罹患了威爾森病。症狀或許類似，但病人年紀輕是非典型巴金森病的一條線索。

診斷威爾森病主要的阻礙是，這種病極為罕見。許多醫師從未見過患有威爾森病的人。雖然大部分罹患威爾森病的人在二十五歲之前即尋求醫師的協助，但此病也可能在較晚的年齡才出現。我們教導我們的醫學生和神經科住院醫師，對於任何病患年齡在四十五歲以下卻發展出不尋常的神經性問題，涉及到顫抖、動作緩慢、肌張力不全、

僵硬或行走困難的話，都應該評估這位病患是否為威爾森病。因為患有威爾森病的人通常比患有巴金森病的人年輕得多，並不會造成混淆。

如果你有巴金森病的症狀而年齡在三十幾歲，你可向你的醫師詢問是否有任何罹患威爾森病的可能性。

巴金森附加症候群

如第八章所述，巴金森病所具有的特徵性症狀組合常見於一些相關的神經退化性疾患中，我們稱之為巴金森附加症候群（Parkinson's-plus Syndrome）或非典型巴金森病。這些各不相同的疾患常導致診斷上的混淆。許多有這些症狀的人相信自己得了巴金森病，但實際上他們得的是其他型式的類巴金森症。

巴金森附加症候群的腦部背後潛藏的變化，不同於在巴金森病中所看到的。這意味巴金森附加症候群可出現在不同的年齡、產生不同型態的失能，而且問題變明顯的速度也各不相同。對巴金森病有效的藥物，通常對非典型巴金森病的療效較差或不具療效。因此精確診斷是非常重要的，以便能評估患者疾病的病程，並給予適當的治療。

醫師無法在疾病早期就都能分辨出患者罹患的是巴金森病許多「近親」中的哪一種，但隨著時日，每個症候群的某些獨特的特徵會出現，有助於鑑別這些疾患與巴金森病的不同。雖然區辨各症候群之間的細微要點在神經科醫師之間會有爭論，本節中我們將指出一些關鍵特徵，有助

於病人或家屬分辨典型的巴金森病與其「近親」們。

　　有些巴金森附加症候群，諸如多發性系統萎縮和進行性上眼神經麻痺（progressive supranuclear palsy，簡稱 PSP），比起其他更為常見。類巴金森症的其他重要肇因有：路易體失智症、皮質─基底核神經退化症和阿茲海默症。阿茲海默症中，認知障礙是主要且具主導性的症狀，在病程後期才會出現動作方面的症狀。

多發性系統萎縮

　　多發性系統萎縮（MSA）包含三個亞群組，以前被認為是各自不同的疾病，分別是：**夏－德症候群**（Shy-Drager syndrome）、**紋狀體－黑質退化症**（stria-tonigral degeneration），以及**橄欖體－橋腦－小腦退化症**（olivopontocerebellar degeneration）。在夏－德症候群中，除了類巴金森症的僵硬、動作緩慢和行走困難外，還加上自主神經系統功能不良，產生泌尿功能、性功能和血壓等症狀。當自主神經系統嚴重損壞，人們會有頻尿需求或者明顯尿急，或變成尿失禁。男性可能有性勃起困難（至於對女性性反應的影響，研究相當少）。當控制血壓的自主神經反射發生損害，人們會發現自己在突然站起來時，血壓會降低而出現頭重腳輕、頭昏、冒汗和虛弱。他們的視力模糊，甚至會暈倒。這種症狀稱為**直立型低血壓**（orthostatic hypotension），在病人躺下來或放低頭部時，會得到緩解。如果這些自主神經系統症狀出現在早期的病程裡，懷疑病人罹患的是夏－德症候群（如今已以廣義的

用語「多發性系統萎縮」來指稱這個疾患）而非巴金森病，是明智的。

具有紋狀體－黑質退化症形式的 MSA 患者，會有進行性類巴金森症，特徵是僵硬、行動緩慢、行走困難以及可能出現顫抖，但抗巴金森藥物對他們極少出現預期的療效。此形式的 MSA（常稱為 MSA-P，以強調它突顯的類巴金森症特徵）特別在早期的時候，幾乎不可能和典型的巴金森病在臨床特徵上加以鑑別。

在橄欖體－橋腦－小腦退化症中，不像巴金森病，連小腦也受到影響（因此以 MSA-C 來稱呼這個變種）。有此疾患的人除了有類巴金森症外，還具有不同型態的笨拙、口齒不清及行走障礙。橄欖體－橋腦－小腦退化症與巴金森病之間的差異是很細微的。如果你的巴金森病症狀看來似乎有點怪，那麼看一下專精於動作疾患的神經科醫師會是有幫助的。

這三個「各別的」症候群被認為是整個神經退化族群中的一部分，而以 MSA 這個用語來描述這整個群組。隨著基礎研究的進展，我們現在已認清 MSA 是某種神經退化過程的一部分，而這個過程多少涉及巴金森病裡相同的蛋白質，即 α 一突觸核蛋白。在這兩種疾患裡，α 一突觸核蛋白以不同的方式累積並聚集，至於它如何影響到神經退化則仍未知。由於巴金森病和 MSA 兩者都會有異常蛋白質累積，因此現在有時將它們稱為 synuclein 病變。

當抗巴金森藥物的作用是用來取代、模仿或刺激消失的多巴胺時，罹患 MSA 三種亞型中任一種的患者，對這

些藥物並不會如預期地出現如同在巴金森病中的治療反應。如果一個有類巴金森症症狀的人從抗巴金森藥物中獲得非常輕微的症狀緩解，那麼應該在神經科醫師的督導下，好好考量是否要繼續服用該藥物的效益。

進行性上眼神經麻痺症

進行性上眼神經麻痺症（簡稱 PSP）的原發性症狀是眼動作異常，特別是眼睛往上或往下轉動。有 PSP 的人可能看不到自己餐盤上的食物，或走路時無法注意到走道上的障礙物。有些人會有顫抖，雖然這並非該病的主要突顯要素。

PSP 患者典型上也會有類巴金森症，包括僵硬、動作緩慢及嚴重的行走和平衡問題。PSP 在行走和平衡上的問題比巴金森病來得較突顯也較嚴重，且較早出現。如果一個人開始出現早期跌倒的困擾，這是一項重要線索，表示問題可能是 PSP。

PSP 患者有時對於抗巴金森藥物在某段短時期內反應良好，但這些藥物在治療 PSP 上不如治療真正的巴金森病那樣有效。

PSP 患者身上所累積的異常蛋白質稱為「濤」（TAU）。濤蛋白不只在 PSP 中可看到，在皮質－基底核神經退化症（以及一些通常導致各種形式失智症的其他疾患）及巴金森附加症候群中，也可以看到，現在被統稱為濤蛋白病變（tauopathies）。

皮質－基底核神經退化症

有皮質－基底核神經退化症（簡稱CBD）的人會經歷到廣泛多樣的症狀。典型上，這些症狀是不對稱的，身體某一邊受到影響的程度比另一邊大得多。除了有類巴金森症之外，病人在自主動作方面的困難比動作不能更嚴重。失用症（apraxia）會同時導致非常嚴重的笨拙，以及明顯對於**如何**執行複雜動作在理解上有困難。CBD患者也會有抽搐的動作（肌陣攣，myoclonus），有時會誤以為是顫抖。肢體的肌張力不全可能會非常嚴重。有些人會出現很不尋常的症狀，稱為**異己肢體現象**（alien limb phenomenon），他們的某一肢體（通常是手）會自發性地做出各種他們並不想做的活動。最後，CBD常見的是行為、語言及認知上的改變，而且有些人會在病程的早期即經驗到這些問題。如同類巴金森症一詞被用來指稱各種不同疾病所導致的類似巴金森病，「皮質－基底核神經症候群」（簡稱CBS）一詞如今被用來強調下面的事實：許多不同的腦部疾病可造成相同的臨床樣貌，這些樣貌最初便是由於CBD而被描述出來的。

其他有類巴金森症的疾患

對於罹患某些其他疾患的人而言，除了早期認知（心智）及人格改變之外，還可能伴隨或接續出現輕度類巴金森症，諸如輕微而間歇性的靜止型顫抖、微微的動作緩慢、微微的拖曳腳步並喪失平衡。他們最突顯的症狀可能是記憶困難、人格改變以及難以集中注意力。例如，他們

可能很難記得要處理日常財務事項，或去到店裡時記不得要買什麼。有這些疾患的人也可能會有視幻覺及妄想，這不是藥物所引發的，而是潛在疾病本身的症狀。

　　如果類巴金森症動作症狀開始產生的頭幾年內便發展出這類人格、記憶的改變或思考困難，就不太可能是典型的巴金森病。病人可能有阿茲海默症併發類巴金森症的特徵，或另一個類巴金森症——路易體失智症或廣泛性路易體病。路易體失智症（簡稱DLB）是巴金森病的近親。巴金森病的標誌特徵——路易體（見第一章），同樣存在於DLB中，而在遺體解剖時，DLB的腦病理變化，和在後期病程中出現失智症的巴金森病病人腦中所發現到的，的確常常難以區別。事實上，許多人相信這些疾患同屬於一個族群，而不是單獨、各別的疾病。很可能其中之一在處置上如果有重要突破，會對另一個帶來清楚的效用。

　　失智症也可能因治療某種和類巴金森症症狀無關的狀況而引起，而實驗室的檢測可辨認出某些這類疾病。這些檢測包括常規的完整血球數（CBC）及甲狀腺功能、維他命B12、葉酸濃度，以及沉積率。也應該考慮梅毒的檢測。這類檢測對於區辨和認知損害有關聯的可治療症狀，諸如甲狀腺功能低下，是很重要的。

　　神經造影檢查，例如腦部的電腦斷層掃描（CAT）或磁振造影（MRI），可能揭開不常見但很可能是可治療的失智症病因，諸如正常腦壓水腦症、硬腦膜下血腫、良性或惡性腦腫瘤或不自覺型中風（silent stroke），這些在第九章已討論過。

在某些人身上,當巴金森病「近親」較清楚的特徵浮現出來之前,可能已過了好幾年,屆時可能需要改變巴金森病的診斷。當類巴金森症的症狀出現時,由於必須考慮神經疾患所有廣泛的各類不同病因,所以我們建議病人和家屬要去看治療神經疾患的專家,來幫助他們得到正確的診斷及合適的治療計畫。

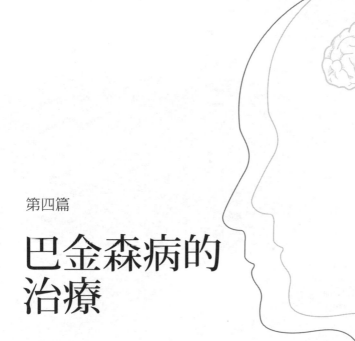

第四篇

巴金森病的
治療

Treatment of Parkinson's Disease

・巴金森病如何影響腦和神經系統？

・而這些如何關係到症狀？

・藥物如何發揮作用來克服這些問題？

雖然巴金森病影響肌肉的功能，使患者可能看起來像是患了肌肉疾病，但肌肉本身並非問題所在。麻煩是出在產生動作的複雜系統：將發生在腦部的**動作意念**（idea of a movement），傳遞到肌肉裡而形成**實際動作**（actual movement）。要解說到底巴金森病究竟如何影響人們以及如何得以治療，我們需要考量到腦及神經系統的功能發揮。

動作控制系統

動作控制的基本概要如下。假設你決定要把手指握成拳頭，這個決定是在腦部發生的。為了實現這項任務，握成拳頭的信號由一系列神經細胞接力完成，這些細胞稱為**神經元**（neurons），一路從腦及脊髓，往下延伸到手上的

肌肉。信號則經由神經元的長條纖維從一個神經元接力傳遞到另一個神經元，神經元的長纖維稱為**軸突**（axon）。在軸突的末端，信號快速經過細胞與細胞之間的空隙而抵達下一個細胞，這個空隙稱為**突觸間隙**（synaptic cleft）（圖 11-1）。然後信號活化了這個細胞，這個細胞再將這個信號沿著軸突傳到下一個細胞，然後再傳向下一個──以此類推。當這信號到達手部時，手指在手掌那面的肌肉便收縮起來，於是你的手就握起了拳頭。

一直到不久前，神經元如何隔著細胞間隙彼此收發信號，還是個天大的奧祕。現在我們已經知道，當信號到達軸突的末端，它會活化某種生物化學物質，這是一種**神經遞質**，藉此來傳輸神經信號。神經遞質「一閃而過」突觸間隙，到達附近某個神經元的特定受體區。這個神經遞質被附近這個神經元收取，然後信號便可再沿著這個神經元的軸突傳送，這個過程不斷重複進行──而所有這一切發生之快速，令人驚奇。

過程就是這樣：信號在神經元裡到達軸突，然後在這裡釋放神經遞質，神經遞質經過突觸間隙抵達下一個神經元的受體，於是進入這個神經元裡，這個過程一而再、再而三地進行，直到肌肉收縮為止。當然，整個過程不是那麼簡單。信號並非就只是從思考中心直接傳送到手指上──在途中必須加以調節。而這個調節就發生在腦部。

腦部可分成三大主要部分：兩個大腦半球（合起來稱為**大腦**）、**小腦**及**腦幹**。在腦的底部則是兩大組群的神經細胞，稱為**基底神經節**，它是由**殼核**、**尾核**及**蒼白球**所組

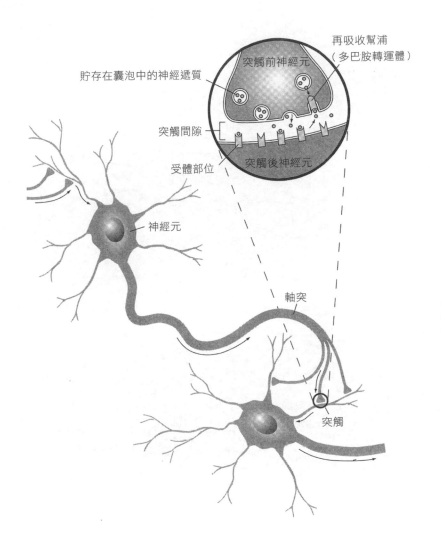

圖 11-1

此圖説明神經元如何彼此溝通。圖中顯示神經元和它們的神經纖維聯結到其他神經元。這些聯結稱為突觸。在圖的最上方突觸的放大部分，顯示一些基本的細胞運轉機制，它涉及從某個神經元傳輸信息到另一個神經元。

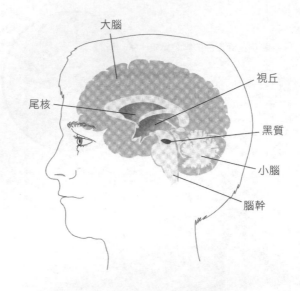

大腦

視丘

尾核

黑質

小腦

腦幹

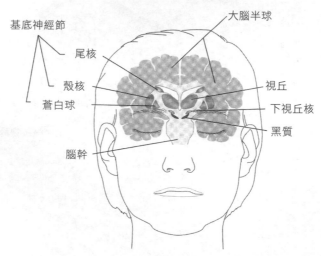

基底神經節

大腦半球

尾核

殼核

視丘

蒼白球

下視丘核

黑質

腦幹

圖 11.2

此圖指出攸關正常動作控制的各種不同結構，以及這些結構彼此間的相對位置。

成（見圖 11-2）。殼核和尾核一起形成**紋狀體**。基底神經節幾乎和腦部所有其他腦區錯綜複雜地聯結在一起，而它們在調節正常及異常動作的活動信號上，扮演一個重要的角色。尾核、殼核及蒼白球共同形成這整個迴路的部分，而巴金森病便是在這個迴路上無法適度發揮功能。

要送往肌肉的腦信號，首先從**大腦皮質**（大腦的外層表面）送到基底神經節及其他腦結構，一般認為這裡是接受從皮質來的信號然後加以修正之處。這些修正過的信號進入另一個稱為**視丘**的腦結構，並回到大腦皮質。訊息在錯綜複雜的迴轉圈（reverberating loops）及聯結（connection）中受到修正。所有這些調節和功能運作，都要靠神經遞質才能達成。當信號受到適當的調節時，從視丘來的輸出信號便回到思考的皮質，最後得以送出動作信號。

神經遞質至少有十五種之多，包括多巴胺、乙醯膽鹼、去甲基腎上腺素（又稱新腎上腺素）、血清素及麩胺酸。每個都有不同的、特異的、必要的功能。有些神經遞質會打開某些細胞膜的「閘門」以便讓某個信號得以通過；有些則關閉其他閘門，把信號收束而導往另一方向。這些系統之間存在著某種精細的平衡。這些系統之間如果出現不平衡，會導致從腦部到肌肉的信號受到破壞，造成顫抖、僵硬以及動作緩慢。多巴胺系統是基底神經節的功能運作中，最重要的參與者。

巴金森病發生了什麼事？

上面所提示的症狀——顫抖、僵硬、緩慢——都是巴金森病的 TRAP 症狀。當類巴金森症的症狀出現，它們無疑都涉及多巴胺系統，而在巴金森病中，涉及到的是黑質及基底神經節。如第一章所示，黑質是座落在腦部深處的一個很小區域（實際上有兩個，但在醫學文獻上一般都以單一結構稱呼）。

黑質裡充滿了產生多巴胺的細胞，從這裡將它們的產物（多巴胺）送到基底神經節及腦部的其他部分。由於這個管控動作的路徑同時包括黑質和紋狀體，它便被稱為**黑質紋狀體路徑**（nigrostriatal pathway）。當黑質受損及多巴胺細胞功能失常時，供應到尾核及殼核（紋狀體）的多巴胺就逐漸減少，於是巴金森病的症狀便浮現出來——一般而言，這時黑質裡的細胞大約有 50％ 受損。

當接力傳遞到紋狀體及其他動作中心的多巴胺所帶的信息被破壞時，神經遞質系統的精細平衡也遭受干擾，導致巴金森病的動作症狀出現。然而，巴金森病不只是多巴胺缺損的狀態。較不顯著的是，整個腦部繼發性神經遞質及細胞的改變，也導致症狀出現。在巴金森病中，腦內的其他小神經核中心（如：**迷走神經的背側動作神經核**及**藍斑核**）也受到退化的影響。腦內其他神經遞質——如新腎上腺素及血清素——濃度也跟著改變。

藥物療法是如何發揮作用？

在第十二章及第十三章裡，我們會詳細探討特定的藥物。在了解了腦部如何發揮功能及這些功能如何影響巴金森病之後，這裡我們想要聚焦說明這些藥物**如何**起作用。

抗膽鹼藥物

隨著巴金森醫師於 1817 年首度描述巴金森病之後，人們即努力尋找有效的治療方法。在 1860 至 1870 年間，顛茄生物鹼（如今稱為**抗膽鹼藥物**）由著名的法國神經醫學家夏爾科（Jean-Martin Charcot）的診所首先引介用來治療巴金森病。人們發現顛茄生物鹼對許多疾病都具有療效，包括「震顫性麻痺」（shaking palsy）。抗膽鹼藥物一開始是從顛茄這種植物開發出來的。雖然顛茄可能有害，卻被歐洲皇室宮庭婦女做為一種輸液廣泛使用，好讓自己的眼睛瞳孔變大，當時人們認為這樣會讓人變得更漂亮（顛茄的原文 belladonna 中字首的 bella，便有美麗之意）。醫師們觀察到使用顛茄的人會口乾，於是開始使用顛茄以控制罹患巴金森病的人流口水的問題。然而，他們很快就發現這個藥物也可以減輕顫抖。

抗膽鹼藥物會影響腦內最常見的神經遞質之一：乙醯膽鹼。由於基底神經節中多巴胺效應與乙醯膽鹼效應之間的平衡遭到破壞，便導致巴金森病的臨床症狀。顛茄生物鹼可降低膽鹼效應，並藉此幫助重新設定腦內多巴胺與乙醯膽鹼之間的平衡。巴金森病會損耗多巴胺，讓膽鹼系統

對於肌肉信號和控制的複雜迴路及循環，比正常狀況下影響更重大。當抗膽鹼藥物阻斷膽鹼系統，兩個系統之間便重新建立起某種平衡。

以抗膽鹼藥物治療巴金森病的好處，主要是在減緩靜止型顫抖。這些藥物具有實質的副作用，但從低劑量開始，然後謹慎調整劑量，使許多病人發現它們很有助益。在老年人身上使用，特別是那些先前已有思考及記憶問題的人，則是個大大的禁忌。

左旋多巴

左旋多巴（levodopa）仍是罹患巴金森病的人主要依靠的療法，從一九六〇年代末期即廣泛使用。在巴金森病的治療中，左旋多巴療效的發現迄今仍是重大事蹟，且說明了神經科學與臨床研究的許多剖面。

一直到一九五〇年代末期，左旋多巴和多巴胺都被認為只是神經遞質新腎上腺素形成過程的中間產物而已。在那個年代，幾乎所有神經科學的焦點都指向更進一步探究新腎上腺素。

當研究人員開始檢視腦內不同化學物質的局部濃度時，才開始出現預料之外的發現。在檢視某個化學物質在腦內不同區域分別有多少時，研究人員意外發現，基底神經節中有非常高濃度的左旋多巴及多巴胺，特別是尾核及殼核。如果多巴胺單純只是從左旋多巴變成新腎上腺素的一個代謝性踏腳石，那麼這些區域裡不應該會有高濃度的多巴胺。然後在一九五〇年代末期及一九六〇年代初期，

研究人員發現在罹患巴金森病的人的遺體解剖切片中，尾核及殼核裡的多巴胺濃度非常低。這是史上首次，一個特定的神經退化性疾病可以和一個特定的化學物質（也就是多巴胺）的缺損連結在一起，而且位在一個特定的腦區裡（即尾核及殼核）。

當研究人員發現多巴胺的短缺和巴金森病的症狀有關聯時，下一步當然就是把多巴胺開給罹患巴金森病的人服用。然而，此一策略並未奏效。

為了避開可能對腦細胞有害的物質，腦部具有一個保護性機制，稱為**血腦障壁**（blood-brain barrier）。這個障壁包含一層特異性的細胞，避免某些型式的物質從血液中直接進入腦裡面。其中一個受阻的物質即為多巴胺，因此它無法越過血腦障壁。結果就是，口服多巴胺無助於治療巴金森病，因為它無法進到需要它的腦部區域裡面。面臨這個在腦裡置換多巴胺的阻礙，研究人員四處尋找下一個最符合邏輯的候選者。

如圖 11-3 所示，左旋多巴是多巴胺的前身，或稱為**前驅物**（precursor），多巴胺即由它所製造出來的（前驅物是一種化學物質，它可被代謝成另一個化學物質）。左旋多巴確實能通過血腦障壁，且在腦內能夠轉換成多巴胺，如同在身體其他地方那樣。這項化學反應和活組織中的所有化學反應一樣，由某個酶所控制。左旋多巴是藉由**多巴去羧酶**（dopa decarboxylase）轉換成多巴胺的（之後會討論到多巴去羧酶所扮演的角色）。

在一九六〇年代初期，左旋多巴首度被用來治療罹患巴金森病的人，成果好壞不一。關於左旋多巴在治療巴金森病方面的爭論於是應運而生。有些報告宣稱左旋多巴可

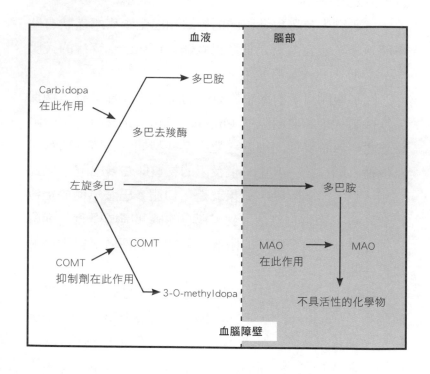

圖 11-3

此圖說明左旋多巴如何通過血腦障壁而進入腦內，然後成為（被代謝為）多巴胺。圖中也顯示出血腦障壁之外有兩種酶：多巴去羧酶與 COMT，使左旋多巴降解及減少其效力。carbidopa 是 carbidopa/levodopa 的一項成分，而 COMT 抑制劑 (entacapone) 和 tolcapone 抑制了這些酶，讓左旋多巴較容易進入腦內轉換成多巴胺。在腦內，MAO 抑制劑 (selegiline、rasagiline) 減緩多巴胺的破壞，於是可用的多巴胺就變多了。

緩解某些特定症狀；其他則指出左旋多巴對治療巴金森病無效。這項爭論一直持續到一九六〇年代末期，這時科齊亞斯（George Cotzias）和他的同事在紐約一起工作，他們曾報告，若施以大劑量的口服左旋多巴，病人的巴金森病症狀會有戲劇性的改善。這項新聞簡直可說是大騷動。本來坐在輪椅上的病人現在變得可以打棒球，全美國的電視新聞節目上無不播放這樣的影片。

這是神經退化性疾病在治療上出現的戲劇性突破，而且是用非常大劑量的左旋多巴所達成的。在之前的八、九年間，研究人員都是用 100 到 300 毫克的左旋多巴，但科齊亞斯醫師跟同事則用到 3000 至 5000 毫克（左旋多巴這一引人注目的成功事蹟，在稍微不同的情境下出現在薩克斯醫師的書《睡人》中以及同名的電影裡）。

新的發現把多巴胺和動作功能綁在一起。瑞典科學家首度展示，製造多巴胺的細胞都存在於黑質裡，而這些細胞會把多巴胺傳送到尾核及殼核。情況變得明朗了，這條路徑對正常動作功能具有根本的重要性，而當黑質受損且製造多巴胺的細胞功能異常時，供應尾核及殼核的多巴胺便逐漸降低，直到巴金森病的症狀浮現出來。這一發現把腦解剖學、生物化學及治療結合在一起，形成了我們了解巴金森病的基礎。卡爾森（Arvid Carlsson）因為在此領域的貢獻而贏得 2000 年的諾貝爾獎。

多巴去羧酶抑制劑

然而，左旋多巴並非完美之物。多巴去羧酶——也就

是把左旋多巴轉換成多巴胺的酶——在腦部以外的地方也可找到,如胃腸道、腎臟、肝臟及身體其他部位。在腦部之外,多巴去羧酶會抓取病人服下的左旋多巴,並且在它通過血腦障壁之前轉變成多巴胺。這個過程不僅使左旋多巴無法到達腦部,也使得血液裡產生大量的多巴胺。這些高濃度多巴胺已知特別會引起噁心及嘔吐,在極少的情況下,還會導致血壓下降及心律變化。

解決胃腸不適的辦法,是阻止酶不要在身體的其他部位攔截左旋多巴,如此腦部就可充分獲得左旋多巴。研究人員於是開發出**周邊型多巴去羧酶抑制劑**(peripheral dopa decarboxylase inhibitor),簡稱 DDIs(**周邊**意指這些藥物是在血腦障壁之外作用)。在消化道內及身體其他地方,DDIs 阻斷了酶把左旋多巴轉換成多巴胺,這讓服下的左旋多巴有較多能在不受到轉化的情況下抵達腦部。一旦抵達目的地,由於 DDIs 被排除在腦部外,腦內的多巴去羧酶便能把左旋多巴轉換成多巴胺。結合某個 DDIs 的時候,所需的左旋多巴劑量會比單單使用左旋多巴時的劑量低得多,但仍能產生有助益的效應。在使用 DDIs 之前,左旋多巴的劑量可能達到每天 4000 到 6000 毫克(如同首次由科齊亞斯所採用的劑量)。和 DDIs 併用的話,左旋多巴的治療劑量每天 150 到 1500 毫克即可。噁心和嘔吐明顯降低了。今天,左旋多巴只有搭配了 DDIs 才能取得。在美國,唯一可取得的 DDIs 是 carbidopa;在其他地方,benzerazide 也可取得。有時,當與左旋多巴合併的 DDIs 量不足時,就會持續出現胃腸的副作用(典型上

來講，是在治療初期），附加上分開來服用的 carbidopa 是有用的。

針對多巴胺在腦部以外產生效應而出現的副作用，另一個治療方式是合併一種多巴胺受體阻斷劑，它只在腦部以外發揮作用（因此不會像典型和一些非典型精神安定劑那樣使巴金森病惡化）。Domperidone 就是這類藥物的一種。它也能有效治療因服用多巴胺受體增強劑（見下文）而產生的類似副作用。DDIs 在這裡是無用的，因為這些藥物並不需要靠多巴去羧酶的代謝作用來產生效應。

多巴胺受體增強劑

然而，還有另一種併發症。巴金森病涉及製造多巴胺的細胞發生退化，但左旋多巴療法也需要同樣的細胞來把左旋多巴轉換成多巴胺。當巴金森病越來越盛發而趨於嚴重時，這一轉化左旋多巴的過程就變得遲緩。其他細胞會收拾起這個爛攤子，但它們不像黑質細胞那樣能以相同的微妙調節方式來運作。

因此，研究人員必須想出新的解決方式。如稍早所描述的，神經遞質從軸突釋放出來，並快速通過突觸間隙到達附近神經元的特異性受體上，受體收取該信號並繼續傳遞下去。研究人員所發展出來的新設計方案，是利用化學合成的藥物去刺激受體，就像多巴胺刺激受體那樣。某個藥物能夠模仿某種神經遞質而和受體結合，就稱為**增強劑**（agonist）。**拮抗劑**（antagonist）則是指會中和掉、或阻礙神經遞質的作用；至於神經安定劑，我們稍早前在第九

章中已談到，會產生藥物導致的類巴金森症，它可藉由阻斷多巴胺受體而達到效果，也就是說它們是多巴胺受體的拮抗劑。多巴胺受體增強劑模仿多巴胺對多巴胺受體的作用，刺激神經信號的的傳遞，因而使巴金森病的症狀得以緩解。

研究人員已經開發出一些多巴胺受體增強劑。腦部至少有五種多巴胺受體，以 D_1、D_2、D_3、D_4 及 D_5 來標示。每一個多巴胺受體都有截然不同的特質，目前仍需要更進一步加以了解。要有效治療巴金森病的特殊症狀，這個增強劑必須要能刺激 D_2 受體（第十三章及圖 13-1 提供有關此過程的詳細說明）。

COMT抑制劑

另一個攔截左旋多巴藥物並把它轉換成無法穿過血腦障壁的化學物質的酶，是兒茶酚－O－甲基轉換酶（catechol-O-methyltransferase，簡稱 COMT）。這個酶的抑制劑，COMT 抑制劑，可避免左旋多巴的轉換，它的運作原理幾乎和 DDIs 一模一樣。通常，如果把 COMT 抑制劑加到 DDIs ／左旋多巴的配方，左旋多巴的劑量可進一步降低，而 COMT 抑制劑對於有動作功能起伏不定的患者特別有幫助（見第十二章）。Entacapone 和 tolcapone 是一般在使用的兩種 COMT 抑制劑。後者的使用有限，因為它在極少的情形下會引發肝功能異常。

如果你正在服用 COMT 抑制劑，務必要和醫師討論有關的副作用以及定期做血液監控的潛在需要。

單胺氧化酶抑制劑

正如同身體有酶可以分解左旋多巴,腦也有酶可以分解多巴胺。這類酶的其中之一就是單胺氧化酶(monoamine oxidase,簡稱 MAO)。如第十三章將討論的,MAO 有兩種亞型,A 和 B。非選擇性 MAO 抑制劑(也就是同時抑制兩種亞型)和 MAO-A 抑制劑,是用來治療憂鬱症的。非選擇性 MAO 抑制劑對於服用左旋多巴的人是危險且禁忌的,因為這種併用會導致嚴重的血壓升高(即「乳酪效應」〔 cheese effect 〕)。然而,選擇性 MAO-B 抑制劑則對治療巴金森病有用,特別是和左旋多巴合併一起使用時,因為它們可使一些多巴胺免於被破壞。Selegiline 和 rasagiline 都是選擇性 MAO-B 抑制劑,可防止 MAO 分解多巴胺,因而腦內可獲得更多的多巴胺。

儘管有人猜測 selegiline 可能保護神經元免於退化,但沒有證據顯示 selegiline 具有這類保護作用。事實上,selegiline 的所有抗巴金森作用都非常輕微,而且有時候人們還無法說出它是否有任何效應。rasagiline 是一種較新的 MAO-B 抑制劑,已獲證明對早期及更進一步盛發期巴金森病的症狀都有幫助。Selegiline 和 rasagiline 似乎具有類似效應,但沒有證據顯示哪一個較好。

雖然 rasagiline 已被證明對巴金森病的症狀治療有療效,一項新近的大型臨床研究試驗(稱為 ADAGIO 試驗)已在進行中,這項試驗是要斷定 rasagiline 是否能積極調節或延緩巴金森病的進行。它被設計為一種「延時啟動」

（delayed start）的試驗，這種新型臨床試驗的設計是為了要設法斷定某個能改善巴金森病症狀的藥物，是否能夠同時延緩巴金森病的進行。換言之，一個藥物能否同時具有症狀上的療效及神經保護的效應？

在典型的臨床研究試驗中，會針對兩組類似的病人，隨機給予某個試驗藥物或是寬心劑，追蹤一段期間（比如六到九個月），然後兩組加以比較，看試驗藥物在效果上是否明顯比寬心劑來得好。而在「延時啟動」試驗中，兩組病人也隨機給予寬心劑及試驗藥物，但在一段固定時間（比如九個月）之後，所有病人都轉換成試驗藥物，然後再經過另一段固定時間（比如九個月），才將兩組加以比較（見圖 11-4 及 11-5）。延時啟動試驗的主要假說是，如果一個藥物純粹是對症狀有效，「延時」接受藥物這一組的效果應該就彷彿一開始便使用了藥物一樣。另一方面，如果這藥物具有疾病調節或神經保護的效果，較晚啟動藥物的這組在症狀層面上就絕不會「趕得上」較早啟動的這一組。

針對以 rasagiline 治療早期巴金森病的大型延時啟動試驗，得到的結果有點爭議。在某種劑量（每天 2 毫克）之下沒有顯示任何療效，但是第二個研究（每天 1 毫克）卻顯示了所要的改變，雖然試驗藥物與寬心劑兩組之間的差異非常小。有些研究人員樂觀地解釋那微小的統計學上的正向結果，其他人檢視了該項相同結果，結論卻認為，儘管這是個設計精良的試驗，所得結果在臨床上卻不具意義——例如，用來斷定 rasagiline 在神經保護效應的量表

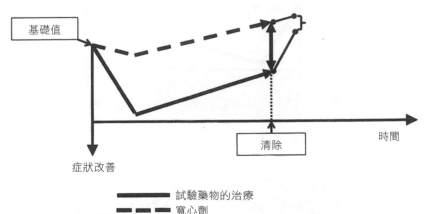

寬心劑－控制組的臨床試驗

機制未明：

均為症狀性效應<u>或</u>

合併症狀性加上疾病調節（的效應）？

圖 11-4

針對對症狀具有某些療效的藥物所做的寬心劑－控制組型臨床試驗。兩條粗
線都顯示一開始症狀有所改善；寬心組的改善程度是中度的（寬心劑效應），
且在此所顯示的不具持續性，而積極治療組則有較明顯的助益，且病人在試
驗終止時比在試驗開始時更好（注意在實線箭頭末端與基礎值之間症狀嚴重度
的差距）。在試驗終止時，寬心劑組和試驗藥物組（垂直的雙頭箭頭）兩者之
間有著明顯的差異，但無法分辨這究竟是全然來自藥物的持續效應，或是藥
物持續效應和附加的疾病調節效應結合所致。如果治療期之後有個藥物清除
期（亦即此處所顯示的停止治療），而接受試驗藥物的人們並沒有退回到如寬
心劑組相同的嚴重度（兩條實線右邊的托架），這意味著有持續性的疾病調節
效應。然而，清除藥物的期間必須足夠長，能夠讓試驗藥物的所有效應逐漸
減弱，而且對這些藥物的效應常常了解不足，它們有可能令人驚訝地長期留
存著。

延遲啟動的設計
症狀的效應 VS. 疾病調節的效應

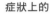症狀上的

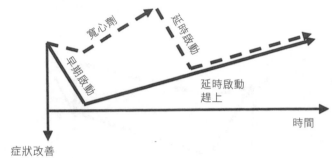

症狀上的和疾病調節的

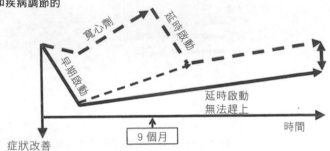

圖 11-5

延時啟動的設計，試圖解決圖 11-4 中兩條粗線所顯示的隨機控制型臨床試驗的問題（這些問題包括並沒有停止期，或持續得不夠久以致無法顯示該試驗藥物是否真的能調節疾病）。在這裡，一開始隨機給予病人寬心劑或試驗藥物，就如較早前的設計一樣。在某個指定的時間後（比如九個月後），不是把兩種藥物都停止，而是把用寬心劑治療的病人移轉到使用試驗藥物組。如果試驗藥物治療的效應全然是針對症狀的，那麼寬心劑組的反應會趕上，在研究末尾時兩組之間就不會有差異（上圖）。然而，如果試驗藥物真的具有疾病調節效應的話，接受試驗藥物組會比那些一開始接受寬心劑的人在時間上具有重要優勢，於是後面這一組無法趕上那些一開始就接受試驗藥物的人（垂直的兩頭箭頭；下圖）。

226

巴金森病完全手冊

上有 176 個臨床點數，而具統計學上顯著意義的正向成效
其差異卻訂在 1.8 點，或大約是 1%的改變。許多經驗豐
富的臨床研究人員斷定這並非「臨床上重要的改變」。不
幸的是，就巴金森病而言，至目前為止仍未有已證明具有
神經保護作用的藥物。美國食品藥物管理局的顧問小組會
議以 17 比 0 的票數，認為延時啟動試驗的結果未能提供
神經保護作用或疾病調節的有力證據。

　　腦部的動作控制系統複雜得令人嘆服。有時當我們試
著透過藥物要使它重新恢復，得到的卻是不舒服的副作
用。現在比起過去已經有更多的療法、藥物及合併藥物，
可以用來緩解及改善巴金森病的症狀，並儘量減少副作
用。但藥劑本身是複雜的，如你在第十三章中將會看到
的。如果你正在服用或打算要服用抗巴金森病的藥物，了
解各種可能性的話，對於你和這方面的專家共同針對你的
治療計畫下決定時，將會有所幫助。

【第十二章】

選擇正確的藥物

· 抗巴金森藥物對於緩解症狀如何有效？

· 這些藥物的副作用又如何？

· 什麼時候應該開始服用藥物？

· 多少藥量才是適當的？

· 有任何藥物證明具有神經保護作用嗎？

228

　　有許多可用的方式可以達到抗巴金森藥物的適當平衡
——即有效治療症狀，同時儘量減少不舒服的副作用。在
本章裡，我們將討論要選擇哪個藥物來服用、何時服用，
以及如何判定該藥是否有效和什麼時候該換藥等等有關考
量。我們也將討論藥物的副作用及該如何處理。在下一章
裡，我們則會詳細討論抗巴金森藥物，包括每種藥物的用
藥目的、該藥物如何作用，以及病人服用這些藥物需要知
道的其他資訊。

　　我們在本章會討論到在決定用藥時必須考量到的許多
議題。基於各種理由，許多人偏好盡可能少服用藥物，且
盡可能在疾病後期才服用，而大部分醫師開的處方偏好給
予最少量的必要藥物。這些方式並非永遠是最佳或最適當
的；我們太常看到病人忍受太多不必要的失能情形，因為

他們了解得太少而延緩治療，或者是好心腸但缺乏經驗的醫師限縮了他們治療方式的選擇。一旦醫學研究發現能保護神經系統的藥物，情況就完全不同了；我們的原初目的就變成如何盡可能在最早的時候偵測出巴金森病，並盡可能快速開始給予神經保護藥物。

在對抗巴金森病的所有利器中，最常使用且最為有效的藥物是**左旋多巴**；它和另一個藥物—— carbidopa（在別的國家其替代物是 benserazide）一起使用，可保護左旋多巴在到達腦部之前免於被轉換成多巴胺（見第十一章）。到現在，大部分的巴金森病專家都同意，罹患巴金森病的人只有在動作症狀嚴重到足以損害日常生活功能或品質時——不論是休閒娛樂或和工作相關的活動——才使用這個藥。

治療必須個別化量身訂做

每一位罹患巴金森病的人都需要遵循專門針對這位病患設計的藥物治療方案。為何要這樣？為何沒有一個放諸四海皆準的藥物配方可以應用到所有罹患巴金森病的人身上？這有許多理由。

首先，不同的人所呈現的顯著症狀不同。有顯著顫抖的人需要對付顫抖的藥物，而有顯著行動緩慢卻顫抖不明顯的人，可以從不同的醫藥配方中獲益。

第二，人們對同一症狀的心理反應各有不同。顫抖對某個人可能不會非常困擾，但另一個人可能會感到非常難

過或尷尬，嚴重到除非藥物能緩解顫抖，否則他寧可不出門。某個人或許可以適應那些控制動作症狀的抗巴金森藥物所導致的不自主異動症動作（dyskinetic movements），但另一個人卻對即使是輕微且不頻繁發作的異動症也難以忍受。

設計個別藥物配方的第三個考量，是病人每天要從事的是哪些活動。某個症狀對一個人從事某項活動的能力，會造成的影響是嚴重還是輕微，要看症狀及活動而定。有人可能繼續活躍地每天打高爾夫球或進行網球比賽，儘管有顯著的僵硬和動作緩慢；而另一個人卻覺得同樣程度的僵硬和動作緩慢，干擾了他工作時使用電腦鍵盤。

最後，症狀的出現時機也是重要的。例如，某人有夜間特別輾轉難眠的問題，可能藉由長效藥物而得到幫助，而一個沒有睡眠問題的人可能服用較短效的藥物會比較好。

罹患巴金森病的人和他們的醫師利用這類關於主要症狀、對症狀的個人反應、生活方式以及症狀出現時機等資訊，來決定使用什麼藥物及何時使用。這些決定都根據許多因素，包括患者經歷了多少失能、需要緩解的症狀是什麼以及需要避免的副作用是什麼，以便患者在日常生活及工作中能感到舒適並發揮功能。如稍早前所提示的，所有目前可用的抗巴金森藥物都只能緩解或掩蓋症狀，無法免除掉疾病的逐漸進行。縱使這些藥物非常有效以致有些人說他感覺「恢復到完全正常」，這並不意味背後的疾病進程不再繼續。

即使如此，我們應記住，在罹患盛發期巴金森病的人身上，藥物可保護病人免於跌倒和受傷，且當然可以延緩失能而讓人得以維持好幾年的獨立生活。然而，也不必急著開始使用藥物來緩解輕微的症狀。許多罹患巴金森病的人和他們的醫師選擇延緩啟動藥物。或許某人有輕微動作緩慢，包括手指的靈活度及某一隻手的動作受影響，但仍能發揮十分良好的生活功能，特別是症狀只影響到他們非慣用的那一側。或者一個人的一隻手或一條腿雖然有輕微的顫抖，但並不覺得困擾。這些例子都沒有令人信服的理由要立即開始使用藥物治療。

藥物治療的採用與否，經常是根據巴金森病症狀的嚴重程度，但輕度與較重度症狀之間的差別並非都是截然分明的。由於巴金森病的症狀是非常緩慢地出現的，隨著時間過去，人們往往會調整並適應了某些變化。例如，常見到罹患巴金森病的人即使動作已比正常的慢很多，或手已經失去大部分的靈敏度，他們仍描述說這對自己的日常活動很少造成問題或甚至沒有問題。對慢性病症狀的合理調適，以及認識會導致實質失能的症狀，兩者之間有種微妙的平衡。另一個要關注的因素，是巴金森病的症狀對一般的體能與肌肉骨骼運作所造成的衝擊。罹患巴金森病的人經常未察覺到，緩慢和僵硬的症狀對於動作的伸展幅度與整個身體活動層面所產生的續發性效應。所以，有關巴金森病處置上的決定，需要把這些因素都考慮進去。並沒有單一處置巴金森病的「正確」方式，相反的，針對許多不同的個人化因素加以考量才是最佳的方式，這包括病人的

疾病史及顧慮、神經學檢查以及症狀的整體衝擊。

巴金森病的所有動作症狀，即使沒有對功能造成損害，究竟是否都應施以早期治療，仍是一個有趣且沒有定論的問題。有些關於早期巴金森病治療建議的研究顯示，不管病人的症狀是否惱人都加以治療，相對於只是觀察和等待，在經過六到十二個月後，接受早期治療的病人感覺比較好。但幾年下來，並無證據顯示早期治療導致較好的成效。就患者而言，這似乎是個非常個人的選擇。如果在了解綜合考量之後，病人認為早期症狀真的不煩人，當然延緩治療就是無害的，但仍需要主動追蹤同時定期檢視病人的功能及對症狀的適應狀況。在此情境下，我們也強烈鼓勵病人參與針對延緩疾病進程的療法進行評估的臨床研究試驗。這些研究一般需要招收輕微失能或完全無失能，因而可以數個月不施加「針對症狀」治療的病人，讓這些病人接受 心劑或者某種積極治療，而這項治療在理論上可減緩疾病的進行，但不應對改善症狀方面有影響。

服用抗巴金森藥物

一旦下了決定要服用抗巴金森藥物，病人就應和醫師確定藥物是從低劑量開始。藉由緩慢導入藥物，希望身體對藥物可逐漸調適，因而副作用可降至最低。藉由逐漸增加劑量，罹患巴金森病的人和醫師便可斷定能緩解症狀又只帶來最低副作用的適當劑量（特殊副作用在本章稍後和

第十三章中會加以討論）。這意味罹患巴金森病的人必須敏銳觀察自己的身體如何對藥物反應，並將他們所觀察到的告訴醫師。

有時候人們服用一天份或甚至只服一次劑量的新藥物，就因為藥物造成不良效應而停用。在出現嚴重副作用時，例如有人在開始服用新藥物後突然出現意識混亂，停用或許是恰當的。但由於藥物對大部分罹患巴金森病的人很重要，在確定病人無法忍受藥物之前，應有一段合理的藥物試用期。通常需要服用好幾天藥物之後，才能分辨這藥物對這病患是否適當。人們對藥物經常一開始會有不舒服的反應，但只要繼續服用，他們的身體會變得更能忍受。此外，特別是對新引進的抗巴金森藥物而言，藥物副作用可能尚未被完全了解。

如果你懷疑某些症狀是抗巴金森藥物的副作用，因而感到擔憂的話，你的醫師可以告訴你那些症狀是否可能和你的藥物相關。

要比較一個藥物的好處和副作用，並不是件容易的事。有時病人需要停止服藥，這樣病人可以清楚比較服藥及不服藥之間的差異，然後再做最後決定。大部分的藥物若要停止的話，最好在全然停止之前隨著時間逐漸緩慢降低劑量。有些人在不服藥時副作用會解除；其他人則會發現，沒有藥物的話，巴金森病症狀的嚴重程度會變得無法接受。不服藥而巴金森症狀變得難以忍受的情形，可能等到副作用很快消失之後才出現──也就是說，病人一開始會覺得好多了，卻在過幾天之後出現巴金森症狀顯著惡

化。此外，有時病人發現他們認為是新藥物所帶來的「副作用」，在沒服藥後仍繼續存在，當然，在這種情況下，如果該藥物對治療巴金森病的症狀有效，就可以重新服用而不必擔憂這些特定的副作用。

合乎實際的治療目標

巴金森病的治療目標，是維持人們的日常功能和舒適自在。若期望藥物能消除任何的顫抖、任何的緩慢動作、任何的步態不穩或任何的寫字困難，這是不符合實際的。這並非意味達不到這樣的成效；然而，以目前的醫藥，要達成這一目標，可能需要非常高的劑量，而嚴重副作用的風險勢必大大提高。大部分的神經科醫師都同意，病人不應服用超過必要劑量的藥。如前所述，棘手的部分就在於決定每一個人所需要的是什麼了。

我們如何界定「維持人們的日常功能和舒適自在」？這定義十分具有彈性——它因人而異，甚至對具有相同症狀的人們也是如此。在診察室看診時，神經科醫師和病人可能最後會認為，即使病人有間歇性顫抖，但病人的日常功能並無顯著重大的障礙。

你和你的醫師需要考量你日常運作的能力、身體和情緒上的舒適、自己和家人所希望達到的情況以及藥物所可能有的不良作用（潛在可能有的藥物交互作用以及長期的併發症），然後藉此來權衡你的藥物。

改變藥物

罹患巴金森病的人都知道，巴金森病是一種進行性疾病。在疾病某一階段有效的藥物，在往後效果會較差；重要的是，這並非意味可藉由延緩啟動治療來避開隨那著時間而不再有療效的治療。以「到時真的需要再說」的態度擱置治療，並不能防止問題，且經常造成患者不必要的與失能共處。此外，增加劑量可能帶來副作用。甚至，病人的多巴胺系統逐漸對左旋多巴或其他藥物產生敏感，而使病人即使在多年慣用的劑量下仍出現副作用。或是，由於藥物的合併效應，患者在加上一顆單純的助眠藥丸，或在手術後或出現感染的情況下，就可能出現副作用（見第六章）。

如果你的日常功能或副作用方面有任何改變，一定要跟你的醫師報告，以便調整藥物。

在疾病盛發期，必須服用較高劑量的藥物時，醫師會盡可能依風險－利益的分析，在「降低副作用」及「緩解症狀」兩者之間抓個平衡點。能讓一個人發揮功能的藥物配方，與會導致令人難以接受的副作用的配方，兩者之間只有非常小的差異。換言之，對罹患盛發期巴金森病的人而言，失能與發揮功能之間的界線是十分細微的。再說一次，向專精於巴金森病的神經科醫師尋求諮詢，會是非常管用的（見第一章）。

針對巴金森病其他症狀的藥物

除了顫抖、僵硬、動作緩慢及行走困難外，巴金森病也會產生其他需要藥物治療的症狀。例如，罹患巴金森病的人大約有 42% 會為憂鬱或焦慮所苦。這些症狀經常對抗憂鬱及抗焦慮藥物有療效反應。有些罹患巴金森病的人的腳或手會產生肌肉痙攣而感覺疼痛，這些症狀通常對左旋多巴或多巴胺受體增強劑有療效反應。

如第四章及第五章中所示，有些罹患巴金森病的人會有解尿問題。他們可能需要解尿多次，或感覺到突然而緊急的解尿需求，或可能出現尿失禁——不自主的漏尿或溢尿。這些症狀通常可用泌尿道抗痙攣藥物予以改善；針對失禁的生物回饋訓練有時也有幫助。對於睡眠障礙，可給予助眠劑，而瀉劑或改變飲食會有助於便祕的問題。某些藥物或許可幫助腸道蠕動（更多有關這些症狀的藥物資訊，請見第十三章）。

關於藥物，要記住的一件重要事情是：它們會彼此交互作用。如果其中某些具有相同的副作用，諸如嗜睡，則同時服用的話效應會加乘。當病人開始服用新藥物時，我們建議病人應該針對自己最感困擾的症狀來選擇藥物，一次只用一種藥物，以低劑量開始，然後慢慢增加。這樣的話，如果病人有了無法接受的反應，就很清楚是哪種藥物啟動了這個反應。

什麼是無法接受的反應，什麼又是可忍受的副作用？我們將在本章稍後探討此一棘手議題。

令人想要有的藥物療效與藥物副作用

　　雖然醫學研究正在開發能降低副作用發生頻率及嚴重程度的療法，到目前為止我們仍沒有能消除副作用的藥物。然而，我們確實有可用的策略。有一項假說認為，雖然左旋多巴是巴金森病症狀最強力有效的藥物，它卻也可能最會挑起諸如動作功能起伏不定、異動症及幻覺等副作用。多巴胺受體增強劑同樣會刺激腦內的多巴胺系統，而COMT 抑制劑則可協助左旋多巴更能抵達腦部以產生效果，讓所服用的左旋多巴劑量可以降低。**合併療法**（combination therapy），也就是使用較少量的左旋多巴，而以其他藥物諸如多巴胺增強劑、MAO-B 抑制劑或COMT 抑制劑來加強其效應，或許可使症狀緩和同時副作用較少（更多細節請見第十三章中有關左旋多巴的討論）。較低劑量的左旋多巴合併強化效應的藥物，可改善症狀並減少多巴胺副作用。然而，應牢記，左旋多巴仍然是降低類巴金森症症狀最強且最有力的藥物。

　　我們應該在此暫停並再提一次：藥物相關的副作用和藥物相關的毒性是不一樣的。**副作用**只是指這個效應並非當初設計該藥物所希望產生的效應。大部分的副作用都是不想要的，諸如服抗組織胺所產生的嗜睡，或長期服用抗生素所造成的念珠菌感染。雖然如此，有些副作用卻反而有用。例如，用來治療巴金森病的抗膽鹼藥物，它所造成的口乾的副作用有助於控制過多的唾液或頻尿。所有藥物都可能有副作用，醫師極少能預測哪個病人會有這些藥

反應。這些副作用通常來講並不是指藥物過敏，因此在專精巴金森病的專家督導下，病人應該放開心胸重新試用那些過去由於惱人的副作用而快速丟棄的藥物。例如，服用左旋多巴或多巴胺增強劑卻出現胃不適而導致嘔吐，或血壓下降而造成頭暈，的確會非常嚇人，但這些經常可予以避免或成功處置，從而讓病人能夠忍受它們，並從這些藥物中獲得裨益。

藥物中的毒性則與副作用不同，是指藥物會造成長期的傷害。左旋多巴，尤其在長期使用後，無疑地會產生副作用。有些神經科學家以實驗室的實驗為主要依據，質疑左旋多巴是否也會對腦部的神經元具有毒性而產生長期問題。答案是「否」的：並無證據顯示左旋多巴對人體有毒性。

醫師會選擇「延緩抗巴金森藥物直到很清楚它是必要」的理由之一，便是考量到副作用的風險。有些副作用，比如胃不適，是很惱人的，會破壞一個人的生活。其他則更為嚴重。這些更為嚴重的藥物相關症狀，譬如：動作功能起伏不定、稱為舞蹈狀異動症（choreiform dyskinesia）的舞蹈般奇特動作以及行為和精神症狀，以下會予以描述。

如果你有和藥物相關的併發症，請記住：那是要花時間處理及調整你個人藥物配方的。切記，如果你有困難，要告知你的醫師。巴金森病的症狀與藥物相關的副作用，兩者之間的平衡，通常要由專精於抗巴金森病藥物的醫師才能好好搞定。

動作功能起伏不定

動作功能起伏不定是指，當左旋多巴藥物不再產生人腦原本的多巴胺製造系統所帶來的順暢平穩時，巴金森病症狀便增加了新的狀況。出現這些動作功能起伏不定的現象，是增加左旋多巴的劑量，或是將各劑量服用時間的間隔縮短最常見的理由。

我們無法確定動作功能起伏不定到底是左旋多巴造成，還是疾病進行的後果。有些研究人員相信，如果長期服用左旋多巴，藥效維持的時間會降低。其他人則相信由於疾病的進行，倖存的神經元越來越難以處理及貯存左旋多巴。這有可能是合併了疾病進行與左旋多巴藥效問題所致。

動作功能起伏不定有時又稱為**開／關（來電／斷電）起伏不定**。當一個人在「開」時，腦內存有適足的多巴胺，他便可近乎正常地執行各項作業。而當一個人在「關」時，多巴胺的存量不足，他的動作就變得非常緩慢和僵硬，以致穿衣或走路有困難，顫抖也可能再次出現，甚至無法移動或只能微微動作。用另一種方式來講，這類外顯的動作功能起伏不定發生在罹患盛發期巴金森病的人身上，這時血液中和腦內左旋多巴的濃度和患者的動作症狀有連帶關係：如果患者並未服用左旋多巴，就不會有開／關起伏不定的現象。然而，沒有左旋多巴，患者就不會經歷到「開」的好處，而一直處於「關」的狀態。

由於人們一般不在夜間服用抗巴金森藥物，到了早上他們便經常會出現短暫的症狀惡化，直到他們服下早上的

不自主動作

異動症（dyskinesia，dys 意指「不正確」或「困難」，kinesia 則是指動作）是指一個人做出大致上可稱為怪異的翻扭、任意亂動、蠕動等動作的狀況。由於這些動作像在舞蹈似的，於是稱為舞蹈狀異動症（choreiform dyskinesia，源自希臘字 chorea，意指「舞蹈」）。它們可能涉及臉部、嘴巴、舌頭、頭部、手臂、軀幹或腿部。其變化可從腳趾頭微微的動作到整個身體的動作，包括整個軀幹來回蠕動及翻扭，甚至到連走路都有困難的地步。這些不規則動作不像巴金森病是有規律、有韻律的顫抖。

在使用治療巴金森病有關的僵硬、動作緩慢以及走路困難的藥物之前，罹患巴金森病的人並不會有異動症的現象。抗巴金森藥物是在取代腦內無法適當發揮功能的生化系統，有時它們會出現奇怪的效應。隨著時間過去，腦部系統會對抗巴金森藥物變得敏感，於是導致這些舞蹈狀動作出現。動作的控制包含了高度複雜且難以處理的各系統群組，一旦受損就很難修復。

異動症的發生與一些時機相關。最常發生的時機，是藥效處在高峰時間的**高峰劑量效應異動症**（peak-dose dyskinesia）。在其他人身上，異動症則可能既會在藥效開始出現時（指開始服用某劑藥物時）發生，也會在藥效正在減弱時（指該劑藥效結束時）發生。這項合併出現的狀況，稱為**雙時相異動症**（diphasic dyskinesia）或**異動症－改善－異動症型態**（dyskinesia-improvement-dyskinesia pattern，簡稱 DID）。不自主異動症也可以呈現為某種姿

勢和常會帶來疼痛的肌肉抽筋形式，稱為**肌張力不全**（dystonia，tonia 指的就是肌肉張力）。肌張力不全最常發生在藥物濃度非常低的時候，但也可和舞蹈狀動作聯合起來，稱為**舞蹈狀肌張力不全異動症**（choreodystonic dyskinesia）。

　　大部分對左旋多巴有良好反應的病人，到最後終究會發展出左旋多巴導致的高峰劑量異動症（也就是說，就某方面言，可將它們視為一種「必要之惡」），而這經常意味著該藥物確實可帶來好處。他們儘可藉由降低抗巴金森藥物的服用劑量來恢復。如果病人只服用 carbidopa/levodopa（Sinemet），降低劑量便可降低這種症狀。如果病人服用的是 carbidopa/levodopa 同時加上多巴胺受體增強劑、COMT 或 MAO-B 抑制劑，則降低這些藥物其中一個或多個的劑量，也可降低異動症出現的頻率和嚴重度。

　　如果為了改善異常動作而減低抗巴金森藥物的劑量，幾乎毫不例外地，那些靜止型顫抖、行走困難或動作緩慢等都會惡化。許多病人並未覺察到他們正在呈現出異動症，而大部分人會承認這些異常動作並不如他們當初開始治療時所設想的那麼令人在意。如果給他們選擇，與其承受「關掉」時產生的動作緩慢、僵硬和顫抖增加，許多人寧願選擇高劑量異動症。有經驗的神經科醫師有一些策略可以找出這些藥物的適當平衡點。有些罹患巴金森病的人過度擔憂出現異動症的可能性，以至於他們抗拒左旋多巴的治療，即使他們的症狀已嚴重損害日常活動和生活品質。我們強烈反對這種受到誤導而延緩使用左旋多巴的情

況，因為這項藥物是當前對巴金森病最有效的治療。

行為和精神功能上的副作用

　　有一些抗巴金森藥物，包括左旋多巴和多巴胺增強劑，都可能產生行為改變或精神功能上的副作用。在某些時間點上，幾乎半數罹患巴金森病的人都會有一些這方面的副作用。這些副作用的範圍從生動夢境、夢魘和不具威脅性的視幻覺，到妄想、偏執狂、焦躁不安、定向感混亂和精神病，都包括在內（這些症狀在第六章中有討論）。

　　這些和藥物相關的效應都可藉由降低左旋多巴或其他抗巴金森藥物的劑量來削弱，且常常可完全消除。如前所示，真正的挑戰是，減少副作用但同時不會讓巴金森病症狀變得嚴重到無法接受。

　　有時，行為疾患逐漸在進行，先以生動夢境開始，接著轉移到良性幻覺，然後以精神病症狀作結。但有些人有生動夢境，卻從來不會發展出幻覺或妄想。其他人則突然出現偏執狂和精神病症狀，事前只有輕微的預兆或根本沒有預兆。

　　藥物導致的幻覺和妄想通常發生在盛發期巴金森病且服用多種藥物的人身上，這些藥物包括多巴胺受體增強劑、COMT 抑制劑、MAO 抑制劑、amantadine 和抗膽鹼藥物等。當然，單獨使用 carbidopa/levodopa 或任何其他抗巴金森藥物也都有可能出現行為異常，但多種抗巴金森藥物的合併效應也可能出現行為異常。

　　如第六章中所討論的，這些症狀或許大部分比較可能

是腦內過度的多巴胺刺激所導致，而這些過度的刺激可能源自各種不同的抗巴金森藥物，不管是單獨或合併使用。有時一個潛藏的疾病，譬如肺炎或膀胱感染（即使是非常輕微，只有極少的症狀），都可啟動精神方面的症狀。至於有關幻覺及妄想究竟真的是副作用，還是巴金森病進行的徵象，仍有一些醫學上不一致的看法。現有證據指向藥物，但潛在的疾病很清楚是個易感因子。

◎生動夢境及夢魘中發出聲音

服用多巴胺藥物的人經常會說他們有生動夢境及夢魘，看起來似乎是正常做夢的一種強化作用。許多人表示，他們過去並不常做夢也不常記得夢境，但現在不僅記得夢，而且夢境生動又逼真，主題和人物都較為清晰。

做夢者經常會說話、叫喊或在床上猛烈翻滾。他們不記得自己曾經出現這種舉動，但同床的伴侶常常對這類夜間行為有話說。有時這些睡眠中的舉動會持續不休或猛烈到伴侶不得不搬到另外一張床或另一個房間去睡。這種大聲且旺盛的夜間行為，有時是快速眼動（rapid eye movement，REM）睡眠行為疾病（RBD）的一種外顯現象。醫師可建議患者到睡眠實驗室進行徹夜睡眠記錄，讓患者可以對為何在睡眠中會出現這麼奇怪的舉止行為，有進一步的了解。

◎幻覺

抗巴金森療法也會造成非威脅性的「良性」視幻覺。

一開始視幻覺常驚嚇到病人，但病人很快就適應它們的存在。奇怪的是，許多人會習慣這些視幻覺而不會受到驚嚇。當醫師詢問病人是否曾經看到不應該出現的人、動物或昆蟲時，通常病人的回答會讓家人大為驚訝：「哦，是的，我看到屋子裡有人。」或「我常常會把捲起來的汗衫之類的東西看成動物。」在許多情況下，病人了解那些視幻覺不是真實的，而他們通常會提到：「是的，我晚上仍然會看到有訪客前來，但我知道他們不是真的。」或「是的，我的客廳裡仍然有隻狗，但牠不會煩我。」

一般而言，當人們開始難以區辨視幻覺和真實事件時，才會開始有嚴重的問題。家庭成員可能會驚訝於家中這位罹患巴金森病的人的行為越來越不可預測，例如患者可能會打緊急求救電話報稱有小偷，或者為視幻覺準備好食物，或打開冷氣以便讓訪客舒適。一位太太會在屋子裡看到許多小孩，她的先生說道：「我不覺得和幻覺共存是多困難的事，但我真的不願去收拾她不斷為它們端出來的所有牛奶和餅乾。」

◎妄想

長期接受左旋多巴治療的人也會變成偏執狂。常見的妄想主題諸如：相信有人在偷他的錢，或配偶有了外遇，結果導致家庭受到嚴重破壞。精神病是種嚴重的精神疾患，病人無法區別妄想與現實。偏執狂和精神病都需要醫療立即介入。

當藥物導致的精神病變得嚴重時，病人可能會有嚴重

的混亂，無法分辨何者為真、何者為假。為了病人的安全著想，住院是非常重要的。在醫院裡，可以展開新的藥物配方。再次說明，要同時控制巴金森病的症狀及副作用，常常需要許多專家意見，及一次又一次的努力。

如果你正在服用治療巴金森病的藥物，要確保你了解與這些藥物密切相關的種種議題，並和你的醫師談談所有的細節。有些有關藥物的決定並不容易，而你和醫師必須做出最好的決定。

藥物療法

· 為什麼有這麼多不同種類的藥物在治療巴金森病的症狀？

· 哪種藥物的合併使用最有效？

· 如果某個藥物出現無法接受的副作用，有什麼其他選擇？

　　巴金森病的治療中，藥物是非常重要的，如此一來，病人才能在生活中繼續發揮良好的功能。在本章裡，我們描述了治療巴金森病所使用的基本重要藥物，從最常使用的開始（表 13-1）。在考量這些藥物時，很重要的是要記住：腦部的動作控制系統是極為複雜的，而且把藥物加入這個被巴金森病所影響的系統上，所得到的結果也只能近似於該系統正常運作時的方式。但不管如何，這些藥物代表著超越過往甚至十年以上的重大改善。

左旋多巴

　　左旋多巴，在一九六〇年代首度使用，一直是治療罹患巴金森病的人最戲劇性的獨特研發結果（見第十一

表13-1　用來緩解巴金森病症狀的基本藥物

針對動作症狀的藥物

Levodopa
Levodopa plus peripheral dopa decarboxylase inhibitors (DDIs)
Dopamine receptor agonists
Levodopa plus COMT inhibitors (catechol-O-methyltransferase
　inhibitors)
MAO inhibitors (monoamine oxidase inhibitors)
Anticholinergics
Amantadine

針對其他症狀的藥物

Tricyclic antidepressants
Selective serotonin reuptake inhibitors (SSRIs)
Cholinesterase inhibitors
Benzodiazepines
Sedatives
Atypical antipsychotic agents
Stool softeners
Fiber-rich preparations

章）。這個藥物改革了巴金森病的治療方式，讓那些被輪椅困住而在日常的活動上極為艱難的人重新獲得許多能力，而能較為正常地發揮功能。甚至有過短暫的希望，認為左旋多巴可能可以治癒巴金森病。不管怎樣，在這藥物被引入的一到兩年內，人們開始明瞭左旋多巴提供了戲劇性的症狀緩解，即使疾病仍潛藏而繼續在進行。

　　如第十一章所描述的，左旋多巴的治療有個問題，在引入之後不久大家就了解到，身體在血液中把左旋多巴轉

換成多巴胺，這不僅阻止左旋多巴進入腦內（而進入腦內是必要的），也造成嚴重的噁心及嘔吐。要解決這些胃腸問題並且讓左旋多巴能完整進入腦部，於是開發出合併左旋多巴與某種**周邊型多巴去羧酶抑制劑**（DDIs）的治療，後者可阻斷身體在血液中把左旋多巴自然轉換成多巴胺。因為 DDIs 無法通過血腦障壁，一旦左旋多巴到達腦部，它就能進入腦內，不再受 DDIs 的影響而被轉換成多巴胺，而 DDIs 則留在血液裡。左旋多巴可單獨服用，但由於有非常多的人在單獨服用左旋多巴時出現噁心和嘔吐，因此醫師很少單獨開給患者。當我們說「左旋多巴療法」，其實意指左旋多巴和 DDIs 的合併治療。

另一個左旋多巴療法的侷限是：黑質裡產生多巴胺的神經細胞，當它們隨著時日越來越受到疾病的影響，會變得比較無法把左旋多巴轉換成多巴胺。因此，為了刺激多巴胺受體，許多罹患中期或盛發期巴金森病的人便在 DDIs ／左旋多巴的藥物上合併服用一種**多巴胺受體增強劑**。多巴胺受體增強劑可以在多巴胺受體所在的地方模仿多巴胺的活性，刺激神經信號的傳遞，從而把巴金森病的症狀擺平（見第十一章）。

我們在這裡要暫停一下，並再次提示：左旋多巴也可對診斷巴金森病有所助益。如果一個人開始服用左旋多巴而經驗到症狀的戲劇性改善，這項改善有助於確立巴金森病的臨床診斷，雖然有其他類巴金森症的人也可能至少在一開始時同樣得到實質益處。當一個有巴金森病症狀的人沒有觀察到自己的症狀對左旋多巴有治療反應，則正確的

診斷比較會是巴金森病之外的一種類巴金森症。另一方面，我們不建議在未治療過的病人身上單獨使用左旋多巴，藉此進行「左旋多巴挑戰測試」（levodopa challenge test）以便下診斷。初始的療效反應常常是不可靠的，因此無法藉此預測之後的反應，我們看過病人因為測試結果為陰性而誤以為他們沒有巴金森病。

在治療的後期，有時病人和醫師會不確定症狀對左旋多巴究竟是否有療效反應。在這種情境下，應逐步停掉藥物，或許之後重新再服用，同時重新檢視病人服用與不服用藥物的反應。

多巴去羧酶抑制劑

Carbidopa 和 benserazide 是目前常用的兩種多巴去羧酶抑制劑 DDIs。左旋多巴和 carbidopa 的併用是以商品名 Sinemet（Sine Emesis，就是指不造成嘔吐）推出，而左旋多巴和 benserazide 的併用則名為 Prolopa 或 Madopar。Sinemet 在美國及世界上其他大部分國家都有上市，而 Prolopa（或 Madopar）則在加拿大和許多歐洲國家上市。這兩種 DDIs 之間的藥理性質差異極少。

今日市面上有許多左旋多巴和 DDIs 的不同配方（表 13-2）。Carbidopa/levodopa（levodopa 就是左旋多巴）是以商品名配製在流通販售。這種製劑中兩種藥物的劑量標示是用一個分數（幾分之幾）來表示：分子是每顆錠劑上 carbidopa 的量，而分母則是 levodopa 的量。例如：10/100 的併用藥物是由 10mg 的 Carbidopa 和 100mg 的左旋多巴

所組成。Carbidopa/levodopa 可用的複方錠劑有 10/100、
25/100 和 25/250。在加拿大和一些歐洲國家的習慣，則是
以左旋多巴的劑量為分子，以 DDIs 劑量為分母（換言之，
是 levodopa/DDIs 比率），因此，Prolopa（或 Madopar）
是以下列併用的方式使用：50/12.5、100/25 和 200/50（或
用美國的習慣是 12.5/50、25/100 和 50/200，見表 13-2）。

　　典型上來講，DDIs 的量越大效果越好，特別是在用左
旋多巴的初期，這時 carbidopa 的劑量可能低到不足以抑
制身體內的酶的活性，以致無法催化左旋多巴進入腦部的
通道。大部分病人需要每天最低 75mg 到 150mg 的 carbidopa
或 benserazide。 在 1：4 的 carbidopa/levodopa 比 率
（25/100）下，病人開始通常會每次一顆錠劑、每天服用三

表13-2　carbidopa/levodopa製劑	
品名	商標名
carbidopa/levodopa（10/100, 25/100, 25/250）	Sinemet（10/100, 25/100, 25/250）
carbidopa/levodopa CR（25/100, 50/200）	Sinemet CR（25/100, 50/200）
carbidopa/levodopa ODT（10/100, 25/100, 25/250）	Parcopa
benserazide/levodopa	Madopar, Prolopa（12.5/50, 25/100, 50/200）Madopar HBS

次。carbidopa/levodopa 比率為 1：10（25/250）的錠劑是用於某些病人身上，但實務上而言，1：10 和 1：4 兩者之間只有微小差異。1：4 的比率可能對某些出現胃腸副作用的人較為有用。

對某些人而言，噁心和嘔吐是個重大問題，特別是如果因為這個副作用而使他們所能服用的 carbidopa/levodopa 劑量受到限制的話。當即使 1：4 的比率仍然嫌 carbidopa 不夠多時，病人可以只加上 carbidopa 的額外劑量，稱為 Lodosyn。

Carbidopa/levodopa 也以一種**控制釋放型**（controll-ed-release）的配方在販賣，稱為 Sinemet CR，通用的有 25/100 或 50/200 的劑量。Sinemet 的控制釋放型配方讓左旋多巴較慢釋放到血液中，可產生多少較長一點的作用時間。有些推測認為，Sinemet CR 可能比立即釋放型的 Sinemet 產生較少的長期副作用。然而，在一項五年期的研究中，對罹患早期巴金森病的人所用的 Sinemet 和 Sinemet CR 加以比較，和左旋多巴有關的副作用在嚴重程度或頻率上兩者並未顯現出任何顯著重大的差異。

在左旋多巴正逐漸減弱藥效時，某些巴金森病的症狀會突然出現，而 Sinemet CR 可有助於順利擺平它們。這些症狀包括動作功能起伏不定、劑末漸弱（end-of-dose wearing off）起伏不定或開／關起伏不定（當藥效漸弱時人們會突然變成僵硬和凍結）以及夜間不動及睡眠破壞。在清晨，當藥物濃度較低時，有些人會產生動作越來越緩慢、越來越僵硬或腳部抽筋等麻煩。當這些起伏不定經常

出現或不可預期地出現，Sinemet CR 可以藉著使「起到作用」的時間加長，以及較不容易被吸收，來對治問題。在這情形下，患者對於標準型左旋多巴配方會有比較可靠的反應，雖然仍是起伏不定。

　　Carbidopa/levodopa 也 有 口 服 分 散 錠 劑（orally disintegrating，簡稱 ODT），方便含在嘴裡溶化。carbidopa/levodopa 也可以自製成液體製劑來服用，這對於嚴重受到開 / 關動作功能起伏不定困擾的人們特別有效用。這種液體劑型的優點是它很快且很容易被胃腸吸收，缺點則是病人必須約每隔一小時服用一次。如第十二章所提到的，在某些北歐及歐洲國家可買到一種左旋多巴的特殊配方（Levodopa-Carbidopa Intestinal Gel 〔 LCIG 〕， 或 Duodopa），穿過身體以幫浦直接把藥打進小腸，這種劑型最後會在北美上市。

　　藥物經常以不同方式發揮作用，端視它們是否和食物一起服用。左旋多巴也不例外。它在空腹時經由胃腸道吸收是最好的，所以服用的時間以飯前 20~30 分鐘或飯後兩小時，是最佳時間。如果左旋多巴導致噁心或胃腸不適，那就必須在用餐時服用，或餐後馬上服用。然而，由於左旋多巴和食物同時服用的話並不像空腹時服用的吸收效果那樣好，因此在用餐時同時服用左旋多巴的人，得到的藥效不會一樣多，症狀改善也就稍遜。病人常被藥師錯誤告知要用餐時一起服左旋多巴。再講一次，這只有當空腹服用藥物出現噁心時才需要如此。如果食物對藥物吸收和動作功能起伏不定的不良效應有加重現象時，應避免和食物

一起服用。隨時間釋放的配方，如 Sinemet CR，其有效性較不受用餐影響，這或許是一項突出的優點。然而，如上所述，Sinemet CR 多少有點吸收不太可靠，這在治療後期可能會出現問題——要花較長時間才能得到好處，而且有些劑量的效用不像其他藥物那麼可靠。

何時應開始治療？

關於罹患巴金森病的人何時開始左旋多巴治療，仍有爭論。這是個困難的問題。我們還不知道，究竟早期開始左旋多巴治療會增加左旋多巴療法的長期慢性併發症風險（諸如動作功能起伏不定、異動症、幻覺及妄想），還是這些併發症的發生只是因為疾病變得更加嚴重的關係——如果是後者的情況，則病人服用左旋多巴已多久，就不是值得探討的議題了。在近期的臨床試驗中，比較了早期使用左旋多巴和早期使用多巴胺增強劑，前者會有較好的動作表現，但有較多的動作功能起伏不定和異動症；早期使用多巴胺增強劑則導致較少的異動症及較少的動作功能起伏不定，同時有顯著動作表現上的改善，但效果並不像左旋多巴的治療那麼大。然而，在十年後的整體成效上，也就是所有病人普遍都服用左旋多巴及其他藥物時，結果很可能並無差異。我們在下一章會有更進一步的討論。

然而，一般而言，醫師們都同意，罹患巴金森病的人如果症狀開始顯著干擾到日常功能及生活品質時，就應該開始服用左旋多巴。如第十二章裡所探討的，這點因人而異。決定開始左旋多巴療法的原因，有人可能是在工作上

難以使用電腦鍵盤，或寫字能力已大幅退步到無法令人辨識的地步；其他人則或許是不再能夠為家人做飯，或享受諸如打高爾夫球、網球等休閒活動。對絕大多數的人而言，一開始就以左旋多巴來治療，可明顯改善巴金森病的症狀。

罹患巴金森病的人可以用原始的立即釋放型 Sinemet（carbidopa/levodopa）或控制釋放型配方 Sinemet CR。立即釋放型製劑較早產生效果，而且效果會較明顯──在服用一段時間後，病人常常會覺得它「起到作用」──但它的作用不如控制釋放型藥物來得持久。如果是控制釋放型藥物，患者可以在一劑與下一劑之間稍微隔久一點，但它帶來的改善效果是較微弱的。

有些人會擔心「過早」開始服用左旋多巴，許多我們的病人會問是否左旋多巴在服用多年後效果會變得較微弱。事實是，在疾病的期間，左旋多巴對巴金森病的症狀仍然有效。但疾病本身確實也在進行中，症狀確實也會變得較嚴重。雖然左旋多巴仍繼續緩解和改善症狀，它所能恢復功能的程度隨著時日而變得越來越不能令人滿意。換言之，左旋多巴並未隨著時日失去藥效強度，病人也不會產生耐受性，但潛在的巴金森病仍在進行，以致其改善程度不像之前那麼完全。

此外，當症狀惡化時，患者對左旋多巴的反應方式會稍微改變。開始時，罹患巴金森病的人對 carbidopal/evodopa 的反應很平穩，也就是說，他們一天服用二到三次的劑量，而效用可持續整天。到了疾病後期他們開始注

意到，當藥效漸漸減弱時，他們開始會出現劑末減弱的動作功能起伏不定，或開／關的動作功能起伏不定現象。於是，在一般情形下，就需要增加藥物的劑量和每天服藥的次數。

對於有早期巴金森病症狀的人們，有越來越多左旋多巴的替代物可以緩解症狀，包括多巴胺增強劑和 MAO 抑制劑 rasagiline、selegiline，而且越來越多人在疾病稍後期或許會開始使用左旋多巴。就長期而言，是否使用這些左旋多巴替代物來使症狀緩解比較好，仍不清楚。

蛋白質重新分佈飲食法

如第十二章中所討論的，左旋多巴可能和諸如動作功能起伏不定的破壞性副作用有關聯，即使和 DDIs 一起服用也可能如此。這些動作功能起伏不定發生在罹患稍微更進一步的巴金森病的人身上，這時腦內的左旋多巴濃度只要較小幅度的改變就攸關症狀的緩解程度。結果，當腦內多巴胺的量變得太低時，病人的顫抖、僵硬、動作緩慢及走路問題會重新出現。如果病人注意到自己吃了一頓含有蛋白質（例如肉類、起士、乳製品或豆類）的食物之後，有動作功能起伏不定的情形，則蛋白質重新分佈飲食法或許可以對他們有幫助。這項飲食是要減低白天的蛋白質攝取，但整體消耗的蛋白質並沒有減少。它所要做的，是把蛋白質的攝取從早餐和午餐轉移到晚餐。

左旋多巴，與形成蛋白質的成分一樣，是一種胺基酸。我們所食用的蛋白質在我們的消化系統內大部分被分

解為胺基酸，而消化系統無法區分胺基酸是來自左旋多巴還是食物中的蛋白質。當食物的胺基酸和左旋多巴競爭要經過小腸壁進入血液時，左旋多巴不容易被適度吸收到血液裡。事實上，有些左旋多巴並不進入血液裡，而是順著消化道向下沖瀉並排出體外。

這種情況下很可能有第二個強烈打擊。從食物中衍生的胺基酸也很可能會和左旋多巴競爭從血液流到腦部的通道。某種程度上，這些胺基酸能阻斷左旋多巴進入腦部。

有些人，一般是指有罹患較進一步盛發期巴金森病的人，會說當他們服用 Sinemet（carbidopa/levodopa）並食用含高蛋白的食物（諸如漢堡）時，Sinemet 的劑量並不能「起到作用」，沒有產生效果。這些人如果在白天能限制攝取蛋白質，而把主要的蛋白質攝取時間轉移到晚餐，就可以看到症狀上的改善（然而，這意味晚間對左旋多巴的反應就可能受損）。

蛋白質重新分佈飲食並非意味降低飲食中蛋白質的總量——這樣會對一個人的整體健康有嚴重後果。取而代之的是，設計飲食內容把蛋白質攝取轉移到晚間，如此，左旋多巴的吸收會在一天稍早的時間受到增強，且白天的動作症狀會得到改善。

如果你正在服用 carbidopa/levodopa 且並未從攝取蛋白質中注意到任何不良副作用，遵循蛋白質重新分佈飲食法對你可能就沒什麼幫助。一般而言，只有出現明顯的劑末減弱或開／關動作功能起伏不定現象的人，會注意到蛋白質重新分佈的有益效應。但即使是這樣，也只有少數比

例的人可得到好處。

有特殊飲食可以因應這種情況，也就是以一種特定的醣（碳水化合物）／蛋白質比例來產生卡路里（熱量），以便降低蛋白質對某些罹患巴金森病的人可能帶來的破壞。這些飲食可以從巴金森病相關機構中取得。我們建議，在使用這些飲食之前，你要確定你真的需要改變飲食，並且要和一位有治療巴金森病經驗豐富的醫師討論這項蛋白質重新分佈飲食法。

罹患早期巴金森病的人如果沒有服用任何藥物的話，沒有理由要採取蛋白質重新分佈飲食法。而只有服用selegiline、rasagiline、多巴胺增強劑、抗膽鹼藥物或amantadine的人，也不應使用這個飲食法，因為這些藥物都不會和從飲食而來的蛋白質競爭。

總而言之，正在服用 carbidopa/levodopa 的人會發現他們的動作症狀因為這個飲食療法而緩解，而沒有動作功能起伏不定或左旋多巴劑量失效的人，無法從蛋白質重新分佈飲食法中獲得好處。這個飲食法應該只用於服用藥物合併含蛋白質飲食的時候會很明顯喪失 carbidopa/levodopa 效用的人，以及有很難控制的動作功能起伏不定的人。

可增強左旋多巴和多巴胺的藥物

左旋多巴在腦內轉變成多巴胺時，涉及到黑質之中產生多巴胺以及和紋狀體（尾核與殼核）溝通的神經元；神經元會將自己製造出來的多巴胺傳送到紋狀體。這些神經

元正是被巴金森病的疾病過程所影響的神經元（圖13-1）。因此，不意外的，當疾病隨著時日越來越影響到這些神經元時，就只有越來越少的神經元在處理把左旋多巴轉變成多巴胺的代謝過程。其他細胞很可能取代這項轉變，但這些細胞只是單純的立即釋出多巴胺，缺少功能正常的多巴胺神經元所正常執行的控制或貯存。

圖 13-1 在最上面的圖示中，描繪出一個帶有前突觸和後突觸神經元的正常突觸。這裡顯示的是細胞層級的機制，包括貯存在囊泡裡的多巴胺和釋出到突觸裡的多巴胺，這個機制在突觸上作用於多巴胺受體，以便和後突觸神經元溝通。在正常人的腦部中，有著正常的前突觸和後突觸神經元，因此動作命令和動作活性可正常完成。而在罹患巴金森病的人的腦部中，源自黑質的多巴胺神經元的前突觸數目減少了。這使得黑質中專司藉由多巴胺溝通信息的多巴胺神經元變少，因此出現巴金森病的症狀。

解決這個問題的一個方式，是開發藥物來**模擬多巴胺**直接刺激多巴胺受體（多巴胺受體增強劑），以及在體內**抑制多巴胺的分解**，從而增加腦部可用的多巴胺濃度（即COMT 及 MAO 抑制劑）。

多巴胺增強劑

當神經元的軸突釋出多巴胺時，它通過一個極小空間（突觸間隙）並活化附近神經元內的多巴胺受體。而一旦多巴胺受體被活化，資訊（信號）就被傳遞到下一個神經元，然後以同樣的方式一路傳遞到下一個神經元。

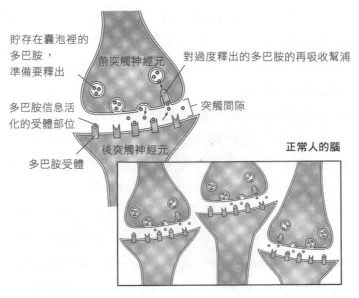

貯存在囊泡裡的
多巴胺，
準備要釋出

前突觸神經元

對過度釋出的多巴胺的再吸收幫浦

多巴胺信息活
化的受體部位

突觸間隙

多巴胺受體

後突觸神經元

正常人的腦

巴金森病人的腦

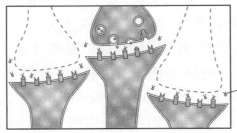

多巴胺受體增強劑

圖 13-1

在最上面的圖示中，描繪出一個帶有前突觸和後突觸神經元的正常突觸。這裡顯示的是細胞層級的機制，包括貯存在囊泡裡的多巴胺和釋出到突觸裡的多巴胺，這個機制在突觸上作用於多巴胺受體，以便和後突觸神經元溝通。在正常人的腦部中，有著正常的前突觸和後突觸神經元，因此動作命令和動作活性可正常完成。而在巴金森病人的腦部中，源自黑質的前突觸多巴胺神經元的數目減少了。這使得黑質中專司藉由多巴胺溝通信息的多巴胺神經元變少，因此出現巴金森病的症狀。

所謂**多巴胺受體增強劑**，是一種可以模擬多巴胺受體上的多巴胺活性的藥物。它不必然要在腦內代謝（轉變成另一種物質）而成為具有活性。這類藥物的潛在優點包括紓緩巴金森病症狀，以及效果的產生可能較為平順，因為這類藥物不必經由被疾病過程影響的神經元來代謝。

　　一九七〇年代初期，第一個多巴胺受體增強劑 bromocriptine（Parlodel），經證明在治療巴金森病的基本症狀上有效。整整十年間，bromocriptine 是治療巴金森病唯一可用的多巴胺受體增強劑。然後在一九八〇年代，pergolide（Permax）被引進來。1997 年，兩種新的多巴胺受體增強劑 pramipexole（Mirapex）和 ropinirole（Requip），被美國食品藥物管理局（FDA）核准通過為早期及盛發期巴金森病的治療藥物。這四種多巴胺受體增強劑利用基本上相同的機制來發揮作用，但它們並非完全相同的藥物。多巴胺增強劑並非普遍可取得，包括 lisuride 及 cabegoline。Apomorphine 是一種注射型的多巴胺增強劑，在本章後段會討論到。Rotigotine（Neupro）是一種經由皮膚貼片傳遞的多巴胺增強劑，美國 FDA 一開始核准通過，但因為貼片內的藥物有結晶化的問題而從市場上撤出。這個問題已經被矯正過，美國 FDA 也予以承認通過，現在 Neupro 已回到市場可以用了。

　　如第十一章中所提示，我們的腦內至少有五種型式的多巴胺受體，分別為 D_1、D_2、D_3、D_4 和 D_5。每一個多巴胺受體增強劑如何作用在這五種不同的受體上，其實都有一點點稍微不同的方式；然而，這是否會影響或如何影響

一
262
一

這些藥物的整體效益以及副作用，仍不是很清楚。所有多巴胺受體增強劑都必須刺激 D₂ 受體，以便紓緩巴金森病的主要症狀。例如，pregolide 刺激 D₁ 和 D₂ 受體；pramipexole 和 ropinirole 則刺激 D₂ 和 D₃ 受體。有越來越多證據認為，D₃ 受體牽涉到較多的人格及情緒面向，更甚於動作控制面向，例如，刺激 D₃ 受體可影響憂鬱、冷漠無感及被動性等症狀。

　　每一個增強劑都可以與 carbidopa/levodopa 併用，而這項合併對中期或盛發期巴金森病經常有用。有些醫師單只開一種多巴胺增強劑做為治療早期巴金森病的初始藥物（稱為單一療法），而延緩導入左旋多巴。有些醫師試圖對已多年服用左旋多巴的病人降低左旋多巴的總量。然而，最常見的是，人們在服用 carbidopa/levodopa 幾年之後開始用增強劑，且開始經驗到一些和這個藥物有關聯的長期問題，諸如動作功能起伏不定或異動症。所有增強劑都已經證明可以有效增加「開」的時間，這時患者會有帶來助益的抗巴金森療效。增強劑也可降低人們感覺緩慢以及僵硬的時間，因而改善整體的功能。

　　所有增強劑都會產生副作用，如嗜睡、頭暈、低血壓、足踝腫脹及精神症狀的干擾。增強劑在一開始要用很低的劑量，然後非常緩慢的調高劑量（指觀察或衡量每次小量增加劑量的任何效應，然後加以調整）。這種緩慢且漸進的導入方式，可避免諸如頭暈及噁心等副作用。由於可取得的增強劑有許多，如果頭一個沒有療效或造成太多副作用，可以用另一個增強劑取代。不能忍受某種藥物的

人可能對另一種適應非常好。多巴胺增強劑也需要非常緩慢的逐漸減少，以避免多巴胺增強劑戒斷症候群，其特徵為易怒、憂鬱及疲累。

另一種避免副作用的可能，是使用多巴胺受體阻斷劑，稱為 domperidone。多巴胺在血液中大量循環時會刺激腦部的嘔吐中心，因為這個中心的血液供應來自腦外。多巴胺增強劑以相同方式直接影響到嘔吐中心而產生嘔吐。domperidone 阻斷身體內的多巴胺受體，但不會影響腦內的受體，因而可以避免多巴胺增強劑刺激嘔吐中心，卻不會干擾到增強劑對巴金森病症狀的治療效果。domperidone 可在加拿大、歐洲及以色列等地取得，但在美國本土則無。在美國本土想取得 domperidone 的人可向他們的神經科醫師要求開處方供他們個人使用，然後到國外經過安排取得該處方藥物。

增強劑也會造成異動症和精神問題等副作用，這和多巴胺系統所接收到的所有刺激有關聯。如我們先前提過的，左旋多巴刺激多巴胺系統，而增強劑用一種稍微不同的方法也刺激多巴胺系統。結果，當增強劑被加到藥物上時，幻覺或異動症不是惡化，就是開始浮現出來。如果異動症變成麻煩的話，在引入多巴胺增強劑時，左旋多巴的劑量就必須逐漸降低。一項常見的錯誤是，斷定病人就是無法忍受多巴胺增強劑，而其實真正的困難是需要降低左旋多巴的劑量。另一方面，如果幻覺是在引入某種多巴胺增強劑期間發生，這個增強劑就需要降低劑量。精神症狀上的副作用比較會隨著增強劑而發生。

另一項錯誤是，乾脆停掉 carbidopa/levodopa 而導入多巴胺增強劑。這麼做幾乎一定會導致難以接受的巴金森病症狀惡化。在這種情境下，人們常誤以為是增強劑使他們的症狀惡化。

罹患巴金森病的人需要知道，增強劑的效應和左旋多巴的效應感覺上是不同的。有時候患者會認為治療並未「起到作用」，沒有伴隨左旋多巴從「關」到「開」而突然使他們爆發出動作能量，所以斷定某個增強劑沒有幫助。增強劑不會快速「起到作用」。它們是以較為緩慢的方式起作用來改善動作表現，而它們的效應也是逐漸在減弱，所以不會觀察到如同左旋多巴所產生的戲劇性變化。

許多罹患巴金森病的人和他們的醫師如果在治療初期用低劑量卻未得到療效，很快就放棄掉多巴胺受體增強劑，但許多病人只是因為沒有適當引入增強劑而沒有得到效益。一般而言，持續努力達到較高的劑量的話，會帶來可觀的效益。

◎使用增強劑的新發展

另一個治療巴金森病的爭議，是有關如何使用增強劑，這點有一部分是來自最初對這些藥物的期待。由於長期使用左旋多巴常會產生與藥物有關的副作用，醫師會希望增強劑必然是「左旋多巴省用劑」——換言之，可先使用增強劑一段時間，延後對左旋多巴的需求，直到疾病後期才用。

一開始，bromocriptine 也是以這種方式單獨使用，但所需的劑量很大，會產生例如昏睡、頭暈、血壓下降及精神功能困擾的副作用。所有增強劑都會產生類似的副作用，但就如已經提及的，對某種增強劑會出現副作用的人可能對另一種有很高的耐受性。

pramipexole、ropinirole 和 rotigotine 被認為可用單一療法（單獨使用，沒有左旋多巴）對早期巴金森病發揮功效。它們在降低包括顫抖、僵硬及動作緩慢等症狀上具有療效，而患者普遍對這些藥物耐受性良好也讓許多研究人員對它們印象良好。pregolide 也被證明對早期巴金森病是個很有效的單一療法。不幸的是，報告顯示 pregolide 和心臟瓣膜異常有關聯。有一些服用 pregolide 的病人被發現心臟瓣膜有疤痕，所以該藥物就從市場上退出（cabergoline 似乎也是和這項風險有關聯，它在北美並沒有為了治療巴金森病而上市）。較新的增強劑，pramipexole、ropinirole 和 rotigotine，則和這個問題都沒有關聯。

然而，多巴胺增強劑最常被用來和左旋多巴合併，以便使巴金森病症狀獲得最大的緩解。再說一遍，增強劑的目的是：在早期巴金森病使用增強劑，可減少病程後期出現抗巴金森藥物有關的副作用。

一些已經在進行的研究，針對在罹患早期巴金森病的人身上使用做為單一療法的增強劑 ropinirole、pramipexole 和 pregolide，對比於使用 carbidopa/levodopa，進行比較。這些研究顯示，早期使用增強劑可減少異動症的發生

頻率。然而，在這些研究中，左旋多巴的使用可讓巴金森病在動作失能方面有較多的改善，且依據特別測驗所評量而得的生活品質也較高。現在的問題是，**在早期降低異動症及動作功能起伏不定，對巴金森病的處置是否具有長期的重大意義**。並沒有足以說服人們的證據，顯示預防早期、輕度的異動症在巴金森病的處置中具有長期的顯著重大意義，因為所有病人到最後都需要左旋多巴，而如果動作功能起伏不定和異動症都將會發生，那麼一開始用多巴胺增強劑，很可能只是在早期階段延後了這些症狀，而這些症狀在早期並沒有那麼令人困擾。事實上，整體而言，和左旋多巴比較，使用多巴胺增強劑會導致副作用增加，包括足踝腫脹、網狀青斑（足踝上有輕度紅疹及腫脹）、衝動控制疾患以及其他行為問題、姿勢性低血壓（站立時血壓降低）以及增加經濟負擔。多巴胺增強劑合併左旋多巴，在治療巴金森病的顫抖、動作緩慢及僵硬、動作功能起伏不定以及異動症上，仍是非常有用。

◎哪一種增強劑最好？

　　幾乎沒有任何直接比較各種不同增強劑的研究。一般而言，它們都有裨益。關於不同增強劑如何產生功能，我們有大量的資訊，且研究無時無刻不在提供更多的資訊。我們所不知道的是，每個人對這些不同的增強劑究竟如何反應。

　　如果你正計畫服用某種多巴胺增強劑，你的醫師需要弄清楚什麼對你是最好的選擇，然後你必須監控自己的身

體，看看你的症狀對增強劑到底反應如何，副作用有哪些，以及你對產生的改變感覺如何。如果一個增強劑不好用，就換另一個試看看。你的醫師也需要針對你的第一個藥物究竟是應該服用多巴胺受體增強劑還是左旋多巴，以及是否應該為了中期或盛發期巴金森病而合併使用藥物，提供意見。

記住，增強劑的處方常常給予的劑量較低，而且它們可能對你是有好處的。許多醫師對這些藥物不太願意開給足夠的劑量，因為這些藥物需要花些時間仔細且緩慢地調整劑量到增強劑發揮效果為止，端視該配方的性質及有效的劑量，特別是 ropinirole，比 pramipexole 更需要如此。這點需要病人和醫師雙方的耐心，特別是涉及各種不同的副作用時。然而長期而言，忍受副作用終究可以換得重大的動作功能上的好處。如今 ropinirole 和 pramipexole 都已經有了長效型製劑，讓醫師能更容易為患者安排用藥。當然，更長效的劑型更貴。使用 rotigotine 的皮膚貼布方法，每天一次，也同樣是很方便的。另一方面，皮膚對貼布起反應是這個配方所獨有的，而這可能會十分惱人，偶而不得不被迫停用。

apomorphine（Apokyn）是一種在美國上市的注射型多巴胺增強劑。它和其他我們才討論過的多巴胺增強劑具有相同的良好療效及相同的副作用，是唯一可藉由皮下（就在皮膚下面）自我施行注射的多巴胺增強劑。它最常和 carbidopa/levodopa 以及口服的多巴胺增強劑合併使用，以縮短「關」的時期。一些罹患巴金森病的人注意到，一

個「關」的時期可能會持續六十到九十分鐘，即使已服用了下一劑藥物。而 apomorphine 注射劑往往在十到二十分鐘內就可使病人回到「開」的狀態。

以 apomorphine 做為開始的療法，並不單純只是一個新處方、新用藥指示而已。如果你和你的醫師已決定你應該開始使用這個療法，就要事先從某家特殊的藥局訂購藥物和注射器具。然後，在你和醫師約好要開始這個療法的三天前，你必須開始服用 trimethobenzamide（Tigan），這是一種預防 apomorphin 可能會產生噁心副作用的藥物。在開始當天，你不要服用早上的抗巴金森藥物，所以在你到達醫師的地方時是處於「關」的狀態。你和你的家人接受有關如何使用注射的指導，然後醫療人員逐步調整適合你的 apomorphine 正確劑量。整個步驟要花一到三個小時。除了做為間歇性「解套」療法之外，在某些國家可以用特殊幫浦以連續輸液的方式來使用 apomorphine。

COMT抑制劑和MAO抑制劑

兒茶酚－O－甲基轉換酶（COMT）抑制劑和單胺氧化酶—B型（MAO-B）抑制劑，是作用在酶系統上，以增加腦部動作控制系統可運用的多巴胺數量。如我們在第十一章及本章稍早時所描述的，當患者服用 carbidopa/levodopa 時，其中一些左旋多巴遭到酶的攔截而在血液中變成多巴胺，這種多巴胺無法進入腦部供動作控制系統使用。

攔截左旋多巴的許多種酶之中，有一個便是 COMT。

假如 COMT 被抑制，就會有更多的左旋多巴可到達腦部的動作控制系統。這個原理幾乎和 carbidopa 之類的 DDIs 的功能雷同；carbidopa 和左旋多巴合併在一起已經約四十年了。COMT 抑制劑是給服用 carbidopa/levodopa 而發生動作功能起伏不定的患者使用的，他們需要在藥物中附加酶的抑制劑。

MAO-B 抑制劑，諸如 selegiline（Eldepryl）和 rasagiline（Azilect），可防止 MAO-B 酶在腦裡面分解多巴胺，因而增加腦內多巴胺的濃度，所以理論上有助於緩解巴金森病的症狀。MAO-B 抑制劑的功能只在腦內發揮，比起 COMT 抑制劑來，它在症狀上的效果較少。

◎COMT抑制劑

1998 年由美國 FDA 核准使用，第一個 COMT 抑制劑是 tolcapone（Tasmar）。第二個 COMT 抑制劑是 entacapone（Comtan），在 1999 年底獲得美國 FDA 核准使用。COMT 抑制劑所操控的生化路徑，在 1998 年以前尚未成為治療巴金森病的標靶。病人或許可以從合併療法獲得特別的效益，這項合併療法包括 carbidopa/levodopa、多巴胺增強劑以及 COMT 抑制劑。事實上，三合一的合併藥物── carbidopa/entacapone/levodopa（Stalevo）──已經為了方便使用而上市了。

COMT 抑制劑對於有動作功能起伏不定的患者特別有助益。如稍早所探討的，動作功能起伏不定是腦內多巴胺起伏不定而發生的。如果腦部有足夠的多巴胺，患者就是

270

巴金森病完全手冊

在「開」的狀態，從而有幾乎正常的動作能力；如果情況相反，他們會變得越來越緩慢和僵硬，甚至可能凍僵。任何藥物只要能讓更多的多巴胺被輸送到腦部的時間延長，就會延長「開」的時間且減少「關」的時間，而 COMT 抑制劑已顯現出在這方面是有效果的。

Tolcapone 和 entacapone 的服藥時程非常簡易。因為它不需要從低劑量開始然後慢慢增加，這兩種藥物都可以在頭一天就開始用有效劑量。因此之故，兩者都比多巴胺增強劑容易使用。Tolcapone 一天三次；而 entacapone 是作用較短的藥物，和 carbidopa/levodopa 的每次劑量一起服用，一天需服用達十次。

然而，這兩種 COMT 抑制劑可能會有些惱人的副作用。有些是與人部分多巴胺刺激藥物所產生的副作用相同，像是：頭暈、噁心、疲累、直立型低血壓、異動症及幻覺。這些副作用常可藉著降低左旋多巴的劑量而得以解決。

COMT 抑制劑對有異動症困擾的人，可能帶來特殊難題。如果這些不自主動作在左旋多巴劑量達到高峰時惡化，病人對增加多巴胺的刺激時便會產生反應。由於 COMT 抑制劑會增加可用的多巴胺，因此它加入藥物配方中會增加異動症的發生頻率和嚴重度。藥物配方含有 COMT 抑制劑時，一個解決辦法是降低左旋多巴的劑量，通常大約降低 20% 到 25%（如果開始使用 COMT 抑制劑之時，病人就已經有了惱人的異動症的話，這是做為一般性的預防方法）。而在達到正確的平衡時，病人通常可經

驗到「開」的期間有所改善，以及異動症的少許惡化。

　　某些 COMT 抑制劑的副作用需給予嚴重的關切。一個不具生命威脅的副作用是腹瀉；大約在開始治療的一個月後，5% 到 10% 服用 COMT 抑制劑的病人會有腹瀉狀況。這通常意味必須停用該藥物。然而，並非所有 COMT 抑制劑引起的腹瀉都這麼嚴重，如果是輕微的，仍可繼續使用。如果你在開始用 COMT 抑制劑之後有了腹瀉，就應該告知醫師。

　　比較嚴重的併發症，是可能出現肝功能異常。我們知道服用 tolcapone（Tasmar）的病人，有 2% 到 3% 在血液中的 transaminases 酶的濃度會升高，這表示肝功能有障礙。有些人服用 tolcapone 後會發展出嚴重的肝損害。這種對肝極少見但嚴重的毒性，使得美國 FDA 針對使用 tolcapone 發出嚴重警告。它只能開給已經使用過其他抗巴金森藥物的罹患盛發期巴金森病的人；使用時應先試用三個月，屆時如無成效，就應停用。任何服用 Tasmar 的人都應簽署一份同意書，說明他們已知有嚴重肝衰竭及死亡的風險。

　　在 2006 年初，針對許多罹患巴金森病的人使用 tolcapone 所做的研究，放鬆了對該藥物的使用限制。如果有人計畫服用 tolcapone，必須在開始服用之前先做肝功能檢測，然後在頭六個月內每二到四週密切監控肝功能。治療六個月之後，由醫師決定是否需要繼續肝功能檢測。如此做是希望經由頻繁的肝功能檢測，提醒醫師注意到損害的早期徵象，以便立即停用 tolcapone，從而防止對肝造成毒性損

害。這種方式可能會有用。在美國，自從新法規要求肝功能監測之後，再也沒有因為 Tasmar 而死亡的案例報告（在加拿大和歐洲，Tasmar 已經下架，但最近在歐洲又恢復上市了）。

Entacapone 沒有這些肝毒性的問題，服用此藥物並不需要做肝功能監測。如果要開 COMT 抑制劑的處方，應首先使用 entacapone。然而，值得注意的是，如果患者已經有動作功能起伏不定的麻煩問題，而且使用 entacapone 沒有成效，這時可考慮試試 tolcapone，即使要做肝功能監測。tolcapone 對許多人很管用，我們希望在進一步使用這個藥物之後，可以顯示它的肝毒性極少；果然如此的話，對 tolcapone 的密集監測或許就可鬆綁了。

◎MAO抑制劑

MAO 抑制劑比 COMT 抑制劑出現的時間還要早，其中有些是開發做為抗憂鬱劑之用。MAO 酶可分成 MAO-A 和 MAO-B 兩個子系統。MAO-A 抑制劑和非選擇性 MAO 抑制劑——不是抑制 MAO-A 就是抑制 MAO-B——可藉著增加腦內多巴胺和新腎上腺素含量，來明顯緩解憂鬱症。

服用舊式非選擇性 MAO 抑制劑（如，pargyline）的人，必須避開食用某些食物以防止所謂的乳酪效應。一種常見於熟成乳酪、紅酒和啤酒中，名為酪胺酸（tyramine）的化合物，和 MAO-A 抑制劑或非選擇性 MAO 抑制劑合併食用時，會轉化為可使血壓升高到危險程度的化學物質。同樣的問題也發生在這些 MAO 抑制劑和左旋多巴併

用的情形，所以一般不用來治療巴金森病，且絕對不會給服用左旋多巴的人使用。

幸運的是，對罹患巴金森病的人而言，MAO-B 抑制劑，諸如 selegiline（Eldepryl）和 rasagiline（Azilect），在用來治療巴金森病的劑量下（每天 5mg 到 10mg 的 selegiline；或每天 1mg 的 rasagiline），並不會產生乳酪效應，且不必採行飲食限制。selegiline 基本上是用來舒緩罹患中期到盛發期巴金森病的人巴金森病患者的動作表現，及用在有動作功能起伏不定困難的人。它的效果非常輕微，有時連服藥的人或醫師都難以感覺得到。

一項假說認為 selegiline 會保護罹患巴金森病的人免於發生退化，但並沒有經過研究得到證實。要找到一個可停止或減緩巴金森病進行的藥劑，就像找尋聖杯般困難。即使是小小的降低巴金森病的進行，都可能增加病人數年享受快樂生活的能力，不受巴金森病有關的失能或藥物所阻礙。

認為 selegiline 可能是這樣一種藥物的想法，起源自有關 MPTP 的研究。MPTP 這種藥物是非法且在配製時發生錯誤而得的產物，它經由靜脈注射後會迅速產生盛發期類巴金森症的症狀（見第九章）。在動物研究中使用 MTPT 時，它會破壞黑質的細胞，方式和巴金森病很類似，因此它提供了研究巴金森病的一個絕佳模型。

研究顯示，在動物身上，抑制 MAO 功能可防止 MPTP 所引發的類巴金森症。科學家們假設，巴金森病可能是受到某些不為人知的環境毒素，以類似於 MPTP 的方

式，或者使 MAO 在分解多巴胺的時候，附帶產生有毒的產物，影響了巴金森病中的神經細胞喪失。如果這其中的一種或兩種假說是真的，或許 MAO 抑制劑就可防止巴金森病的進行性神經損害。

在尋求保護神經的藥劑過程中，一個成員橫跨北美洲的「巴金森病研究團隊」（the Parkinson Study Group，PSG），在一項研究中徵召了有非常輕微早期巴金森病症狀的病人，監控他們的疾病進行情形。這項大型研究稱為 DATATOP（Deprenyl and Tocopherol Antioxidative Therapy of Parkinson's）試驗。DATATOP 試驗的設計，是要研究有早期巴金森病而在許多年內不需要使用左旋多巴的人，以斷定 selegiline（又稱 deprenyl）或高劑量的維他命 E（又稱 tocopherol）是否可減緩巴金森病的進行（維他命 E 是一種抗氧化劑，之所以被納入研究是因為人們認為它可保護細胞免於受到毒素——又稱自由基——的損害）。

研究參與者被分成四組，一組服用 selegiline，一組維他命 E，一組同時接受 selegiline 和維他命 E，最後一組則接受寬心劑（糖丸粒）。這些人在試驗期間受到仔細觀察，而某位患者如果症狀變得嚴重到需要左旋多巴的治療時，他這個部分的試驗便終止。研究人員持續追蹤這些參與者到底需要多久時間才會需要左旋多巴治療。

試驗結果在《新英格蘭醫學期刊》（*New England Journal of Medicine*）中刊登出來，顯示每天服用 2000 單位維他命 E 的這組並沒有比寬心劑組較好，維他命 E 於是被排除在

具（神經）保護性藥劑之外。然而 selegiline 組很清楚比寬心劑組來得好，患者在需要左旋多巴之前撐的時間較久。但這個部分卻出現了爭議。

其他科學研究報導說，selegiline 在 DATATOP 試驗中所使用的劑量並沒有改善巴金森病，但是，DATATOP 研究中清楚顯示，selegiline 確實能使某些人的顫抖、動作緩慢或僵硬等症狀緩解。我們究竟要如何來理解這些互相衝突的結論？服用 selegiline 的病人比那些沒有服用 selegiline 的病人較晚才需要左旋多巴，是因為這個藥物減緩了潛藏疾病的進行？還是因為他們已經服用了一種輕度有益於症狀效應的藥物（指 selegiline）？使這場詮釋論戰更加混亂的是，在 DATATOP 結果報告出來的同時，美國 FDA 核准了 selegiline 可以使用在罹患中期到盛發期巴金森病的人身上，所以醫師可以處方這個藥物了。

所有這些事件，使臨床研究者、神經學家以及病患和家屬產生嚴重混淆。美國 FDA 核准 selegiline 似乎是因為它在緩解症狀上有些微效用，而《新英格蘭期刊》（New England Journal）則報導 selegiline 或許可以延緩對左旋多巴的需求。由於對 selegiline 有神經保護作用的期待希望頗高，許多醫師會將 selegiline 開給希望嘗試這項新藥的罹患巴金森病的人。

隨著時日，當 DATATOP 試驗的長期追蹤數據越來越不看好時，一開始的興奮轉成了失望。PSG 表示，雖然一開始使用 selegiline 延緩了左旋多巴的使用，但此藥物看起來不像具有任何神經保護的效果。同時，selegiline 並未

延緩左旋多巴副作用的出現，例如動作功能起伏不定或異動症。另一方面，一項來自瑞典的長期研究的確提供了某些證據支持 selegiline 具有疾病的修正效果（這個用語有時和神經保護這個詞相互取代，雖然兩者有著重要的差異）。

　　DATATOP 研究只是一系列神經保護試驗中的一個而已，它是利用 MPTP 在巴金森病的動物模型做為試驗的科學基礎。換言之，在動物模型中，已顯示實驗性（神經保護）藥物可減緩或減少 MPTP 所導致的多巴胺細胞的損害。這麼多根據此模型所做的試驗失敗了，令人質疑未來 MPTP 巴金森病模型是否還可行。

　　即使到今天，有關 selegiline 在巴金森病中所扮演的角色，爭議仍持續著。有些神經科醫師繼續相信它具有輕微的神經保護效果，而其他人則相信它只對症狀有輕微效果而已。兩個陣營所一致同意的是：selegiline 的效果，不管是神經保護或是症狀上的，都很輕微。其效果比起大多數其他抗巴金森藥物都來得微弱，而許多病人報告說，當他們開始或停止服用 selegiline 時，他們的症狀中只有少數可注意到有所改變。

　　證據的強度顯示，selegiline 並不能提供神經保護給罹患早期、中期或盛發期巴金森病的人。selegiline 應該僅只用於針對症狀，在疾病的早期階段用來增強多巴胺的效果，或是改善盛發期階段動作功能起伏不定的患者。

　　你可能聽過一些報導，說使用 selegiline 可能和死亡率增加有關聯。這項擔憂和英國的一項研究有關，該研究

刊登於《英國醫學期刊》（*British Medical Journal*）中。該研究發現服用左旋多巴加 selegiline 的人當中，死亡率比單單服用 selegiline 的人來得高。雖然這個結果極為困擾人們，它卻未在其他許多針對病人的大型系列研究中得到確證，且一般認為，非常不可能增加 selegiline 使用者的死亡率。那項英國的研究被人提出許多缺點。之後，DATATOP 病人群組受到徹底分析，並未發現 selegiline 的使用者中有增加死亡率的情形。

一種 selegiline 的劑型（Zydis Selegiline 或 Zelapar）被引進做為巴金森病的治療。Zelapar 錠劑在放進嘴巴後，不需要水即快速溶化。這藥物是經過口腔黏膜吸收進入身體，而不是經由胃。這樣可增加它緩解巴金森病症狀的有用性，並因為可以避開吃下沒多久就被肝臟代謝，所以能降低服用劑量。

Rasagiline（Azilect）是一種已經成功用於罹患早期和中期巴金森病的人身上較新進的 MAO-B 抑制劑。在早期巴金森病，它對動作症狀具有良好的效果，對中期到盛發期的巴金森病，則有助於降低動作功能起伏不定而帶來更多「開」的時間。事實上，在一項大型研究中，rasagiline 在降低動作功能起伏不定上和 entacapone 是可相比擬的。

在各式各樣動物模型中，包括巴金森病、中風和頭部創傷，有報導指出 rasagiline 可保護腦內的神經元。當然，巴金森病的研究中一再出現的問題之一是，藥物在動物模型中成功，卻在罹患巴金森病的人身上失敗。目前 rasagiline 已經被提升為一種神經保護藥物，但沒有存在清

楚的證據或證明認為它真的可減緩巴金森病的進行。

一項非常有趣的臨床研究試驗,再次由 PSG 所主導,檢視了 rasagiline 對罹患早期巴金森病的人的有效性。這項試驗把病人分為三組:每天服用 rasagiline 1mg,共六個月;每天服用 rasagiline 2mg,共六個月;及每天服用寬心劑(糖丸),共六個月。不令人意外的,到了六個月結束時,每天服用 1mg 或 2mg rasagiline 的這兩組和寬心劑組比較結果,前兩組在動作症狀(顫抖、僵硬、和動作遲緩)方面有所改善。在該研究的第二個六個月期間,每天服用 1mg 或 2mg rasagiline 的這兩組,以同樣劑量繼續下去,而寬心劑組則開始每天服用 2mg 的藥物。六個月後,也就是開始整個研究試驗的十二個月之後,再度評估巴金森病的分數。寬心劑組在六個月後開始服用 rasagiline 的部分,是延緩開始試驗(見第十一章)的一個例子。

延緩開始試驗,是一項試圖建立某個特別藥物是否具有神經保護作用的新方法。在巴金森病的臨床研究中有一個大問題是:如果某藥物緩解了症狀,那麼要知道該藥物是否有任何神經保護效應,就變得不可能了。這就是我們稍早針對 DATATOP 的 selegiline 試驗所描述到的問題。

在 rasagiline 的延緩開始試驗中,有些證據認為罹患早期巴金森病的人最好是提早開始治療,而不要延緩六個月後才治療。換言之,那些服用 rasagiline 達十二個月的病人,比服用六個月寬心劑之後再服六個月 rasagiline 的病人,其巴金森病的惡化分數較低。這是個很有意思的發現,鼓舞了接下來延緩開始(試驗)的 ADAGIO 研究,這

個在第十一章中有討論過，不幸的是它沒能提供我們一個肯定的答案。在確定這些結果真的是代表神經保護作用抑或是對疾病過程的一種實際修正之前，還需要進行更多的研究。為何早點開始藥物治療比晚點開始可能會影響到最後的成效，有許多不同的解讀。

可理解的是，人們對神經保護仍繼續懷著極大興趣，許多新的藥劑也正在進行中，有一天可能就會使疾病的進行緩慢下來。發現一種真正有神經保護作用的藥劑可用在罹患巴金森病的人身上，這將會是這個疾病治療上的一個里程碑。

抗膽鹼劑和amantadine

抗膽鹼藥物和 amantadine 在治療巴金森病上，具有長遠且光榮的歷史。現在它們仍用於早期巴金森病的治療，且有時也有助於緩解盛發期的症狀。在中期巴金森病治療中，它們並沒有如操控多巴胺系統的主要藥物般那麼有效，同時它們具有重大的副作用。如果要用這些藥物，必須以盡可能低的劑量來開始，慢慢導入、逐漸增加劑量。

◎抗膽鹼劑

顛茄生物鹼是從顛茄這種植物中提煉出來的，在十九世紀後期和二十世紀初期是巴金森病症狀的主要治療物質。在一九五〇年代，合成的抗膽鹼藥物取代了顛茄生物鹼，成為巴金森病治療的主要藥物類別，直到一九六〇年代末期導入左旋多巴為止。即使在今天，這些藥物仍被用

來協助控制顫抖及流口水。對於紓緩僵硬、動作緩慢或走路困難，它們不像其他藥物那般有效。

如第十一章中所提，乙醯膽鹼和多巴胺神經遞質系統之間保持著精細的平衡，罹患巴金森病的人具有過量的乙醯膽鹼活性。抗膽鹼劑是藉由部分阻斷乙醯膽鹼系統，並把兩個神經遞質系統重新帶回平衡，來緩解症狀。

抗膽鹼藥物包括一堆各式各樣的化合物，諸如 trihexyphenidyl（Artane）、benztropine（Cogentin）、procyclidine（Kemadrin）、ethopropazine（Parsitan，Parsidol）和 biperiden（Akineton）。它們的主要使用目的，是降低巴金森病的靜止型顫抖。同時，低劑量的抗膽鹼藥物，如 Artane、Cogentin 或 Parsitan，都有助於流口水或控制唾液困難的人。

這些藥物有幾個相關聯的副作用，它們的使用受到限制，雖然有些人能服用有效劑量而不會有明顯的副作用問題。抗膽鹼劑會導致嗜睡、便祕、視力模糊，以及最令人困擾的，尿液滯留（有攝護腺肥大的男性應避免抗膽鹼劑）和認知障礙（思考和記憶問題）。有些服用這類藥物的人描述會感到心智遲鈍、健忘、注意力變差且無法集中。年紀較大的人可能特別容易受到藥物對記憶和思考產生的效應，他們甚至會有意識混亂及失去方向感等問題。

由於抗膽鹼劑主要是有助於顫抖，而且有上述這些副作用，許多罹患巴金森病的人從未使用過它們。這些藥物極少適用於老年人，且幾乎不會用於有記憶或精神功能問題的人們身上。有些人對口乾、便祕或視力模糊會感到不

舒服，這些人也會避免使用抗膽鹼劑。

當人們長期服用抗膽鹼劑之後想要停掉時，應該慢慢減量，絕對不能突然停掉。突然停掉的話，會導致一種「反彈」效應，使症狀暫時惡化。即使起初抗膽鹼劑的使用對其他症狀的緩解並非十分有用，但它的影響所及除了顫抖之外也包括其他症狀。這些反彈可持續數天，偶而達到數週，直到腦部有足夠時間重新調適本身的化學平衡。

◎Amantadine

Amantadine（Symmetrel）用於治療巴金森病已有數十年。當時有些罹患巴金森病的人因別的目的（預防流感）而服用此藥，之後向他們的神經科醫師報告說他們的巴金森症狀出現改善，而使人們首次認識到它的抗巴金森效果。這引領了其後多項研究，顯示 Amantadine 的確有能力緩解巴金森病的動作緩慢和僵硬。

Amantadine 為何對巴金森病有效，有許多種假說。它可能干擾多巴胺被收回，或者可能提升多巴胺的釋出。這兩種機制中無論哪一種，都能讓腦內有更多的多巴胺可以使用。由於巴金森病主要是多巴胺缺損的問題，任何可增加腦內多巴胺的藥物都可緩解其症狀。Amantadine 也具備抗膽鹼效應。最近有關 amantadine 的研究顯示它會影響麩胺酸系統，這項發現或許確實說明了此藥物最主要的臨床效應；因為麩胺酸是腦內另一個重要的神經遞質，可能涉及巴金森病的症狀。

Amantadine 最常使用於早期巴金森病，以緩解輕微的

僵硬、動作緩慢及輕微行走異常。雖然你會從文章中讀到它的用處只能持續十到十二週，但有些人可獲得更久的益處。最近，有人想要將 amantadine 使用於有更進一步盛發期的病人身上，這些人已經具有動作功能起伏不定、異動症和較嚴重行走問題。Amantadine 可降低某些人異動症的嚴重度，但不是所有人。有關 amantadine 對於盛發期巴金森病的療效，並沒有進行足夠的研究；然而，我們已經針對盛發期患者開立 amantadine 處方，裨益了許多人。

　　Amantadine 有可能產生一些不良反應。腎臟功能不良的人不應使用。它是經由腎臟排出體外，所以腎臟功能不好的人可能會蓄積藥物的毒性。就像所有抗巴金森病藥物，即使病人的腎臟功能完美正常，amantadine 也會造成人格改變、心智模糊、無法解釋的虛弱感、健忘以及偶而的幻覺和意識混亂。所有這些由 amantadine 所引發的認知和人格改變，都可藉由停藥來消除。

　　Amantadine 也有一些相對較小的副作用。它會產生皮膚反應，稱做**網狀青斑**（livedo reticularis），典型上它具有一種滿佈斑點或斑駁的、紅色條紋狀的型態。雖然不太好看，但沒有危險性。一停掉 amantadine，皮膚變化就會在數月內消失。Amantadine 也會造成腳踝腫脹，而這點偶而會產生輕微的不適，在患部有緊繃感。但如果患者的巴金森病症狀因 amantadine 而有實質緩解，上面這兩者（網狀青斑和腳踝腫脹）一般都不足以構成停藥的理由。

巴金森病其他症狀的用藥

許多罹患巴金森病的人需要藥物來緩解除了顫抖、僵硬、動作緩慢和走路及平衡問題等特色症狀以外的症狀。如前幾章中所示，有證據顯示巴金森病本身可導致一些憂鬱、焦慮、睡眠障礙、認知損害、肌肉抽筋和便祕等症狀。其中有些問題可用改變生活方式來處置，若不能奏效，或這些症狀變嚴重了，則可透過藥物協助。

憂鬱

在巴金森病中，退化的腦部系統包括掌管情緒的某部分區域，所以憂鬱可能是疾病本身的一個效應，或是對慢性症狀難以適應的一個徵象，或兩者都是（憂鬱的症狀在第三章和第六章中有描述）。若憂鬱症狀已干擾到日常生活功能，就該加以治療。

有些藥物經常能成功治療憂鬱症狀。一些老一代的抗鬱劑，諸如三環抗鬱劑（tricyclic antidepressant，簡稱TCA），對巴金森病仍然有用。Amitriptyline（Elavil）和nortriptyline（Pamelor）即為範例。這些藥物有使人鎮定的作用，所以也可幫助有睡眠障礙的人。副作用包括口乾和過度嗜睡，也可能有行為改變，如記憶功能失常或意識混亂。如果你正在服用這些藥物而有任何不良反應，要跟你的醫師詢問有關停藥的事。它的副作用是可復原的。

較新的抗鬱劑，叫做**選擇性血清素再吸收抑制劑**（SSRI），也同樣有助於緩解巴金森病的憂鬱症狀。這些

藥物的例子如 fluoxetine（Prozac）、sertraline（Zoloft）、escitalopram（Lexapro）、duloxetine（Cymbalta） 及 paroxetine（Paxil）。這些 SSRI 較易服用且耐受度高。它們同時可緩解焦慮。Venlafaxine（Effexor）是一種血清素和新腎上腺素再吸收抑制劑的結合物，通常有相當好的高耐受度，且對罹患巴金森病的人出現的憂鬱有治療效果。

要斷定哪種抗鬱劑對哪個人有效，並不容易。雖然有少數研究曾經比較過不同的抗鬱劑，以斷定何者對巴金森病的憂鬱或焦慮最有效，但有一項臨床試驗在比較巴金森病中 Paxil、Effexor 及寬心劑的抗鬱療效，顯示 Paxil 及 Effexor 兩者都優於寬心劑。要找到正確的藥物需要耐心，因為絕大多數這些藥物需要四到六週的時間，才能充分發揮療效。如果某個藥沒有療效，試用另一種藥是很重要的。一種藥物無法緩解症狀並不意味其他藥物也都無效。

此外，抗鬱劑會和其他藥物產生交互作用。TCA 和 SSRI 兩者都可以和所有抗巴金森藥物一起服用，但抱持警覺是很重要的。有些藥丸不只是 TCA 或 SSRI；它們可能將一種 TCA 如 amitriptyline 和一種主要鎮定劑如 perphenazine，合併在一起。這些合併藥物（如 Triavil）就絕對不能給罹患巴金森病的人使用。Perphenazine 會使巴金森病的症狀更加惡化。另一個抗鬱劑，amoxapine（Asendin），有類似的效應，也不應該給罹患巴金森病的人使用。

曾有研究報導，SSRI 會使巴金森病的徵象惡化，或使之前沒有症狀的人卻出現類巴金森症的症狀。依我們的

經驗，這是極少見的，並不是讓有巴金森病的憂鬱病人不要使用 SSRI 的一個好理由。如果你正在服用某種 SSRI，很重要的是要監控症狀，如果你的症狀在開始服用此藥物時增加，就要告知醫師。

美國 FDA 曾發出一份有關 SSRI 抗鬱劑和 selegiline 併用的警告通知。這項警告是根據少數幾篇報導，認為如果 SSRI，諸如 sertraline（Zoloft）或 paroxetine（Paxil），與某種 MAO 抑制劑，諸如 selegiline（Eldepryl），兩相併用，可能導致產生稱為**血清素症候群**（serotonin syndrome）的症狀。這種症候群的特徵為焦慮、焦躁不安、僵硬、及血壓飆高。由於這兩種藥物經常合併使用，美國 FDA 的警告引起神經科醫師和罹患巴金森病的人相當大的關注。

為了確認這項警告是否屬實，治療大量罹患巴金森病的人的巴金森病專家醫師們完成了一項調查。醫師們表示他們的病人中血清素症候群的案例非常少。這項調查提供極少的證據支持停止 selegiline 和 SSRI 併用。儘管美國 FDA 的警告言猶在耳，當我們認為有必要併用兩種藥物時，我們仍會繼續開出這種併用藥物的處方。

如果這兩種藥物—— selegiline 和 SSRI ——已經一起開給你的時候，就和你的醫師好好討論這個議題吧。

焦慮

罹患巴金森病的人會變得焦慮不安、產生社交畏懼或恐慌發作。焦慮被認為是腦內生化變化再加上因應巴金森

病症狀而來的壓力所造成的（更詳細內容請見第五章和第六章）。

　　SSRI 對於緩解焦慮經常是有效的。人們可每日服一顆以降低整天的焦慮。

　　許多醫師為那些抱怨感到焦躁的人們開出被歸類為**抗焦慮劑**（anxiolytics）的處方藥物。最常見的是苯二氮平（benzodiazepines），包括 diazepam（Valium）、lorazepam（Ativan）和 alprazolam（Xanax）。苯二氮平是在人們感覺焦慮時服用的，做為肌肉鬆弛劑或者引導入眠也有用。苯二氮平有個主要的弊端：常規使用會同時導致對藥物效果產生耐受性，及身體對藥物的依賴性。**耐受性**指人們常規服用藥物之後一段時間，會需要增加劑量才能達到相同效果；而身體依賴意指如果使用苯二氮平達數月之久，他們就無法遽然停藥，在停藥之前，必須緩慢且逐漸降低劑量。苯二氮平的副作用包括昏睡、健忘和輕度意識混亂。這些藥物必須明智地加以使用。

睡眠紊亂

　　睡眠紊亂（在第四章中有討論）是罹患巴金森病的人常見的。醫師通常會給病人一個觀念，也就是他們的睡眠紊亂會和巴金森病有關，但也有可能只是在他們這年齡時十分典型的現象（健康老年人經常夜間睡得少，而在白天打盹）。人們有時可藉著改變習慣（需要建議的話，請看第四章）來處置睡眠障礙。有時睡眠障礙是因藥物而產生的；有時則是因巴金森病藥物在夜間不足以緩解症狀。如

果夜間的問題是顫抖、僵硬和動作緩慢，病人可在夜間服用一劑 carbidopa/levodopa 而得到裨益，或使用長效型抗巴金森藥物，諸如 Sinemet CR，也就是控制釋放型的 carbidopa/levodopa 製劑。

抗巴金森藥物，特別是 carbidopa/levodopa 和多巴胺受體增強劑，可能有鎮靜效果，導致白天昏睡。如果為了控制嚴重顫抖、僵化、動作緩慢和走路問題而需要這些藥物，以便白天的行動較輕鬆，病人便會陷入兩難。有時，可以調整劑量或服藥時間，或者試用不同的抗巴金森藥物。興奮劑，諸如安非他命或 methylphenidate（Ritalin），則極少有效。過度的白天昏睡有時可利用 modafinil（Provigil）給予協助。

如前幾章中所提的，有些人被誤診為巴金森病。不典型的類巴金森症（見第十章）常常對 carbidopa/levodopa 沒有反應，而有這些疾患的人可能因為某種對他完全沒幫助的藥物而造成過度嗜睡。要確認此點，或許需要患者逐漸停止該藥物。如果停藥之後他們變得較清醒而動作症狀並無惡化，他們很可能沒有真正的巴金森病。

許多其他常被處方的藥物，會造成白天過度昏睡的現象，例如：睡前服用的助眠藥，以及治療焦慮、憂鬱、肌肉痙攣、疼痛和尿失禁的藥物。對於在白天過度昏睡的人而言，試圖減少或停掉這些藥物是很合理的。

我們認為生活型態的改變，是對抗睡眠紊亂的第一道最佳防線。我們對於處方任何用來幫助罹患巴金森病的人容易入眠的藥物，都很謹慎小心。罹患巴金森病的人已經

在服用會影響腦功能的藥物，而睡眠藥物可能會有拉長作用的效應。特別是對老人家或之前已有認知障礙的人，增加任何會使心智遲鈍的藥物，都會導致夜間意識混亂及喪失方向感，甚至延續到隔天的白天。

　　然而，當從生活型態著手——諸如適足的運動，和避免咖啡因及白天小睡——並不足夠時，我們有時也會開鎮靜劑及助眠藥。這有一大堆可供選擇，包括特別針對失眠的藥物，比如 temazepam（Restoril）或 zolpidem（Ambien），以及有鎮靜作用但是用於其他問題（諸如憂鬱或焦慮）的藥物，例如 amitriptyline（Elavil）、trazodone（Desyrel）和 diazepam（Valium）。使用這些藥物不應變成常態，只能在必要時才可使用，並盡可能採取最低有效的劑量。

睡意侵襲（猝睡）

　　曾有報導描述，由於多巴胺增強劑 pramipexole 和 ropinerole 而引發過度的白日嗜睡以及所謂的**睡意侵襲**（sleep attacks）。這激發了大量研究，而如今已很清楚，過度嗜睡，甚至到開車時睡著的地步，也會因大部分抗巴金森藥物而產生。不清楚的是，到底哪個特定的增強劑較常引發這種狀況。因此，病人和醫師要覺察到這個問題，監控病人在服用這些藥物期間所發生的任何過度嗜睡情形，並且調整各種活動，特別是開車。有些病人沒有過度的白日嗜睡，卻經驗到多巴胺增強劑所產生的夜間失眠，以我們的經驗來說，特別是 pramipexole 會有這類狀況。

精神病症狀

當一個人失去辨別現實和夢境或幻覺的能力時，醫師會診斷為**精神病行為**（psychotic behavior）。罹患巴金森病的人的精神病症狀幾乎總是和藥物有關。這些人堅持他們「看到」的孩童、陌生人、動物和蟲子都是真實的。他們也會堅持自己的另一半有婚外情、偷他們的東西、對他們下毒或陰謀對付他們。他們也可能經驗到嚴重的意識混亂或躁症，行為充滿警覺或攻擊性。

與左旋多巴相關的精神病的處置，既複雜又麻煩。行為異常可藉著降低抗巴金森藥物的劑量而改善，包括 carbidopa/levodopa，或同時去掉某些藥物。然而，當抗巴金森藥物減量時，潛伏的類巴金森症症狀常會變得更加明顯。幸運的是，我們有許多方式來解決此問題，包括謹慎降低某些藥物的劑量、停止某些藥物，或增加非典型抗精神病藥物如 quetiapine（Seroquel）、clozapine（Clozaril）。非典型抗精神病藥物可壓制精神病症狀，但比典型抗精神病藥物較不會使類巴金森症的症狀惡化。任何服用 clozapine 的人需要經常做血液檢測，因為有降低白血球數目的風險。這個藥物應該只由有經驗並且熟悉相關給藥步驟的醫師來開處。對於無法藉由改變抗巴金森藥物來適當處理精神病症狀的罹患巴金森病的人，最有效的藥物是 clozapine。由於必須做血液監測所帶來的不便，大部分醫師在改用 clozapine 之前會先試試 quetiapine，然而 quetiapine 很確定是這兩種藥物中療效較少的一個。當 clozapine 配合適當而規律的監測血球數目時（正如病人要

得到此藥物時所必須做的），它是個極為安全的藥物，而且接受規則監測下的病人，從未發生過永久性骨髓損害的案例，因此病人及家屬應該消除對這藥物的疑慮。

認知障礙

　　如第六章中所探討的，出現思考和記憶問題並不少見，特別是有長期巴金森病的病人。也需要排除這些症狀的其他原因，包括藥物導致的意識混亂，或其他例如感染疾病以及由於憂鬱或焦慮所導致的注意力無法集中。當認知障礙和失智是原發疾病的一部分時，通常是由於巴金森病的疾病過程影響了負責高級認知功能的腦區，以及類似阿茲海默症所看到的其他腦部變化。認知強化藥物已經因應阿茲海默症而開發出來並上市。這些藥物最常見的作用機制，是藉著阻斷腦部神經遞質乙醯膽鹼受到酶的分解，而使其濃度提升。如本章稍前所提及，抗膽鹼藥（阻斷乙醯膽鹼作用的藥物）有時候會用來治療巴金森病的症狀（特別是顫抖）；意識混亂和記憶喪失有時會是這些藥物的副作用，這和它們在基底神經節之外的作用有關，也就是影響到腦皮質區內涉及記憶的部位。這些腦區中乙醯膽鹼濃度的降低，被認為是阿茲海默症認知障礙的部分原因。有趣的是，這些濃度在巴金森病比在阿茲海默症還來得低。因此，原來一開始為了阿茲海默症所開發的藥物，有時反而為有巴金森病相關認知功能失常的患者帶來相當大的裨益。Donepezil（Aricept）、rivastigmine（Exelon）和galantamine（Reminyl）是現有為了治療阿茲海默症而開發

出來的膽鹼酶抑制劑。Rivastigmine 在醫學文獻中擁有最佳證據來支持它使用於巴金森病相關的失智症上，而 donepezil 和 galantamine 的療效證據則沒那麼強。這些藥物的胃腸系統副作用，如噁心、嘔吐及腹瀉，並不少見。就這些副作用來看，使用皮膚貼片的配方可能對患者會有較好的耐受性。由於這些藥物增加基底神經節中的乙醯膽鹼，會使靜止型顫抖更明顯（亦即，它們和抗膽鹼藥物的效應相反），而這是必須停用這些藥物的好理由。memantine 是另一個「認知強化」的藥物，為治療阿茲海默症而上市。這個藥物是藉由阻斷腦內的 glutamate N-methyl-D-aspartate（簡稱 NMDA）受體而起作用，也可用於巴金森病有關的失智症，雖然它的療效並未得到清楚的證明。

肌肉抽筋

　　許多罹患巴金森病的人要求用肌肉鬆弛劑，來緩解他們在白天所經驗到的緊繃僵硬。然而，傳統的肌肉鬆弛劑並不能提供太多的緩解，因為問題不在肌肉，而在肌肉控制系統。此外，罹患巴金森病的人已經在服用許多藥物，所以一般而言，不必要的增加他們的藥物負擔並非好事。

　　對於肌張力不全的肌肉抽筋，一種特殊類型肌肉鬆弛劑 baclofen（Lioresal），在睡前及白天藥效的間隔期間都同樣有幫助，但是我們較贊成調整其他抗巴金森藥物的濃度來解決問題，如第四章中所描述的。肌張力不全的抽筋特別會在清晨發生，這時腦內多巴胺濃度在一整個長夜沒

服藥物之後處於很低的狀態。有時當個別劑量在白天漸漸消退時，這種抽筋會間斷地發生。夜間發生或清晨發生的肌張力不全抽筋，常常僅僅藉著在睡前服用 Sinemet CR 即可消除。如果抽筋獨獨發生在每天早晨醒來後的同一時間，另一個成功的做法是將鬧鐘設定在醒來前一、兩個鐘頭，鬧鐘響時在床上服用一劑一般性的 carbidopa/levodopa，然後再睡個回頭覺直到平常起床時間。屆時腦部多巴胺通常便能有足夠的濃度，足以防止肌張力不全的肌肉痙攣。

便祕

毫無疑問，便祕是罹患巴金森病的人最常見的排便習慣變化，它或許是由許多會導致便祕的可能因素所致，諸如：正常的老化、巴金森病使下消化道肌肉的動作控制功能退化、長坐的習慣增加以及抗巴金森藥物（見第四章）。

同樣的，首要且最佳的預防方式是生活習慣的改變。人們每天都應喝五到六杯的水，在飲食中增加粗糙食物（纖維）的含量，而運動可讓小腸的肌肉持續蠕動。每天在固定時間排空腸道是有幫助的。一般而言，早晨是相當好的時機，人們可藉著吃頓富含纖維和梅子的早餐，然後散個步，來促使腸道做規律的蠕動。

如果在飲食中增加液體的攝取及增加粗糙食物仍不足以解決此問題，那麼可服用高纖維製劑，如 Metamucil 或 Konsyl，以及糞便軟化劑，諸如 Colace。滲透型瀉藥 polyethylene glycol（Miralax）也是很有用的。更強的藥物

諸如 lactulose syrup、Dulcolax 錠劑／塞劑、氧化鎂乳劑或灌腸劑，都有可能需要用到。嚴重的便祕可以是醫療上的急症，且在極少見的情形下可導致腸道阻塞。

　　過去三十年來，左旋多巴已經在全世界為無數罹患巴金森病的人重建功能。它是治療中期到盛發期巴金森病單一最有效的藥物，左旋多巴看來仍然是巴金森病治療的主流。在本章裡，我們描述了如何把左旋多巴和其他藥物合併使用，以達到症狀的最佳控制。在第十四章及第十五章中，我們則關注其他控制症狀的種種方式，然後在第十六章中我們將轉到外科療法上。

【第十四章】
運動和復健療法

· 運動有助於改善巴金森病的症狀嗎？
· 最好的運動方式是什麼？
· 運動和復健療法如何有幫助？
· 什麼時候是尋求復健治療師的正確時機？

　　直到最近，運動才被確認是巴金森病的重要處置之
一。我們對運動的想法所出現的改變，使我們在這版新闢
專門的章節來討論。對許多人來講，運動的好處似乎再明
白不過，而且直覺上理所當然，所以為何要花這麼久的時
間才能了解？答案結合了多種因素，包括：非藥物治療方
式的研究經費少，利用運動做為醫療模式的醫學訓練也
少。但潮流已經轉向了──如今許多神經科醫師驕傲地表
示他們給所有巴金森病人運動的建議，而且針對罹患巴金
森病的人每年都開發出更多身體活動的機會，範圍從基本
健身運動到瑜伽、太極或舞蹈。雖然仍相當有限，但在運
動及復健訓練方面進行研究的經費資助有增無減，使我們
穩定增加這方面的知識和了解。事實上，針對巴金森病的
運動及復健研究，有 90％是在過去十年裡進行的。

運動與復健療法之間有什麼差異？

基於本章的目的，我們使用「復健」來指稱在有證照的復健治療師指引下所施行的一種訓練計畫，而「運動」則意指藉由社區的（非醫療）設施規律而例行的身體活動。復健包括物理治療（簡稱 PT）、職能治療（簡稱 OT）和語言治療（簡稱 ST）。這些治療型式一般由健康保險機構給付，且要求要有醫師的醫囑。語言治療師是聚焦在說話和吞嚥問題上。巴金森病的語言問題包括嗓音音量低（音量過弱，hypophonia）、口齒不清或說話結巴。語言治療師可用吞嚥檢查來評估吞嚥機制，並提供能紓解吞嚥困難的各種指導。職能治療師則聚焦在評估獨立完成日常活動的能力。這些「日常生活的相關活動」（簡稱 ADL）包括洗澡、穿衣、進食及大小便等基本活動。而所謂日常生活的工具性活動（簡稱 IADL）則較為複雜，包括備餐、購物、旅行及管理藥物。職能治療師可提供指引，讓患者即使在巴金森病症狀的干擾下，仍能發揮最好的功能來完成日常活動。物理治療則聚焦在一般的可動性（mobility）、力量及動作伸展幅度。要尋求物理治療師的典型理由，包括走路問題、跌倒及一般性的去制約作用（deconditioning，譯按：即指不動症候群），也就是不良的身體持續力和健康適能。

根據診療室例行看診中所辨認出來的主要問題，醫師會決定你是否能從物理、職能，及／或語言治療師的評估與治療中獲益。辨認出「正確」的復健治療時機是具有挑戰性的，且有賴醫師與罹患巴金森病的人之間的良好溝

通。如果你注意到跌倒風險增加了，或你需要更多有關日常活動的協助，或者你有了吞嚥方面的新問題，請和醫師討論這些課題，並詢問這是否是尋求物理、職能或語言治療師的好時機。復健治療師對於巴金森病有多少經驗，各自不同，專精於巴金森病訓練的治療師相對較少。此外，物理及職能治療師所用的治療方式十分不同。替罹患巴金森病的人進行恰如其份的復健，是只有在巴金森病方面具備高度經驗的治療師才能提供，且所使用的技術是根據成功的臨床試驗得到的證據。但這可能很難找得到。一個可以定期訓練罹患巴金森病的人的治療師，值得去「四處尋找」。

物理治療師可協助你開發出一個運動方案，既安全又適合你的身體素質以及症狀層級。罹患早期巴金森病的人如果健康狀況適切，可以尋求運動訓練師來達到相同目的。對於長期坐著，或巴金森病的症狀已經干擾到他們施行某類型運動的能力時，如果有一位治療師會特別有幫助。在此情境下，根據個別的身體素質適能性找出既安全又具有挑戰性的例行運動方式，是很重要的。

「我已經有充足的運動了」

一些罹患巴金森病的人告訴我們說他們不需要運動計畫，因為在他們的日常活動中「已經有充足的運動了」。他們常說他們已經整天都很健康正常了，因為他們在看顧小孩或孫子，或整天忙碌工作，或做了一大堆家務事。但是你在日常活動中所花費的勞力，並不等於一個運動計

畫。日常活動一般包括許多停止和開始的動作，而有氧運動卻需要穩定運動以使你的心跳速率維持一定時間的上升。同時，當你重複施行類似的日常活動時（例如提包包、溜狗、洗盤子），通常牽涉到的只是某些動作和肌肉群，而一個好的例行運動則應該結合各種不同類型的動作，包括訓練上半身和下半身、軀幹以及心血管的健康。

從運動和復健對巴金森病有何作用的研究中，我們學到了什麼？

　　研究運動或復健，看起來似乎比研究新藥物的療效要簡單得多。然而，研究運動有其本身的挑戰性。例如，可信賴的藥物研究應該是「雙盲」且「有寬心劑對照組」。「雙盲」，意謂病人和研究者都不知道病人是否有接受研究藥物。「有寬心劑對照組」，則意謂研究中有包括接受寬心劑（即所謂的糖丸）的一個對照組。然而在運動的研究裡，你如何讓研究參與者「不察覺」？所有參與者都能覺察到他們所接受的運動或復健是哪一類型。我們最多能做的是，讓評估參與者的研究者「不察覺」，由於只有一方是「不察覺」的，我們稱此研究類型為「單盲」。

　　我們也可以施行比較研究，即比較不同類型的運動或復健訓練。在此情況下，所有研究對象都應該有類似的寬心劑效果，所以如果某一群組比另一群組做得更好，就可以假定是因為他們的運動訓練較有效。運動研究的另一個大挑戰，是找到夠多願意參與這類研究的病人。許多罹患

巴金森病的人都是長期久坐，不太會考慮加入或答應投入一個大型活躍的運動計畫方案。而相反的另一極端卻是，對這些研究會特別熱心的人們都已經投入生氣勃勃的運動中。這也會產生一個問題，如果參與研究者在研究開始之前就有規律運動，就比較難顯示出運動的效果。此外，運動訓練的研究通常較花時間，且需要參與者某種特別的承諾。換言之，相較之下，每天服三顆研究藥丸並且每月跑一趟研究單位，比持續好幾個月每週跑三趟研究單位參與某個運動試驗，對患者可能要來得容易點。

關於運動的效應，我們所知仍有許多缺漏，而且存在許多疑問需要回答，諸如：**哪一類型的運動對巴金森病有效？什麼症狀對運動會有反應？運動是否對各階段的巴金森病都有效？運動確實可延緩巴金森病的進行嗎？**要回答這些疑問，需要許多不同的研究。就讓我們來回顧截至目前已知的成果。

哪一類型的運動對巴金森病有效？

許多類型的運動都在巴金森病人身上進行過研究，包括跑步機、踩單車、舉重（抗力訓練）、游泳、瑜珈、太極，甚至是舞蹈和拳擊。回顧這些之前研究的結果，顯示許多類型的運動對巴金森病都很有益處。換言之，我們不太可能找得到某個單一類型的運動是所有人都該做的。這點是有道理的，因為罹患巴金森病的人有不同層級的身體健康素質適能性、不同類型的症狀和不同的偏好。絕大部

分的研究都聚焦在下半身和軀幹（「核心肌肉群」）的訓練上；而臂部和手部運動訓練的研究則相對較少。一般而言，這是可理解的，因為**巴金森病最令人失能的症狀是走路和平衡的問題**。罹患巴金森病的人一般對於手部和臂部動作（上半身）的問題，比對於腿部動作（下半身）的問題，更能夠加以取代、補償。然而，我們仍需增加有關運動對手部動作靈巧性有何效應這方面的知識。

在想到運動訓練時，我們往往根本不會考慮到認知訓練，但「腦力訓練或心智運動」（exercise the mind）的確是可能的，而這是研究上越來越活躍的一個領域。

面對各類不同運動，最好的看待方式是把它們分門別類。例如，我們可考慮分成下面各類別：（1）有氧運動；（2）肌肉加強訓練；和（3）伸展運動（改善彈性和動作幅度）。另一種把運動分類的方式，則是以所要訓練的身體部位來區分，例如：（1）下半身；（2）上半身；（3）軀幹（核心）；及（4）認知訓練。而另一個方式則可聚焦在你可能想處理的巴金森病症狀上，例如：（1）虛弱（耐力差或去制約化〔譯按：指停止體能訓練，把原來運動訓練的制約化去除掉〕）；（2）走路困難；（3）平衡問題；（4）喪失手部的靈巧性；及（5）喪失彈性（動作幅度）。

這些分類可以指引出或許能適合你的運動種類。例如，最近的證據顯示，走跑步機有益於改善行走速度和有氧健身。舉重（抗力運動）已顯示可改善肌力。對於沒有巴金森病的年長者所做的研究顯示，如果規律施行具挑戰性的認知作業，出現記憶困難的風險較低。結合各種類型

的運動似乎是很有道理的，但對於不同類型運動的好處是否有加成效果，或甚至結合不同類型可能帶來的效應，有關的資訊仍非常少。所以你可以把前面段落所描述的不同類別想成是一種選擇清單，可根據你的需求利用這份清單一一挑選，組成你自己的運動規畫方案。

一旦你決定開始某個特定類型的運動後，仍然還有關於如何開始以及如何隨著時日增加運動強度等方面的重要決定要做。例如，你以走跑步機來開始訓練你的行走和健康素質適能性，那麼對於一開始應該設定怎樣的步態速度（走路的速度）及跑步機的斜坡度才最適合你，你必須做決定。走跑步機的時間長短也必須決定。最後，你需要關於如何隨著時日提升運動強度的某些指引。同樣地，如果你正要開始進行抗力運動以增強肌力，你就需要早點針對你究竟想要聚焦在身體哪個部位，以及對你而言適當的起始重量是多少，做出決定。如果你已有運動經驗或你的症狀相對輕微，你或許能夠自行開始做運動。如果你的症狀比較重度，或者你已經長期久坐不動，或者你從未運動過，或者如果你有其他內科疾病，你可以尋求對巴金森病及失能具有經驗的物理治療師或健康教練，向他們諮詢會讓你受益。無論如何，安全第一。最好有督導者在旁一起開始進行，以避免受傷。

你需要做多少運動才能顯現某些效益？

大部分研究，探討的是每週兩到三次、每次三十分鐘

到六十分鐘的運動效益。這對有無巴金森病的人而言，都是合理的規畫。在開始一個良好的運動規畫方案之後，數週內就可顯示出效能上的改善。大部分巴金森病的研究都是評估兩到三個月的運動結果，但我們知道對沒有巴金森病的人所做的運動研究，運動的效益可持續上升得更久。臆測長達數年的規律身體鍛練可能對巴金森病的不同症狀產生什麼效益，是件有趣的事。由於證據仍欠缺，我們假設，如果診斷一旦確定即開始規律身體鍛練，很可能走路、從椅子上起身以及普遍喪失持續力及疲累等問題，會因而延緩。有幾個研究是觀察停止復健治療或運動所造成的效應，而這些研究顯示，在數週到數月期間，身體鍛練所得到的好處隨即喪失。

哪些症狀對運動具有療效反應？

運動對罹患巴金森病的人的確是有益處的，但重要的是，目標的設定要實際一些，因為某些症狀的改善比其他症狀更容易。許多研究顯示了走路方面的改善，包括走路的速度和持續力。研究也顯示了行走律動和跨步大小有所改善。同樣清楚的是，在有氧運動訓練之後，例如走跑步機、騎單車、跑步或游泳，罹患巴金森病的人心血管的健康也改善了。在抗力運動之後，肌力改善了，而重複舉重的次數以及阻抗重量也隨著時間逐漸增加。假定走路、健身及肌力訓練可能聯結起來發揮作用，從而達到最恰當的結果，那麼這個結論並非沒有道理，雖然這些運動類型的

研究仍需再進行下去。

　　並非所有類型的運動都有相同成效。下半身功能的改善，如走路，不太可能來自上半身的訓練，而肌力的增強也不太可能會來自走跑步機或騎單車。正確的要領是，恰當選擇運動類型，才能達到想要的目標。最近的一個研究，在罹患巴金森病的人身上加以比較跑步機訓練和抗力訓練，接受跑步機訓練的人改善了心血管的健康，但肌力沒有改善；而接受抗力訓練的人改善了肌力，但心血管的健康則沒有改善。跑步機組和抗力組兩者都顯示在六分鐘內可以行走的距離有進步。由於跑步機對照抗力運動之下，兩者進步的機制不同，這意味結合不同類型的運動有可能達到更巨大的助益。

　　有一些證據認為運動可改善平衡，但這項效應在各研究當中不太一致，並不清楚怎樣的方式對平衡最有幫助。似乎直接聚焦在平衡上的體格訓練，如太極拳，可能比相對間接作用在平衡上的基本行走訓練更有效，但仍需進一步研究。而有關運動有助於改善疲累或憂鬱的證據，也較不一致。雖然許多有運動的人表示運動改善了他們的疲累或憂鬱，但有些研究顯示如此，有些則否。在考量到巴金森病的主要症狀（顫抖、僵硬、動作緩慢、行走及平衡困難）後，我們的結論是，運動訓練對走路問題及動作緩慢等最可能有幫助，或許有幫助的是僵硬和平衡，而最沒有幫助的則是顫抖。

　　近來的證據認為，以非動作症狀——如：認知功能、語言和吞嚥——為標的的訓練可能有益處。有研究正在探

究認知訓練對記憶及其他認知功能的效益。包括電腦「遊戲」在內的認知訓練，與體格運動類似，目標是針對某些類型的心智功能，而難度層級會隨著時日逐漸提高。例如，認知訓練可聚焦在記憶、多工作業功能、注意力或數學能力上。

語言治療師使用的是各種不同類型的訓練，包括強調增加嗓音的音量，特別是使用李蘇維曼嗓音治療（LSVT）LOUD 方法（集中在增加音量），或聚焦在發音以改善說話軟弱無力或口齒不清的問題。最近已經有了令人滿懷希望的研究結果，該研究應用一種器械來訓練吞嚥所涉及的喉頭肌肉（咽部），藉以改善吞嚥困難。其他非動作症狀如便祕，也會隨著身體活動的增加而改善。

我們越來越認識到，在日常生活中同時做一種以上作業的重要性。我們稱此為「二元作業」（dual tasking）。例如，人們通常不單只是僅僅走路而已，而是在走路的同時從事其他作業，包括提包包、在不熟悉的地方找路及使用手機講話。二元作業的重要部分是，你需要結合動作和認知的技巧來從事這些合併在一起的作業。研究顯示，動作功能與認知功能出問題的話，會干擾二元作業的進行。因此，目標同時放在動作功能（如走路）與認知功能（多重作業）的運動訓練，可以改善日常生活的表現。這是非常重要的，因為二元作業有問題不只導致日常功能發生困難，而且增加跌倒的風險。改善二元作業的效能是未來研究的焦點。

運動的主要目標當然是改善人們的日常功能和生活品

質──讓這些特定的改善，轉化為人們日常生活與整體身心健全的普遍改善。即使一般直覺似乎都認為走路、健身和肌力上的改善會對罹患巴金森病的人其生活有較廣泛的正向影響，但在研究上可能很難顯示出這項成效。這可能是因為需要有較長期的運動，或因為運動的效果沒有大到能達成這個成效的關係。

運動對各階段的巴金森病都有益處嗎？

　　幾乎所有以前有關運動訓練的研究，都是募集具有輕度到中度巴金森病症狀的人。聚焦在巴金森病盛發期症狀及比較複雜的問題，包括經常跌倒、動作功能起伏不定、異動症或顯著認知功能失常等的研究則非常少。因此，我們對於運動訓練究竟是否對各階段的巴金森病都有益處，所知甚少。例如，關於哪一類型運動對每個階段都安全有效，我們需要更多的資訊。我們特別急於了解的是，在症狀發作和診斷確定時，是否可藉由開始動作訓練以及可能的認知訓練，來改變巴金森病的進行。

運動可延緩巴金森病的進行嗎？

　　「延緩巴金森病的進行」是什麼意思？有些人用這個詞來指稱延緩腦部因巴金森病所造成的改變──換言之，延緩腦部喪失產生多巴胺的細胞。其他人則用來指稱單純延緩因巴金森病所造成的失能，而不必然延緩其背後的疾病

過程。這項意義上的差別很重要，因為有可能在沒有改變潛藏的腦部變化下，失能情形可望得以延緩。例如，運動訓練或許可保有動能、肌力和持續力，因此保存了獨立發揮功能的能力。相反的，有可能運動會直接影響到腦內的疾病過程，但是發揮的「神經保護」程度可能太小，以致無法明顯延緩失能。

事實上，基礎科學研究已顯示，在巴金森病的動物模式中，運動是具有神經保護作用的。大量的運動可以保護小老鼠和猴子的腦部使其不會產生因實驗性腦損傷所導致類巴金森症症狀。那些被研究的動物所做的運動，一般比人類研究參與者的運動來得大量許多，而且在最後，這些動物的腦組織都有在顯微鏡下接受仔細檢視。因此，動物研究的結果令人振奮，但尚未能成定論。巴金森病研究者非常想要在罹患巴金森病的人身上研究神經保護作用，但這些研究需要有數目龐大的研究參與者，這些人都需要長時期追蹤——這類型的研究費力又花錢。由於支持運動效益的證據持續增加，看來大型資助機構越來越有可能會挹注資金給這類型的重大研究。

怎樣的運動實施方案對你最好？

沒有一種類型的運動實施方案適合所有罹患巴金森病的人的需求。重要的是，當前的證據顯示各種不同的身體及精神活動都是有效的，而不同類型的活動會產生不同類型的好處。因此，結合不同類型的運動是健康運動方案的

關鍵，這點對有無巴金森病的人都是如此。一個例行的身體運動包含的重要成份有：（1）伸展運動；（2）有氧運動；和（3）抗力運動。安全是首要的，但是，在疾病各階段的人們看來都要有量身設計的運動計畫。對實質上失能的人們可施行伸展運動，使用輕量的等級來做肌力訓練，並使用靠背固定型腳踏車（可坐在靠背上的腳踏車）訓練。中度失能的人可以施行低速的跑步機訓練，同時要抓住扶手，或許也可以使用某些肌力訓練機械。罹患早期巴金森病的人如果沒有其他的內科疾患，則似乎可以施行所有例行運動。

　　成功的關鍵要素是：（1）每個人對自己的健康適能、肌力和彈性要有合乎實際的看法，並在這基礎上出發；（2）衡量個人的能力所及來開始訓練；和（3）隨著時日逐步增加困難的層級。繼續逐步增加困難的層級是很重要的，而且可用許多方式來達成。你可以在跑步機或腳踏車上花更多時間來增加你例行運動的耐受度，也可以增加舉重的次數或伸展的次數和類型。你可以藉由增加舉重的重量，或藉由增加跑步機的速度或傾斜度，來增加你運動的強度。以你自己的步調，逐步的「挑戰極限」，你就能有穩定的進展，並開始在日常活動中注意到那些差異。你會注意到藉由改善核心肌肉群（背部和腹部）的肌力，你能坐得更挺直；或者在你走上一個小斜坡後較不會氣喘噓噓；或者你會發現提重物時更輕而易舉；或者在爬出汽車時更沒困難；或者當你的持續力改善時，你更能享受和家人及朋友間的社交活動。這些都是人們生活中有意義的差別，事實

上這和抗巴金森藥物所得到的結果相似。運動無法替代藥物療法，但卻是藥物療法的一個重要補充。很清楚的，你在運動方面所做的投資，會隨著時日感受到身體功能上有意義的差別。做為動作疾患的專科醫師，我們很清楚看到，我們的罹患巴金森病的人當中，藉由例行運動而維持身體活動的，與那些生活仍舊長期久坐的，兩者之間的差別——而你也將會在你自己身上看到這項差別。

飲食及補充／替代（另類）療法

· 特殊飲食有助於巴金森病的症狀嗎？
· 抗氧化劑可保護人們對抗巴金森病嗎？
· 太極拳或針灸可帶來怎樣的好處？
· 為何某些醫師不鼓勵病人接受補充療法？

　　特殊飲食、維他命補充、運動、復健、語言治療和一堆補充與替代療法——所有這些治療方式，都是在第十一、十二、十三章中所描述的傳統對抗（allopathic）療法（醫學）之外的可行療法。身為醫師，我們普遍發現到，這些方式只要是不具害處且不干擾到獲取適度的醫學治療，都是可接受的。

　　降低壓力的技巧是個好例子，諸如：冥想、尋求生命的平衡、開懷大笑、含飴弄孫、向周遭相關人士開誠佈公你的疾病，使你不用花力氣去隱藏。雖然我們並不知道本章所描述的一些療法是否能使病人減少服用藥物，但確實有許多療法在病人的整個身心健全方面扮演著重要角色，就此而言，它們是重要的。

飲食

　　罹患巴金森病的人和家屬經常會詢問有關飲食的問題。但如下面所描述的，除了少數例外，並無任何特定飲食可推薦給罹患巴金森病的人。平衡的飲食是很重要的，人們應監控自己的體重，以確保維持穩定。體重增加會導致移動身體時帶來壓力，而體重減輕則可能意味有某些其他問題應該向醫師報告。如稍早所討論的，罹患盛發期巴金森病的人常會有不明究理的體重減輕。

　　如果你有巴金森病，有關該吃什麼，並沒有嚴格的限制。常識是最佳的指引。在飲食中增加纖維量並每天喝五到六杯水，可提升健康的排便習慣，並有助於預防便祕。

　　如果沒有其他健康狀況或用藥情況使飲酒可能有害，那麼罹患巴金森病的人在晚餐時可以喝一杯飯前酒、啤酒或雞尾酒。下面所有抗巴金森藥物都可容許適量飲酒：立即釋放型和控制釋放型 carbidopo／levodopa（Sinemet and Sinemet CR）、selegiline（Eldepryl）和 rasagiline（Azilect）；所有多巴胺受體增強劑：pergolide（Permax）、bromocriptine（Parlodel）、ropinirole（Requip）、pramipexole（Mirapex）和 rotigotine 貼布（Neupro）；entacapone（Contan）和 tolcapone（Tasmar）；amantadine（Symmetrel）；以及抗膽鹼素 trihexyhenidyl（Artane）、benztropine（Cogentin）和 procyclidine（Kenadrin）。**不適合**飲酒的藥物包括輕鎮靜劑，例如：diazepam（Valium）、alprazolam（Xanax）、clorazepate（Tranxene）　和

lorazepam（Ativan）。非典型抗精神病藥物 quetiapine（Seroquel）和 clozaril（Clozapine），也不適合飲酒。

維他命

　　首先要提出一項警告：在服用任何維他命時，除了特別為了治療的目的外，請記住，維他命和礦物質並不像一般藥物般有嚴格標準的純化和一致性。從有信譽的商家購買有信譽的品牌，會有幫助——但也可能不會。

　　有一項假設，認為維他命 E 和維他命 C 可能會保護神經元及延緩巴金森病的退化。這兩種維他命都是**抗氧化劑**。氧化是一種化學反應，例如鐵生銹或蘋果果肉暴露在空氣中而變得暗黃等等。當身體某些分子被氧化，就會造成細胞受損。如同一項假設所認為的，巴金森病的某些神經元退化是體內的化學物過度氧化所造成的，把這些有氧化作用的化學物逐出循環之外，應能有助於保護神經元。而抗氧化劑和有氧化作用的化學物會起反應，並中和掉氧化作用。

　　從這個方面來看，我們或許可假定，諸如維他命 E 和維他命 C 這類抗氧化劑應有助於保護神經元。在 DATATOP 研究中，有人拿維他命 E 做測試，這在第十三章中已有所描述。然而，維他命 E 並未通過測試，即使參與研究者每天服用 2000 單位。更高劑量或許有用，但也可能有嚴重副作用。事實上，最近出版的刊物認為高劑量的維他命 E 可能有害。

　　下一個問題是：維他命 C 在每日 2000mg 到 3000mg

的劑量，是否具有神經保護作用。讓罹患巴金森病的人使用維他命 C 所做的研究，都是小型且結果不具定論，我們無法下結論認為維他命 C 具有任何神經保護的角色。

另一個由美國國家健康研究院（NIH）所支持，規劃精良、有控制組的臨床研究試驗，以另一種抗氧化劑做測試，那就是高劑量的輔酶 Q_{10}（CoQ_{10}）。在每日劑量高達 2400mg 下，並未顯示 CoQ_{10} 能延緩有早期巴金森病但未開始治療的患者之疾病進程。雖然令人失望，但這項失敗結果對病患社群是很重要的，因為許多病人花了大量金錢購買 CoQ_{10}，滿懷希望這項試驗會是正向的。

其他維他命也令人感興趣。數十年前發表的維他命 B6（比哆醇，pyridoxine）功效報告，一直引發許多人的困惑。維他命 B6 在身體裡有許多功能，其中之一是追加補強把左旋多巴轉化為多巴胺的酶。在一九六〇年代末到一九七〇年代初，當左旋多巴單獨用來治療巴金森病時（引入 carbidopa/levodopa 之前），有些研究人員假設和左旋多巴一起給予維他命 B6，可能有助於緩解巴金森病的症狀。這個想法認為，把維他命 B6 加入飲食中可以強化酶作用的過程，增加左旋多巴轉變為多巴胺的速率。

實際上，當人們**只單獨服用**左旋多巴及維他命 B6，會發生相反的情況——即巴金森病的症狀會惡化。這是因為維他命 B6 提高了包括腦內及腦外的左旋多巴轉換成多巴胺的情況。較多的維他命 B6 把腦外較多的左旋多巴轉換為多巴胺。假如你記得的話，多巴胺是無法越過血腦障壁進入腦內的，因此腦部的動作控制系統從血液中增加的

多巴胺得不到什麼幫助。由於症狀會惡化，我們會勸告罹患巴金森病的人在服用左旋多巴時要避免同時服用維他命B6。

在引入 carbidopa/levodopa（Sinemet）時，事情就改觀了。因為把左旋多巴轉換為多巴胺的酶被 carbidopa 阻斷，維他命 B6 便不再是問題了。今日已極少單獨使用左旋多巴，而維他命 B6 和 Sinemet 是相容的。Sinemet CR 或 benserazide/levodopa 製劑（Prolopa、Madopar），在美國以外的地區是拿得到的。含有 5mg 到 10mg 維他命 B6 的綜合維他命錠劑，以及添加維他命 B6 的早餐穀物，不會造成任何問題。最後，你可能聽過靜脈注射 gluatathione（另一種抗氧化劑）來治療巴金森病。很少證據認為這項治療可提供顯著重大的益處，對巴金森病而言，這不是個可被接受的療法。

蛋白質重新分佈飲食法

少數正在服用左旋多巴的罹患巴金森病的人，的確同時需要採取特殊飲食，也就是蛋白質重新分佈飲食法，這在第十三章中有詳細描述。方法只是簡單地把攝取蛋白質的時間從白天轉移到晚上。

理由簡單來說就是：有些人在吃完一餐富含蛋白質的食物後服用左旋多巴，卻發現自己出現動作功能起伏不定或其他徵象，顯示他們服下的左旋多巴並未正常發揮功能。這是因為食物中蛋白質的胺基酸和左旋多巴（也是一種胺基酸）會競爭代謝機會，從小腸到血液以及隨後從血

液到腦部的各種路徑，都會發生這種競爭狀況。因此實際上能達到腦部的左旋多巴劑量便較少，使得人們所服的劑量效用比它應該有的來得少。對注意到有這種反應的人，解決辦法之一是改在晚間——此時身體的行動能力不是很重要——攝取這些蛋白質，而不要在白天。雖然這個飲食法使攝取蛋白質的時間改變了，人們依然需要攝取足夠的蛋白質，以避免產生其他健康上的問題。

如第十三章中所強調的，這項飲食法只適用於正在服用左旋多巴而且注意到同時又攝取高蛋白質的餐飲時，有動作功能起伏不定現象增加的人們。對於有早期巴金森病而未服藥，或只服用多巴胺受體增強劑、MAO 抑制劑、抗膽鹼素或 amantadine 的人們，這項飲食法沒有幫助，因為後者這些藥物中沒有一個會像蛋白質和左旋多巴般，為了相同的代謝路徑而競爭。

替代性飲食補充法

許多飲食補充物（食補）號稱是對罹患巴金森病的人具有治療潛力的物質。這些包括：做為成藥的抗氧化劑、食補劑、銀杏、人蔘、草藥、高劑量的維他命、輔酶 Q_{10}（CoQ_{10}）及 NADH 製劑（一種據說可幫助到巴金森病的補藥）。所有這些補藥沒有一個經證明對治療巴金森病有價值，我們也從未觀察到它們具有任何有用的治療效益。這些物品沒有經過審查和規範，具有各種不同的純度。

補充和替代（另類）醫學

人們都會去尋找取代傳統對抗醫療的另類療法。我們的巴金森病人會使用範圍廣泛的各種替代療法。這些療法包括針灸、整合療法和水療（spa）。

巴金森病的症狀每天都會變化，已成為常態，這使人難以判斷替代性療法究竟是長期有效或只是短時期有效。傳統治療的發展是經過多年的密集研究，而替代性療法卻尚未進行過類似的研究。

例如，針灸理應同樣要接受我們就其應用在所有療法上所做的審察，並符合完善的科學原理。非專業媒體就算有諸如針灸等非傳統療法的報導，也很少是根據有對照組的臨床試驗所得的結果。中醫所根據的預設前提非常不同於西醫，而這方面的研究才剛開始。對於替代性另類療法在治療巴金森病上所扮演的角色，我們需要有一個清楚明白的答案，才能推薦任何這類療法。

針灸

針灸是利用針來平衡身體的能量，這能量稱為**氣**。根據中醫的研究，氣沿著身體的許多線路而流動，這些線路稱為**經絡**，你可能在中國針灸圖表中看過。針灸師會斷定氣的流動在哪裡被阻斷或者是移動得太快，然後配合評估的結果放置針的位置。

針灸應用在疼痛症狀和成癮及物質濫用的問題上最為成功。目前，很少或甚至沒有數據認為一般針灸或受到大

─ 315 ─

【第十五章】飲食及補充／替代（另類）療法

力鼓吹的「植入耳朵」型（耳針）針灸可有效緩解巴金森病的症狀，而且沒有證據顯示它有任何減緩巴金森病進行的作用。有一個研究針對針灸對巴金森病的療效，顯示某些睡眠習慣的改善，但對其他主要症狀沒有任何影響。

針灸或許可幫助人們覺得生活比較平衡，也或許整體而言較為健康。一些巴金森患者接受針灸後有輕鬆的感覺，或覺得各種大小疼痛紓緩了。只要針灸是在遵照醫師建議下施行，它很可能無害且或許有用。

螯合療法

螯合療法是尋求另類治療的人們所使用的另一種非傳統方式。螯合療法是指靜脈注射螯合劑，用來移除體內的重金屬和一些其他礦物質。螯合劑在傳統西醫是用來治療某些重金屬（比如鉛）中毒和服用過量，但沒有證據顯示暴露於重金屬和巴金森病有關聯，因此螯合療法對巴金森病沒有治療上的理論基礎。

施行螯合療法的那些人認為螯合劑也會移除其他存於體內可能造成巴金森病的「毒物」。再說一次，這些宣稱都無合理的理論基礎。

此外，螯合療法會有一些危險。首先，螯合劑對於要移除到人體外的東西並不具有針對性，它們也可能移除了諸如鐵、鈣等必要的重金屬和礦物質。由於這些治療可能要用靜脈注射，也會產生感染和阻斷重要血管的凝固血塊。

以螯合療法治療巴金森病並未得到美國聯邦醫療保險

（Medicare）或其他政府保險計畫的給付，大部分主要保險公司也不給予給付。儘管沒有任何證據說明此一療法有效，而且使用螯合劑有連帶的風險，有些病人和家屬仍付出大筆費用接受螯合療法。然而，以我們的看法，目前螯合療法對治療巴金森病仍毫無建樹。

Spa水療

有了 spa 之後，便到處都是 spa。許多罹患巴金森病的人向醫師展示許多宣傳廣告，其中聲稱某個 spa ——常常是在德國、瑞士或東歐——對他們的巴金森病有幫助或甚至可以治癒。這些 spa 的問題，就在於它們誇大的宣稱及所提供的療法。這些療法包括特殊飲食、各式各樣的浸浴、按摩、注射螯合劑及注射來自綿羊或小牛的胚胎細胞。

胚胎細胞療法所根據的理念是：注射綿羊或小牛的胚胎細胞，會使身體回春或返老還童（這跟第十六章中所討論的胚胎移植不同）。其實它從未顯現任何在治療疾病上的價值，包括對巴金森病。甚至，注射任何物質到身體裡面都帶有某些局部膿瘍或感染的風險。

在瑞士及德國一次七到十四天的歐式健康 spa，可能要價一萬到一萬五千美金，在波蘭、匈牙利或羅馬尼亞類似的療程也要花五千到一萬美金。你可以輕鬆負擔起花這麼一大筆錢去放鬆度個假，是一回事；但如果你花不起，或為了尋求根本不會有幫助也不會有療癒作用、甚至可能還有害的療法而花錢，可就完全是另一回事。

為何醫師們會擔憂另類療法？

身為看過許多罹患巴金森病的人的醫師，我們了解有些時候患者和家人對於他們的醫療情況會感到無望。在這些時刻，他們有可能就轉向另類療法，不管那些療法看來是多麼不切實際或遙不可及，也不管代價多大。

醫師的角色是要成為病人及其家人可以信任的對象。醫師握有對當前有關療法的資訊，了解哪些療法有危險性，哪些有不確定性；哪些覺得不錯或有點改變；哪些是尚未證明，但終究會證明有用處；哪裡又是已經證明且有效的療法。因此，當一位病人抱著對某個新療法的熱切渴望來到醫師的診療室，醫師或許會顯露出沒有必要的疑慮，或過度批判病人宣稱的另類療法。然而，這種懷疑論反映的是一位醫師所累積的資訊以及多年的教育與訓練，這些都強調醫療上的建議需要根據科學數據，而不只是意見或直覺的想法。幸運的是，美國國家健康研究院用來研究補充及另類療法的經費越來越多了。

一種治療只因為看來有道理或迎合情感訴求，不代表它就會有效。再說一次，能讓人們感到舒適但不會帶來任何傷害的療法，很可能是一件好事。但是，姑且釋義一下，**首先它不應該有害**。

【第十六章】
外科治療

- 神經外科手術的風險是什麼？而好處又有哪些？
- 哪些外科手術已被接受並由醫師施行，而哪些仍在發展中？
- 病人可以用哪些工具來評估一位神經外科醫師的技巧和專精度？
- 有哪些因素可用來決定外科手術是否適合某特定病人？

　　神經外科醫師對於腦部解剖學與巴金森病之間的聯結，已鑽研數十年了。藉由仔細破壞腦部某一區域的組織以創造出某個**破壞性病灶**（lesion），而使各種不同的腦內神經迴路受到中斷，外科醫師便從中尋求是否因此可以降低人們的顫抖、僵硬、動作緩慢及平衡問題。神經外科醫師並不預期這些手術可治癒或延緩巴金森病的進行，而是希望改善罹患盛發期巴金森病的人的症狀及生活品質，因為藥物對這些人已不再如以前那般有效。

　　在第十一章中，我們討論了動作所需要的信號是源自腦皮質，並且在最終傳遞到某條肌肉之前，是如何行經腦內各種具有回饋及調節作用的多重迴路。當巴金森病破壞了「黑質－多巴胺」系統，位於受破壞區域「下游」的神經元有時會變得過度活躍，這導致某些巴金森病的症狀出

現。以外科手術產生的破壞性病灶，會藉由重建信號的平衡，來破壞這些異常的過度活躍性，從而緩解伴隨的症狀。

雖然在腦部製造破壞性病灶可能有助於緩解巴金森病的症狀，但外科手術並不能治癒或甚至減緩疾病進程。巴金森病仍是一個退化性疾病：它只會繼續惡化下去。有些神經外科醫療中心報導說，外科手術的某些好處可持續超過五年。別的中心則說，大約一年後，某些好處會開始消失。罹患巴金森病的人便會問：「如果我動了手術，可以維持兩年有用，這樣值得嗎？」對某些人而言，答案是值得。

巴金森病的外科治療始於一九三〇年代，早於左旋多巴的開發，所產生的結果非常不一致。手術形成的破壞性病灶絕大部分是以降低顫抖為目標，但它們卻也製造出新的神經缺損，如癱瘓及口齒不清。到了一九六〇年代末期，手術策略已有演變，而且神經外科醫師已經知道哪個腦區對外科手術的反應最好，以及哪個外科手術「標的」會產生最少的副作用。接下來，外科手術聚焦在兩個腦部結構上：**視丘**和**蒼白球**。視丘包含一些獨特的細胞組群，牽涉到第十一章所討論的動作控制迴路裡的複雜接力傳遞——其中有些來自蒼白球。醫師們認為**視丘切開術**（選擇性破壞一小部分的視丘）及**蒼白球切開術**（選擇性破壞一小區的蒼白球），都有可能緩解巴金森病的顫抖和僵硬。

這些神經外科手術是在左旋多巴時代之前的一九五〇、六〇年代中所使用的。但即使是在當時，這種「功能性」神經外科手術（意指目的在改善功能，而非提供治癒）

並不普遍。這類手術提供的好處太不一致，且太常產生不良效應。無論如何，外科手術會被拿來治療嚴重顫抖，是因為當時可用的有效藥物很少。

對緩解巴金森病症狀非常有效的左旋多巴，在一九六〇年代末期出現，許多神經科及神經外科醫師便因為手術所伴隨的風險而失去了對外科手術的熱衷。視丘切開術和蒼白球切開術的使用實質上已停止了，除了一些少數國家，包括瑞典和日本。對視丘切開術的興趣在美國從未復甦過，因為左旋多巴對手術所能緩解的症狀仍持續有療效，何況視丘切開術只對顫抖的緩解有效。

蒼白球切開術在北美則已看到一股曙光再現。這項手術在一九九〇年代重新復出，一部分是因為神經外科醫師在技術上已經有了顯著重大的改善，而且現在對產生巴金森病症狀的神經迴路有了更多的了解。此外，藥物導致的異動症——在左旋多巴出現之前的一九六〇年代並不存在——現在是個常見的問題，而這個問題卻對外科治療的反應良好。另一方面，製造破壞性病灶的技術，包括蒼白球切開術，大多被深部腦刺激所取代；深部腦刺激可使用於各種不同標的，特別是視丘下神經核，也可用在蒼白球，較少情況下也會用在視丘。

我們對於巴金森病的神經外科處置的討論，聚焦在五項不同的手術上：

1. 視丘切開術和蒼白球切開術，這是在視丘或蒼白球中造成破壞性病灶。

2. 視丘、蒼白球或視丘下神經核的深部腦刺激。

3. 神經細胞移植。

4. 把神經細胞成長因子注射到腦部。

5. 把各種不同的基因載體（gene vectors）注射到腦部。

這些方式中的頭兩個目前在使用中，而神經細胞移植和注射神經細胞成長因子及基因載體，則只能透過研究計畫才可行，而那些計畫旨在研究其安全及有效性。

進行外科手術和服用藥物是迥然不同的。來自神經外科手術的風險極為重大，包括中風、腦出血（極少導致死亡）、口齒不清、術後意識混亂、思考與行為的改變，以及顱骨或甚至是腦部開刀洞孔部位的感染。如果病患選擇外科手術，他們應該確保由對這項手術具備廣泛經驗的外科手術中心來進行。

聲譽卓著的醫療中心對於想要動手術的病患，會提供相關資訊，諸如：已經施行過多少外科手術、有多少人獲得改善、哪些症狀改善了，以及該手術會導致併發症的機率和併發症型態。這些中心一般都座落於主要醫學中心，其團隊包含神經科醫師、神經外科醫師、電氣生理學家、神經心理學家、神經精神科醫師，以及對巴金森病的評估和處置有相當豐富專業的護士。考慮外科手術的人們需要充分評估外科手術的潛在風險及好處，並且同時衡量這項選擇和其他可用的療法。

雖然這些外科手術中有些已經用於治療巴金森病的症

狀，但為了充分釐清哪些特定的巴金森患者可以從這些手術獲益，仍需要繼續加以研究。目前可行的手術對於那些使用左旋多巴也無幫助的症狀，一般也不能有所改善，除了顫抖是項例外。具體來說，外科手術一般並不能改善那些甚至是在「開」的時候所發生的凍僵和跌倒，也無法改善語言功能。思考和記憶問題可能在手術後惡化，有時甚至是相當程度的惡化。

簡言之，這些手術中無一沒有重大的風險。當你考量到是否要為了巴金森病進行任何腦部手術的時候，我們在本章結尾處，會提供一份你應該問你自己、你的醫師以及外科醫師的重要提問清單。

視丘切開術及蒼白球切開術

在施行視丘切開術或蒼白球切開術之前，外科醫師和動作疾患專家會藉由一些方法，來標識出腦部的標靶區域，這些方法包括：特殊電腦造影系統、腦部神經元的電生理紀錄以及特殊的解剖圖。他們也會在製造某個破壞性病灶之前，標識出附近的結構以避開它。

進行外科手術時，會先在顱骨上開個小孔，然後用探針插入電極，經過小孔一路直到標靶區域。病人在手術當中是清醒的，不會感覺到疼痛，但由於要長時間待在手術台上，可能會感到很不舒服。手術進行時，外科醫師或神經科醫師會要求病人重複做些動作，諸如把手打開、闔上以及說話，以確認探針是否正確抵達標靶內。手術過程

中，病人經常可察覺到他們的顫抖或僵硬有了改善。在標識出精確的腦部位後，外科醫師逐漸加熱電極尖端，直到標靶區域上的一小部分腦組織出現損害，而這損害是不可回復的。在視丘切開術中，破壞的是視丘的一小部分區域。這項手術主要是對有嚴重顫抖的人有用，也能緩解僵硬。視丘切開術對巴金森病的其他失能特徵，例如動作緩慢、動作笨拙或走路困難等，只有少許幫助或幾乎沒有幫助，而且如前所述，現今已絕少有人施行這項手術了。

在蒼白球切開術中，則是破壞蒼白球的一小部分。目前蒼白球切開術的手術所製造的破壞性病灶，其部位和舊有手術的稍微不同；在這新的標靶部位所製造的破壞性病灶，可確實影響巴金森病的症狀。許多巴金森病中心已經表示這項手術對於藥物導致的異動症特別有效，而且也可緩解顫抖、僵硬及動作緩慢等。

由於蒼白球切開術已經被認定是一種標準神經外科手術，上述的標靶改變只與舊有的有些微不同，所以外科醫師不需再經廣泛的臨床試驗就能重新施行這項手術。外科手術的標準和製藥標準並不相同。在北美洲，一個藥物在供大眾針對特定目的來使用之前，必須完成大量深入的研究，以顯示這藥物既安全又有效。然而對於以前已經施行過的外科手術，並不需要這樣做。

依我們的看法，不應該輕易進行蒼白球切開術。其中一個理由是，神經醫學社群中關於它對治療巴金森病應扮演什麼角色比較適當，仍持續有爭議。有些神經科醫師相信，蒼白球切開術主要適合用在藥物引發的嚴重異動症；

而其他神經科醫師則相信，蒼白球切開術應該用在那些基本症狀（如顫抖、動作緩慢、僵硬和行走問題）越來越嚴重的罹患盛發期巴金森病的人。然而，蒼白球切開術在近年來已減少施行了，因為醫師和病人的興趣已轉移為深部腦刺激。

破壞性病灶技術優於深部腦刺激（即 DBS，下面會詳細描述）之處，包括：通常，只需要單獨一次的手術；沒有異物（電極）被置入；不需要第二次手術在胸部植入電源；重複感染的風險較低；手術後沒有硬體或軟體的課題，且不需要為了設定（programming）DBS 而頻繁造訪醫院。但如下面所強調的，缺點則包括：破壞性病灶可能造成永久性併發症；無法根據回應而逐步微調強度（像 DBS 的設定過程那樣）；以及破壞性病灶手術涉及到腦部兩側（雙邊），因而安全性較差，而對照來看，DBS 的雙側使用則安全得多。

另一個對視丘或蒼白球做破壞性病灶但無需開腦手術的方法，是利用**伽瑪刀**（gamma knife）進行聚焦型放射治療。這項技術的支持者主張它是非侵襲性且較安全，特別是針對脆弱的老年病患或屬於標準功能性手術禁忌的病人（比如：容易出血或服用抗凝血劑的人）。然而，大部分功能性神經外科醫師都覺得這項技術是有問題的，包括必須很精確才能獲得最佳效益，以及因為輻射線所製造的破壞性病灶擴散到施行部位之外而導致的副作用。新近開發出來的非侵襲性產生腦部破壞性病灶的技術，是聚焦型超音

波。不像伽瑪刀，聚焦型超音波的結果可立即看到，在出現重大的永久性副作用之前便可停止進行（即停止繼續加熱電極）。對於腦部破壞性病灶而言，這項工具仍屬實驗性質，並不清楚它在未來治療巴金森病上可扮演什麼角色。

深部腦刺激

深部腦刺激（deep brain stimulation，DBS），是一種重要且如今已建構良好的外科手術方式，其運作原理類似於蒼白球切開術或視丘切開術，只不過在 DBS 中，腦的小部分區域受到的是**電流刺激**而非破壞。神經外科醫師利用一只探針，把一個小電極精確地置入腦內某個特定位置，以便干擾該區域的功能。DBS 到底是如何發揮功效，仍未完全了解。一開始，科學家相信電刺激會導致植入的那個腦區功能暫時阻斷。我們現在知道產生的效應很可能更為複雜，甚至可能根據所刺激的不同腦部位而有所不同。

如果 DBS 產生的後果不理想，只要出問題的環節是和刺激有關而不是植入手術本身的併發症，那麼單純把刺激電極關掉或調整刺激的強度就行了。這點和視丘切開術及蒼白球切開術的情境非常不同，後兩者都是不可回復的。如果是外科手術所造成的破壞性病灶導致不良的結果，例如患者視力出現障礙，這是無法逆轉的。這個在腦部兩側施行的手術風險特別高，而這些雙側破壞性病灶可

能導致發生相對較高的永久性併發症，特別是語言障礙。但 DBS 由於具有可回復性，風險應該較低，特別是應用在腦的兩側時。

在 DBS 手術中，巴金森病醫療團隊會標明清楚他們想要干預的腦迴路功能所在的腦部區域，然後在顱骨上造出個孔洞，以非常類似視丘切開術及蒼白球切開術的方式插入探針。同樣的，病人是清醒的，以便提供回應讓團隊了解電極是否置放到正確位置。當團隊對位置滿意了，刺激電極便就緒。

然後是第二步手術，可立即進行或者一週後進行。這時病人全身麻醉，然後外科醫師藉著一條埋在皮膚下面的電線，把電極聯結到胸部皮膚下一個放在小囊袋裡的刺激盒。這盒子與電線提供電刺激給電極。這套裝置非常類似心臟節律器的電源置放方式（見圖 16-1）。因此，相較於蒼白球切開術或視丘切開術，DBS 需要兩次外科手術，其中一次是在全身麻醉下施行。

一旦植好「節律器」，病人便可以輕易打開或關閉電刺激。打開刺激時，電流經過電極到達標靶區域，並暫時破壞那個腦部區域的功能。

深部腦刺激在美國和加拿大已經獲准用來治療巴金森病。標靶區域可能是視丘、蒼白球或視丘下神經核（簡稱 STN）。巴金森病較不常在視丘施行 DBS，因為其療效主要限於降低顫抖，而針對蒼白球和 STN 的 DBS 則除了顫抖外，也可有效緩解巴金森病的其他失能症狀。

如果你為了巴金森病而有的顫抖考量採用 DBS，請記

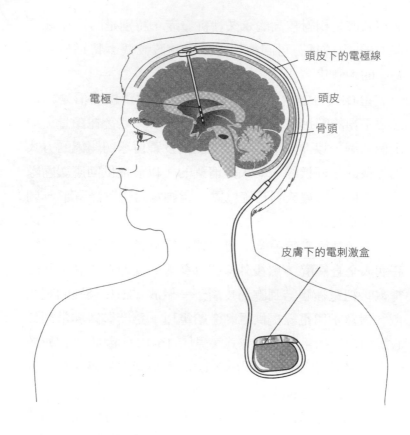

頭皮下的電極線

頭皮

骨頭

電極

皮膚下的電刺激盒

圖 16-1

此圖說明深部腦刺激將電極放置在涉及巴金森病動作功能失常的相關腦區之處。深部腦刺激的技術包括把電極放置在深部的腦區裡，電極頂端就位在頭皮之下，而且電線沿著胸部直達刺激盒，類似心臟節律器。此圖只顯示所聯結及刺激的一側腦部。大部分接收下視丘核或蒼白球刺激的病人所施行的是腦部兩側的手術，兩個電極則聯結到一個單一的脈衝信號產生器（刺激盒）。

得顫抖是巴金森病一個很常見的症狀，它經常對於抗巴金森藥物有很好的療效反應，雖然有時所需要的左旋多巴劑量比起其他症狀高得多（甚至比許多醫師習慣使用的劑量還要高）。同時，當病人針對一個目標做出動作時，通常顫抖會較少，因此可能不會導致太多功能上的失常。唯一必得考量到以 DBS 置放來治療顫抖的，是那些對藥物治療沒有療效反應的程度嚴重而失能的人們。至於有輕度或中度顫抖的人，則不應該接受在視丘置放 DBS 的風險。當顫抖是外科手術唯一或主要的理由時，有些醫療中心會先給予 clozapine 的試驗，它是第十三章中討論過的非典型抗精神病藥物。Clozapine 可以有非常可觀的抗顫抖效應，對有些病人而言便可不必考量外科手術。

　　最近幾年來，為了治療巴金森病而施行 DBS 手術的數目有了戲劇性的增加。這些手術大部分都以視丘下神經核（STN）而非蒼白球（GPi）做為標靶。雖然沒有確定證據證明 STN 是比 GPi 更好的標靶，臨床實務上卻已確定幾乎以 STN 深部腦刺激做為緩解巴金森病動作症狀的唯一方式。一項牽涉到美國退伍軍人管理局的新近研究，進一步掀起有關深部腦刺激中 STN 優於 GPi 的問題，就像之前的研究，它發現 STN 刺激所產生的副作用比率稍微高些。然而此項研究中兩種標靶的效益都未獲得以往 STN 刺激研究所提報的程度，所以其結果仍多少難以解釋。此外，其追蹤相對短暫，而過去有些研究曾認為 GPi 刺激可能隨著時日而變得較為無效，有些失去 GPi 刺激療效的病人在接受 STN 刺激後又恢復了療效。當然在這個重要課題

329

-

【第十六章】外科治療

得到解決之前，需要更多的數據資料。

STN 的深部腦刺激已經證明不只可以緩解顫抖，而且在僵硬和動作緩慢上都非常有效，雖然這個效果很可能和大部分病人在 DBS 置放手術後能夠降低抗巴金森藥物較為有關（GPi 刺激則似乎較具抗異動症的效果，這和降低抗巴金森藥物的效果不同）。至為重要的是，對許多進行腦部兩側 DBS 的人們而言，「關」的時候減少了，平均而論，「開」的時候多達六個小時。重要的是要了解：DBS 除了能降低因異動症所造成的附加問題外，並不能使一個人原本對左旋多巴「開」的最佳反應再獲得改善。這項了解對選擇外科手術的人來講具關鍵重要性。這項手術並不適合那些即使在最佳的「開」的狀態下仍有實質失能情形（例如：動作緩慢、走路問題、凍僵、跌倒、嚴重語言問題等）的人。

在一些動作疾患中心，單次手術中會把電極置放在腦部兩側，但在其他中心，電極的置放是分成兩次個別的手術。這兩種方法各有其優點。

STN 的深部腦刺激已成為罹患中期到盛發期巴金森病的人的有效治療。它不能治癒；也不適用於每一位罹患巴金森病的人。在選擇哪個動作疾患治療中心進行合適的 DBS 治療時，你需要考量到在手術中將處理你的狀況的整個專家團隊。這個團隊包括一位專職動作疾患的神經專科醫師、神經外科醫師、電生理學家（專門判讀手術期間的腦部電位）、神經精神科醫師、神經心理學家及護理師等。

只有能從此項手術中獲益的罹患巴金森病的人才應該

進行這項手術。這話有點多此一舉，但除非有從中獲益的可能，否則置放電極是沒什麼好處的。罹患巴金森病的人必須了解這項手術並不能治癒巴金森病。你和你的家人不應對這項手術有不切實際的期盼（這點通常是由神經精神科醫師來決定），而很重要的是，你與手術團隊之間對於手術的清楚目標和期盼要達到完全的一致。同樣很根本重要的，還包括：巴金森病的診斷是正確的（由你的動作疾患專科醫師來斷定）、你沒有明確的認知或思考問題（由特別的神經心理測試來斷定）、你對左旋多巴具有良好反應（由檢視你在「開」與「關」兩個狀態下的狀況來斷定），以及神經外科醫師同意你是適合此手術的人（見表16-1）。

以外科手術置放 DBS 電極所伴隨的風險，和其他腦部手術的風險一樣，例如：腦出血、中風、部分視力喪失、感染及癱瘓。由於 DBS 需要長期置放電極於腦內，以電線聯結到上胸部的刺激盒，所以可能會有額外的併發症，包括在這些距離腦部較遠的部位出現感染，或機械故障而需要額外的手術進行矯正。

表 16-1 深部腦刺激外科手術的重要考量

正確的診斷
對左旋多巴持續有良好療效反應
對外科手術無不切實際的期待
一般健康情形良好

手術後的一段期間，DBS 需要重複評估以確保刺激參數和抗巴金森藥物對個人是否最為恰當的。這些評估可能很花時間，並且需要大量的專業知識以獲取最好的臨床療效及最少的副作用。在開始的數日到數週，病人可能會經歷到種種症狀，產生這些症狀的因素可能是過度刺激，或是部位刺激不太恰當，或是需要調整抗巴金森藥物——不是增加劑量回到手術前的情形（如果之前一下降得太快了），就是依照所經歷的症狀降低劑量。因此，在這早期的「設定」期間，由神經醫療團隊所做的密切接觸及規律評估，是非常重要的。

對於無法以現有外科技術加以治療的症狀，外科醫師經常在思索其他可以有效改善這些症狀的新刺激標靶。如我們所強調的，對於那些儘管有適度的左旋多巴療法卻仍然持續出現的凍僵和跌倒，STN 和 GPi 的 DBS 並無療效。腳橋核（簡稱 PPN）是另一個腦內的區域，就位於 STN 的下面，它很可能涉及正常的步行和姿勢的穩定性。有一些少數研究曾評估過在巴金森病人身上使用 PPN 刺激，所得結果卻互相衝突。很清楚的，這項 PPN 治療並不是我們對這些問題所希望的「答案」。顯然還非常需要進一步的研究。我們會建議，只有在研究架構下由聲譽良好的學術機構執行的手術計畫，患者才應考量接受 PPN 的刺激治療。

神經細胞移植

另一個以外科手術方式來治療巴金森病的領域特別令

人感興趣，那就是神經細胞移植。神經細胞移植的歷史肇始於一九八〇年代，當時人們對移植**腎上腺細胞**──不是神經細胞──到罹患巴金森病的人的腦部很感興趣。腎上腺細胞移植的故事很值得警惕。這項手術背後的原理是：從病人腹部裡的腎上腺取出細胞，然後注入病人自己的腦部，這些細胞在腦部可轉變成製造多巴胺的細胞。這個手術一開始被看好而報導於醫學文獻裡，大眾媒體也做成封面故事。一群數目可觀的人進行了這項移植，即使它是項重大的外科手術，涉及到從腎上腺取出細胞的腹部手術，以及把該細胞植入腦裡的神經外科手術。接著，腎上腺細胞移植被發現無效，而且針對一開始的報導加以重新檢討後，顯示早期的熱切嚮往所根據的證據高度可疑。移植腎上腺細胞到腦部，如今已被揚棄了。

把神經細胞移植到腦部背後的原理是類似的。人們的興致已經聚焦在人類胎兒細胞移植上。**人類胎兒細胞移植**是一項實驗性手術。這些終將成為黑質細胞的神經細胞，是取自早期發育中流產的人類胎兒的腦，然後植入罹患巴金森病的人腦中多巴胺受體所在的地方（之前已提過，黑質就是巴金森病退化的地方）。這樣做是希望人類胎兒細胞會長出分支，和多巴胺受體接觸，然後重建動作控制功能。

瑞典的研究人員對這項手術感興趣已超過二十年了。多年以來，瑞典一直在追蹤一小群接受這項手術的人們，並曾報導他們在症狀上的改善。然而，瑞典人也同意這項手術只是實驗性質的。許多其他國家，包括古巴和中國，

都有可以從事人類胎兒細胞移植的中心。但在這些國家接受移植手術的病人，以他們的紀錄資料寫成的報告並沒有在科學文獻中發表過，所以我們無法下任何結論。

　　儘管以胎兒細胞移植治療巴金森病獲得大眾的高度贊同，有兩個執行完善、由美國國家健康研究院所贊助的臨床試驗，研究了胎兒細胞移植實際上對巴金森病是否有益處。第一個試驗包括一組巴金森病人接受胎兒細胞移植，而第二組病人則接受「假」的外科手術（只是「做做樣子應付」，實際上並沒有植入任何細胞；這項假手術其實就是一種寬心劑的作用）。手術後一段時間，研究者要求研究參與者回答他們的症狀有怎樣的反應。這兩組報告在症狀上少有差異，而在年齡超過六十歲的人們身上，則完全沒有差異。第二個試驗中，另一組的每一側腦部都接受來自一到四個胎兒的移植細胞，然後和假外科手術組加以比較。再一次地，這項研究仍無法顯示胎兒細胞移植的任何好處。重要的是，這兩組的某些病人會發展出令人失能的異動症，這是移植的併發症，它不像藥物引發的異動症，即使拿掉多巴胺藥物仍持續存在。這個所謂「脫軌型異動症」（runaway dyskinesia）的發生明顯減緩了探索這項移植的臨床試驗。研究社群普遍都同意，在進一步進行更大型試驗前，必須對這個不尋常的不利事件有更多的了解。這點特別重要，因為整體而言，在動作方面所觀察到的好處很少。即使這些試驗已經成功，似乎也很難認為這項療法可以廣泛使用。這項手術需要大型的研究團隊去收集胎兒細胞、測試這些細胞有否感染、貯藏細胞、切割細胞，

最後還要把它們移植入病人的腦部。這項手術涉及大量時間及精力、需要大量的胎兒（每個病人需要多達八個胎兒），而且會引發一些嚴重的倫理議題。然而，基於有些接受過胎兒細胞移植的病人所經驗到的顯著好處，以及移植所引發的異動症與之前便有的左旋多巴所引發的異動症兩者間的明顯關係，於是又發展出一項新的移植研究計畫（大部分在英國及歐洲，但也包括加拿大和美國的研究人員），想要針對較早期巴金森病人研究比較新型的移植技術。最後，我們應提一下最近的重要發現：有些病人在胎兒細胞移植後存活十年或更久，然後死於不相關的疾病，卻被發現不僅在他們本身的腦細胞裡（如所預期的），而且在移植的胎兒細胞裡，都出現路易體（巴金森病在顯微層級下的腦包涵體〔 microscopic brain inclusion 〕）。這意味此項病理標誌的特徵會被以某種方式，傳遞到置放在巴金森病腦部「環境」裡的其他細胞內。這項發現和移植治療之間的相關性並不確定（因為它是在治療後許多年才發生的，而且可能在那之前並未影響到細胞的功能），但它引發了關於巴金森病多年期間的正常進行是如何影響到腦部不同區域的一些有趣想法。

現在大量注意力都放在找到人類胎兒細胞的替代物。本書的前一版裡徹底討論過豬細胞的移植，這曾被認為是很有希望的療法。現在大家已經揚棄豬細胞移植了，因為它無效。我們在這裡再次提到它只是為了要指出，許多療法在一開始引入時都受到廣泛讚賞和宣揚，但不幸的是，隨著時日過去和仔細的檢視，大部分都失敗了。豬細胞移

植的故事再次提醒我們，要找到真正且有希望的療法是多麼困難。

神經成長因子與「基因療法」

另一個被研究的療法是利用神經成長因子，它可提供新的治療方式。神經成長因子（又稱**神經營養因子**）是腦內的化學物質，可催化神經細胞的存活及發育。在前面幾章裡，我們曾討論過神經細胞如何利用稱為神經遞質的化學物質（諸如多巴胺）彼此進行溝通。神經營養因子是腦內對神經細胞存活具關鍵角色的附加化學物。

在已標認出來的許多不同類型神經營養因子中，**神經膠質衍生神經營養因子**（glial-derived neurotropic factor，簡稱 GDNF）對產生多巴胺的細胞之存活及成長是最重要的一個。有些研究人員認為，GDNF 可改善罹患巴金森病的人身上產生多巴胺的神經細胞之存活，從而改善他們的症狀，或甚至還可以使巴金森病的進行緩慢下來。GDNF 在猴子身上已經顯示良好功效。不幸的是，這又是另一個例子，顯示一個有潛力的療法在動物身上似乎功效絕佳，但在罹患巴金森病的人身上到目前為止卻並非如此。

GDNF 是個非常大的分子，無法越過血腦障壁，所以無法用口服或一般注射的技術。要把 GDNF 輸送到腦部需要外科手術。有兩種不同的方式可以把 GDNF 輸送到罹患巴金森病的人的腦部。在 GDNF 的第一個試驗中，先將化學物透過一根特別的導管（非常狹窄的管子），經由顱骨

上的一個小孔洞輸送到腦室（每個腦部中充滿液狀物的大空間）裡。這項試驗失敗了，許多研究人員認為 GDNF 無法改善巴金森病的症狀，因為它雖然進入充滿液狀物的空間，卻從未真正到達腦中需要它的部位。GDNF 的第二個試驗則是把化學物經由另一個導管直接輸入腦組織內因多巴胺缺損而受影響最大的殼核區域（即所謂「實質器官內」〔intraparenchymal〕注射）。這項試驗因許多理由而停止，例如：產生的正面效益不具統計學上顯著的意義，有些病人發展出 GDNF 的抗體，而且有些報導認為 GDNF 會在某些動物的腦部產生異常。

停止這項試驗的決定極受矚目，因為有些接受藥物的人覺得他們得到了好處。但總體而言，並沒有證據認為實質器官注射 GDNF 可幫助罹患巴金森病的人。這是為什麼進行嚴謹的臨床研究試驗如此重要的另一個例子。如果以單一個人的個別療效反應做基礎，便開始把 GDNF 注射到成千上萬個罹患巴金森病的人身上，然後卻發現它沒有效果，甚至更糟到會導致傷害，那就實在很悲慘了。

GDNF 仍然令人感興趣，因為它還是可能在治療巴金森病上有貢獻。研究人員曾使用不同於上述寬心劑對照組試驗中的 GDNF 劑量及不同型式的導管，來治療一小群病人，他們仍繼續主張他們的病人受惠於這項治療，並繼續用 GDNF 做進一步實驗性研究。有些研究人員現在正努力於輸送基因進入腦部，這會產生過量的 GDNF 或相關的成長因子，做為治療巴金森病的一個方法。基因療法利用一種和 GDNF 相關的營養因子（neurturin，簡稱 NTN），一

開始的發現顯示出很有希望，但無法下定結論；然而，一項更新近的研究則認為沒有顯著重大的好處。

　　事實上，許多已經披露的外科手術試驗，將基因置入罹患巴金森病的人腦中不同區域做為治療方法，預示了新的研究努力方向。巴金森病的基因療法引起極大的研究興趣，而我們現在才正要開始初步嘗試以置入「正確」基因的方式來治療巴金森病。所有這些試驗的理念是：把某個基因置入，而它所產生的物質可以使多巴胺的活性增強，或改變腦內被認為與巴金森病症狀有牽涉的某個迴路。這個想法認為，正確的基因將進入腦內、進入神經細胞內，正常地產生出產物，並緩解巴金森病的症狀。基因藉由一種和植入 DBS 電極很類似的技術輸送到腦的部位，只不過在特別的管子放置好的時候，把基因載體（譯按：基因載體是基因工程中將 DNA 片段〔常常是目的基因〕轉移至受體細胞的運載工具。載體包含或本身就是特殊的 DNA 片段，進入活細胞後有些載體甚至能自我複製，載體的基因組即便不在宿主細胞的基因組內，仍然可以得到表達。通過將外源 DNA 插入載體 DNA 並導入到活細胞中，就可以在活細胞中表達外源 DNA，然後便能進一步研究載入的 DNA 片段所表達的 RNA 或蛋白質，或受到表達所影響的特定途徑。常用的載體有細菌質粒、噬菌體和動物病毒或植物病毒）注射進去並撤掉所有硬體。基因載體是正確基因的載體。它是一種經過特別改造的病毒，可感染腦細胞並輸送基因。載體病毒經過改造後，不再會導致任何腦部感染或傷害到接受該病毒的細胞。這類型基因療法的初始結果顯示，在改變巴金森病的症狀上有

了中度的效應。最重要的是，迄今為止這些方式都是安全的，沒有造成任何傷害。在不久的將來，會有越來越多的人試圖使用基因療法來治療巴金森病。

關於巴金森病的神經外科治療，我必須詢問什麼問題？

以神經外科方式治療巴金森病是很複雜的。罹患巴金森病的人及家屬如果考慮進行神經外科手術，有許多問題需要加以了解及探討，列舉如下：

—— 我的巴金森病診斷正確嗎？

—— 我已經充分探索了內科（非外科）的替代療法嗎？

—— 這個外科手術對造成我失能的症狀具有療效嗎？

—— 我可以期待外科手術的療效持續多久？

—— 我能期待改善的幅度足以對我的動作功能產生幫助嗎？

—— 何種類型的病人最能受惠於此項手術？我是其中之一嗎？

—— 這種外科手術已經完美無缺了嗎？

—— 我的神經外科醫師和神經科醫師對這項手術有多少經驗呢？

—— 除了神經方面的效應外，這項外科手術對我

還有可能產生什麼影響？這項手術會有多不
舒服？而這些不舒服會持續多久？

—— 這項外科手術最常見的不良反應是什麼？

—— 曾出現過或可能會有什麼不常見但卻嚴重的
併發症？

—— 我有可能較容易出現特別併發症或併發症容
易變成嚴重的問題嗎？

—— 我的藥物服用情形在手術後會改變嗎？

—— 這項手術要花費多少？或者健康保險可支付
該費用嗎？

—— 這項外科手術有可能排除未來的其他治療選
項嗎？

—— 我的期待符合現實嗎？

要完滿處理所有這些非常重要的問題，唯一的方法是
向一位對這些手術非常有經驗的神經科醫師諮詢。請和神
經科醫師逐條討論清單上的所有問題。也要和神經外科醫
師或另一位神經科醫師討論，以聽取第二意見（許多健康
保險在核可支付某項手術之前，要求要有第二意見）。你
的疑問要得到恰當的回答才能罷休——或盡可能取得解答。

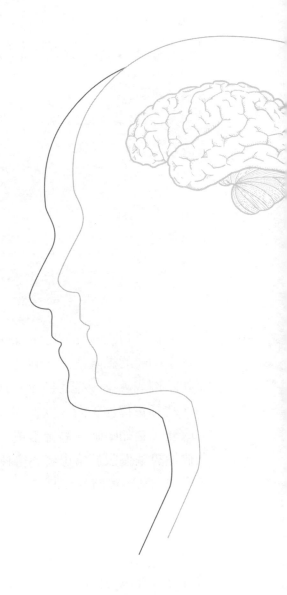

第五篇

其他課題

Other Issues

第十七章

生病、住院及巴金森病

· 罹患巴金森病的人如何確保在住院時得到合適的最佳照護？
· 罹患巴金森病的人要特別考量什麼內科併發症？

　　人們不會直接死於巴金森病；然而，盛發期巴金森病的確使問題的風險增高，包括可能危及生命的嚴重病情，諸如跌倒或感染。罹患巴金森病的人必得住院的最常見理由，包括選擇性手術、跌倒導致骨折、感染、警覺度方面的改變（諸如嗜睡、意識混亂、幻覺）以及吸入性肺炎。我們把討論侷限於當患者必得住院接受選擇性手術、緊急手術或內科治療時的情況。

　　醫院是個大型官僚機構，一般來講並不很適合罹患巴金森病的人的照護需求。對於施行冠狀動脈繞道手術、移除膽囊及治療腎臟小毛病，醫院或許是一流的機構；但對於有巴金森病的住院病人，醫院可能無法滿足他們的特殊需求，或欠缺這方面經驗。只要病人和家屬了解這點，他們就能採取必要的預防措施，來避免巴金森患者住院時常

見的潛在問題。

在醫院內服用藥物

　　當罹患巴金森病的人住院後，最常遇到的問題之一，是患者自己的服藥時間表。醫院工作人員習慣以早上九點、下午一點、下午五點和晚上九點（或早上九點、下午一點、下午五點和睡前）做為給藥時間。罹患巴金森病的人都知道，他們的服藥時間表不是如此嚴格或一成不變。他們可能會每二到三個鐘頭服一次藥，但每個人往往各自會琢磨出自己的服藥時間，好讓抗巴金森藥物在他們身上發揮最大效益。例如，他們可能發現在餐前三十分鐘或二十五分鐘、十二分鐘服藥，效果會比較好。

　　如果你因為巴金森病的症狀而服藥，然後因為其他原因住院，那麼醫院工作人員不太可能依你認為最有效的時間表來給你抗巴金森藥物。我們從經驗得知，醫護人員由於工作上的壓力，根本無法相當精準地執行一份複雜的服藥時間表。你一開始或許會對工作人員無法如此做而感到困擾或擔憂，但與其對工作人員未能依時間發給藥物而越來越不高興，你不如預先採取一些行動。你可以在辦理住院時，就和工作人員討論你複雜的服藥時間表；告知他們最好是由你及家人自行管理抗巴金森藥物，而不是仰賴醫院的工作人員。這樣的安排通常是可行的。在這情形下，你可以管控你自己的抗巴金森藥物，使你的症狀在你處理其他內科或外科問題的這段期間，可以獲得較好的控制。

最重要的是，一定要告知醫院的醫師、住院醫師及護理人員你所服用的藥物及服用的劑量。

另一個常常在罹患巴金森病的人住進一般內科或外科醫院病房時產生的藥物相關問題，是患者誤服了和抗巴金森藥物（包括用來控制行為的各種藥物，見第十三章）有衝突的藥物。監控醫院內所開給的藥物以及開藥原因，對病人和家屬來講很重要。這點當然是針對**所有的**住院病人，但罹患巴金森病的人特別需要警覺到會使他們的巴金森病症狀惡化的藥物。

醫院的內科或外科樓層工作人員對巴金森病某些不尋常特徵的不熟悉，會產生其他問題。我們看過罹患巴金森病的人因為工作人員不熟悉動作功能起伏不定的問題而遭受醫院工作人員不當對待。許多病人痛苦地抱怨工作人員（不管他們住進去的是內科或外科病房）在某些日常生活的活動，諸如穿衣服、沖澡或進食等方面，都拒絕幫助他們。

為什麼會發生這種事情？因為在白天的另一段時間裡，工作人員看到的是病人處在「開」的期間，當時病人的功能全然或幾乎全然正常。當然，這項誤解代表醫院工作人員在教育訓練上的嚴重缺失，但病人和家屬也需要知道有這項問題存在，這樣病人和家屬才能事先設想妥當，向工作人員解說病人在白天期間的某些時段對於某些日常活動會需要較多的協助，或較不需要協助。

如果你住院了而且你有動作功能起伏不定，那麼在「關」的時候你無法行使某些功能，此時你要求協助並沒有

一
344
一

巴金森病完全手冊

什麼不對。再說一次，讓工作人員事先知道有關動作功能起伏不定的事，有助於避免誤解和受到委屈。

　　有巴金森病和動作功能起伏不定的人，也需要討論他們在擇期進行的手術之前及之後服藥的時機。一般而言，我們建議應盡可能把手術安排在早上的第一件事來進行。應該允許病人正常服用早上的第一劑藥物，配上一小口水，即使手術當天他們不能進食任何東西。只要腸道沒有受損且功能正常，病人就應該在手術後立刻接續原來的巴金森藥物服用時間表。在施行腸道手術的情況下，許多病人無法立即重新開始服用藥物。這時非常重要的是，醫師要事先擬好計畫針對手術後如何處理抗巴金森藥物的控管，特別是對於有中度、盛發期巴金森病及動作功能起伏不定的人。病人和家屬應該在擇期進行的手術之前和醫師討論此一課題。

內科併發症

　　罹患巴金森病的人在住院時，特別容易產生許多特定的內科併發症。這些併發症有時難以避免，但要確保內科醫師、家庭醫師或外科醫師能察覺到這種易感染的情況，以便採取預防性措施。這些問題包括術後譫妄、深部靜脈栓塞（腿部的凝血塊）和肺炎。

術後譫妄

　　任何人在進行一項需要施行全身麻醉或深度鎮靜的內

科或外科手術時，都有發展出術後譫妄或某種意識混亂的風險。術後意識混亂或譫妄通常會自行停止而恢復，也就是說，它會在短時間內自行消失，通常是一到三天內。罹患巴金森病的人多少會更加容易發展出這個問題，而所有照顧罹患巴金森病的人的相關人士都應對此有所察覺。特別是年老病人以及有認知問題的病人，更會如此。任何年老的或已經有認知問題的病人，不論他是否有巴金森病，基本上都對為控制術後疼痛而使用的麻醉藥物非常敏感，所以除非是絕對必要，否則都該避免在這類病人身上使用這些藥物。有任何可能的話，應該在沒有使用全身麻醉的情況下施行手術（或許是以一種較局部性的麻醉取而代之）。當然，有些時候，局部麻醉並不適合且可能不安全，這時就必須施行全身麻醉。如果確實發展出術後意識混亂，可能的話必須避免服用某些藥物，包括在第十三章中所討論到的一些藥物，它們會使巴金森病的症狀惡化。術後意識混亂的控制應該以非常保守的方式處理，一般是等待問題自行解除，可能的話應避免使用治療意識混亂的藥物。如果真的必須使用藥物，那麼應該使用非典型精神作用藥物，諸如 quetiapine（Seroquel）或 clozapine（Clozaril），至於典型的重型鎮靜劑，諸如 haloperidol（常常使用在其他病人的術後意識混亂上），應該要避開。

手術後的噁心

　　人們在外科手術、內視鏡、意識呈鎮靜狀態或全身麻醉之後感到噁心，並非不尋常的事。在這些情境下，常會

使用藥物來控制噁心及嘔吐，包括 procloperazine（Compazine）和 metoclopramide（Reglan），這兩者都具有多巴胺拮抗作用。由於任何可阻斷或干擾腦部多巴胺活性的藥物都會使巴金森病惡化，這些藥物都應避免在罹患巴金森病的人身上使用。另一個抗噁心／嘔吐但不會使巴金森病惡化且十分有效的藥物，是 ondansetron（Zofran）。關於這個潛在可能發生的問題，最好能在事先就告訴你的外科醫師、手術操作員或內科醫師。

深部靜脈栓塞

當病人長期臥床不動時，深部靜脈栓塞（靜脈中形成凝血塊）容易發生在腿部肌肉裡面。當然，罹患巴金森病的人還要加上另一個問題：不動本來就是他們疾病的特色，再加上因為外科手術後的恢復時間所造成的不得動彈，產生深部靜脈栓塞或凝血塊的風險就會增加。如果你即將接受手術，把這問題和安排你住院的醫師討論。有方法可協助防止下肢產生凝血塊，包括物理治療和某些藥物。採取積極方式防止深部靜脈栓塞的計畫，對住院的巴金森病人是有意義的。如果確實發生了深部靜脈栓塞，治療方式可包括抗凝血藥物及非常仔細的監控。會造成威脅的是，血塊脫離並循行至肺部，這點必須嚴加避免。

肺炎

所有病人在外科手術後都會有發展出肺炎的風險。然而，罹患巴金森病的人的風險更大，因為，為了防止肺部

內液體積累，需要深度的咳嗽，而罹患巴金森病的人要產生這樣的咳嗽有時有較大的困難。除了呼吸治療師為肺部手術後的處置所給予的一般指示之外，罹患巴金森病的人還必須接受詳盡明確的指示。需要花更多的時間來解說手術後究竟需要完成些什麼，以及深度咳嗽和其他由呼吸治療師所處方出來的運動練習有何重要性。

某些罹患巴金森病的人可能較易得到的另一類型肺炎，是吸入性肺炎，如第五章中所討論的。這類型的肺炎是源自吞嚥功能失常，也就是食物本來應該下落到食道並進入胃，但卻進入了肺部。醫院的工作人員有許多可採取的預防措施，來防止有這種風險的病人發生吸入性肺炎。再說一次，要確實詢問你的內科醫師和外科醫師，以你的特別情況是否需要特別的方法來避免吸入性肺炎。

復原

一般而言，在承受相同疾病或受傷的情況下，罹患巴金森病的人比起同年齡而沒有巴金森病的人來說，所需要的住院時日較長。如果多多注意抗巴金森病藥物在醫院內的適當服用時間、更審慎使用抗噁心藥物，並且更謹慎注意防止吸入性肺炎，則住院的時間就可望縮短。

最後，復原時間一般對於罹患巴金森病的人是較長的。醫師經常為病人預估他們要多久才能從一項特別手術或外科手術中復原。例如，外科醫師可能會告知某人在某個擇期進行的手術之後，會需要六週來「回復正常」。粗

略的估計是，罹患巴金森病的人大概要比沒有巴金森病的人多出兩到三倍長的時間，才能從外科手術中復原。罹患巴金森病的人的身體就是需要花較長時間去重新調適本身的基礎活動。因此，不論你要施行的是什麼內科或外科手術，如果你有巴金森病，你的恢復期就會較長。這沒有什麼好擔憂的，只需要好好準備就對了。

第十八章

巴金森病的研究

- 巴金森病目前最活躍的研究領域是什麼？
- 為何科學的進展要花這麼長的時間？
- 罹患巴金森病的人及其家屬能貢獻些什麼？

　　針對罹患巴金森病的人發展新療法的科學家和醫師們，一直在遵循某些令人覺得有希望的引導。但是臨床研究的步調對於罹患巴金森病這類進行性疾病的人來講，似乎可以說是慢得令人非常痛苦。在本章裡，我們要描述這項研究的一些情形，及它是如何完成，好讓罹患巴金森病的人及其家屬能更了解，為何新的發現和新的療法需要這麼長的時間才能推廣。我們也會回到第一章所討論的有關病人參與臨床試驗的可能性，並看看有什麼其他方式可以讓罹患巴金森病的人及其家屬幫得上忙。

基礎與臨床研究

　　科學研究是費盡周章、曠日耗時且代價昂貴的。雖然

對罹患巴金森病的人而言並非顯而易見，但在這個疾病的處理上，其進展的步伐相對上是快速的——特別是考量到一路上必須克服的種種阻礙。事實是，可靠的科學發現是沒有捷徑的。只能透過嘗試錯誤、多重測試，並且謹慎而費盡苦心地展示一項新的巴金森病藥物、外科手術或補充療法如何既安全又有效，唯有這樣，才能獲得進展。在本節裡，我們要回顧將發現擴展成為療法所必須遵循的步驟。

由科學家所施行的**基礎研究**和由臨床工作者（醫師）所施行的**臨床研究**這兩者的特色，就是「發現」和「發展」的過程，這是科學家和醫師不斷互動、努力合作的結果。基礎和臨床研究兩者同樣都牽涉到某種微妙的衡量：造成失能的疾病迫切需要找出補救甚至治癒的方法，但必須衡量不能因此而將風險加諸於病人身上，需要謹慎並關注每個細節；而研究所需的大量經費投資，也會衡量到重要發現所帶來的意外獲利。基礎研究是由政府和製藥廠出資贊助的；而臨床研究則較多是由製藥廠出資贊助。

基礎研究

當研究人員從事生物科學的基礎科學研究，他們探索的生物學過程和疾病可能有關也可能無關。奠定根柢的基礎研究除了包括細胞層級的鑽研（例如利用各種不同型態的細胞做培養），亦即**體外**（in vitro）研究，也包括在活體動物體內做研究，這稱為**體內**（in vivo）研究。重要的發現通常同時需要這兩類研究。事實上，雖然了解某個根本的生物過程，會對了解疾病過程具有深遠的意涵，但研

究人員一般而言無法預測基礎生物學領域的研究是否有實務上或臨床上的意涵。因為這樣，應該把時間、金錢和努力花費在哪個部分，並非都是截然分明的。

例如，沒有人能預測，針對牛腦神經化學的初步探究是否會導向有關巴金森病的一些根本而重要的發現。然而對於多巴胺在腦裡可能扮演的角色，卻因為在牛腦的基底神經節裡發現高濃度的多巴胺，而有了新的了解。而這個發現接著導向在罹患巴金森病的人的基底神經節裡發現多巴胺的濃度下降，最後導出以左旋多巴做為取代療法。

許多科學的發現便是仰賴諸如此類的偶然發現，然而重要的突破也來自仔細計畫和根據許多引人入勝的科學線索所形成的「預感」。由於越來越多人爭取政府贊助基礎研究的經費，研究人員越來越被要求要**事先展現他們的研究方案發展成實務應用的高度可能性**。贊助經費一般是由看來具有較大實務應用機會的方案所獲得（雖然如上述所提的，很難在事先分辨結果是否會兌現）。這類型的聚焦性基礎研究，常常產生自基礎科學家與臨床醫師之間的討論。醫師勾勒出病人的實務需求，而科學家則根據這項資訊在嚴肅領域裡進行研究。

人們對於利用**幹細胞**來治療巴金森病的可能性，具有極大的興趣。幹細胞在正確的生物學條件下，有潛力發展為成人身上任何類型的體細胞。一個幹細胞可以成為一個神經元（譬如腦內的），或一個腎細胞、一個心肌細胞等等。期待幹細胞對巴金森病有用，就在於希望它能供應可產生多巴胺（缺乏此一化學物質就會產生巴金森病的許多

特徵）的腦細胞，而這項供應可輕易移植到罹患巴金森病的人的腦部裡。如果成功了，這類療法可能實際上便是神經修復或神經再生療法了。換言之，它可以修補巴金森病在腦內已造成的某些損傷。

幹細胞可以從人類胚胎或某些成人組織中採集。關於哪種來源的幹細胞比較可行，在研究的早期有非常大的科學混淆。不幸的是，美國一直對於如何取得幹細胞有著巨大的政治爭議。由於幹細胞的巨大公眾利益（因為除了巴金森病外，許多醫學領域都可能因而有重要的治療進展），有些州（包括加州和馬里蘭州）便開始展開州政府經費資助的計畫，來規避聯邦政府在幹細胞研究上的限縮。近年來，美國的政治氛圍已使得利用幹細胞做研究較容易些了。

撇開所有政治詭計不談，幹細胞的治療性使用研究尚在初期階段，到目前為止，是否對罹患巴金森病的人具有真正治療潛力，仍完全不得而知。重要的是，罹患巴金森病的人不要把所有希望都放在幹細胞上，因為在我們展開巴金森病幹細胞臨床試驗之前，還有好多科學上的障礙有待突破。

動物測試

當基礎研究導出一項對臨床工作有潛在重要性的發現時，研究人員會用動物測試來判定新的治療在人體上測試時是否安全及有效。發現某種神經化學物質在某一疾病過程的動物模型中看來似乎有些幫助時，把這項化學物質應

用在某個特定疾病的病人身上做為測試藥物之前，會先啟動許多階段的進一步動物測試。

人們在報紙上或電視新聞中看到發現某個新藥物可改善巴金森病動物模式中的症狀時，常常無法了解在該藥物用於人體測試之前，還需要有許多動物測試的階段。動物測試的目的，是為了測試藥物潛在的**療效**及**毒性**。為了評估一個新藥物是否會損害諸如肝臟或心臟等器官或是否可能造成癌症等，毒物學的測試特別重要。

雖然初步階段的測試似乎很有希望，在新聞報導中所發布的新藥會有許多年都仍然無法在罹患巴金森病的人身上進行臨床試驗。而即使那項藥物在動物身上既安全又有效，而且在罹患巴金森病的人的臨床研究中證明也是安全又有效，但在美國食品藥物管理局（FDA）──美國對新藥物的監督管理機構──核准該藥物在人體身上使用之前，仍需要許多年的人體測試，來收集附加的資料。

臨床試驗

如果藥物通過毒物學的測試，接著就得接受正常、健康、年輕的自願者測試（涉入人體的測試稱為**臨床試驗**）。一種藥物在人體首次測試時是在健康的人身上施行，而且只評估其**安全性**（這是所謂的**第一期研究**）。為贊助研究的製藥公司進行試驗的研究者，會在受試者身上尋找有無出現諸如低血壓、心跳加快、過度噁心或頭暈等症狀，因為這些症狀會使該藥物用在病人身上不安全。

如果藥物通過健康自願者的測試，就進入對一群數目

相對較少的罹患巴金森病的人進行評估的初期階段。這些施行在病人身上的藥物試驗必須在非常謹慎小心、有對照組的情況下進行（此為**第二期研究**）。參與者可能要住進醫院以便進行藥物測試及監控，或者需要非常頻繁地訪視神經科醫師。通過這些密切監控**安全性**和**有效性**的階段，就進入更大的、多機構的臨床研究試驗（**第三期試驗**）。一旦最後藥物上市，在上市後所做的研究則被劃分為**第四期研究**。一般而言，第二期和第三期研究是隨機安排病人到受測藥物組（有時以不同劑量）或寬心劑組。有時在第三期研究中，受測藥物和另一個已知對巴金森病有療效的藥物（即所謂的有效藥物對照〔 active comparator 〕）做比較。

製藥廠要開發一種治療巴金森病的藥物，需要進行許多試驗來證明在特定情境下藥物安全且有效。例如，一項研究可能目的是針對藥物在一群新近被診斷為巴金森病的人身上有多大的耐受性以及多有效。也會設計各別的研究，來仔細觀察症狀較嚴重的病人的情況。任何指向與新藥物相關的問題，都會促成更廣泛深入的進一步測試和分析——或整個停止各項試驗。

所有人體的研究都必須受到**研究機構審查委員會**（institutional review board，簡稱 IRB）的監督和核准。該委員會會仔細審查任何研究計畫或研究草案，以確保研究遵循了有關安全性及研究倫理的指引。他們也要確認研究員有取得每位加入該研究的人出具的同意書，表示參與者對研究有充分了解。該委員會會要求研究者定期提交參加

該研究的人最新的進展。如果有任何理由讓人相信該研究
參與者處於不必要或不當的風險中，委員會有權介入並撤
銷該研究的核准。

　　一旦完成臨床試驗，製藥公司把試驗所得到的大量數
據資料提交給政府監督管理機構，例如美國的FDA或其
他國家的相對單位。政府機構便審查所有的數據資料，以
判定收集過程是否適當、數據資料及統計分析是否具有效
度，以及該藥物是否有任何嚴重的副作用或不被接受的風
險。在高度慎重和縝密檢查之後，美國FDA便發出一份
是否核准該藥物上市的裁決書，即是否現在可開給患者服
用該藥物。

　　如上所述，整個步驟——從一個可能對某疾病過程很
重要的生物過程發現，經過所有的動物及人體研究，到
FDA核准——需要許多年的工夫，所花的代價非常巨大。
有些人認為目前所採取的過程費時過久，且無疑地有些步
驟應可予以簡化並提高效率。然而，將此過程縮減會有危
險：有藥效或安全性疑慮的藥物可能會因而上市。在科學
進展和病人安全兩者之間維持一個重要的平衡，是我們的
目標。

巴金森病研究的希望大道

　　對巴金森病進行研究有許多頗具希望的道路和發展，
在未來幾年內將大放光采。一個令人有高度興趣的領域，
是利用新型造影技術去「看」巴金森病人的腦部。用新技

術去探察腦部的能力已經有重大的進展，包括：正子發射斷層掃描術（PET）、單光子發射電腦斷層掃描術（SPECT）、磁振造影術（MRI）和經顱超音波掃描。對這些技術的研究，很可能會發展出一項針對巴金森病的診斷檢測，或針對特定個人的疾病進程提供更精確的資訊，以及更能夠鑑別所有巴金森病的「近親」。原本只在歐洲施行的 SPECT 掃描（亦稱 DAT 掃描），現在美國也可以使用了，且目前被用來區辨原發性顫抖（見第十章）與巴金森病。不幸的是，到目前為止現有的造影技術仍無法鑑別巴金森病的「近親」。經顱超音波在歐洲受到廣泛使用，特別是德國；但英國、加拿大或美國仍未採用，雖然某些中心正在開始熟悉這項技術。

除了診斷技術上的研究外，當前的研究都致力於發現巴金森病的原因，這些研究都會導向預防性措施，以及針對疾病症狀開發新的治療，包括補充療法。

尋找巴金森病的病因

如第二章所述，看來巴金森病極不可能單獨由基因組成或是某種環境毒性所造成。但流行病學（即一個群體中某種疾病的發生率、分佈情形及管控）和基因遺傳學的研究正如火如荼進行著，如同針對到底是什麼導致神經細胞（神經元）損害及死亡的研究走向。所有這些針對疾病病因的研究方向都必須加以嘗試，不只是為了避免錯過任何預防巴金森病的可能手段，同時也是要盡量廣泛探索治療患者的方式。

◎流行病學

流行病學領域中的研究人員集中致力於尋找發展出巴金森病的不同人們之間有何「共通線索」。他們察看病人的生活型態——他們吃什麼、住哪裡、飲用什麼樣的水，以及可能暴露在什麼類型的殺蟲劑或工業毒素——還有他們的家族史。

如第二章所述，雙胞胎研究也有助於流行病學家判斷誰會得到巴金森病，及為何得病。讓我們假定某個疾病是純粹由單一基因所決定，那麼，對同卵雙胞胎來講，我們可預期如果其中一人發展出這個疾病時，另一人也會發展出來；對異卵雙胞胎（他們不擁有相同基因）而言，如果其中一人發展出這個疾病，另一人發展出同樣疾病的機會就只和雙胞胎的其他手足差不多。如果同卵雙胞胎之一有巴金森病的症狀，而另一個沒有，那意味非基因因素可能比基因因素在造成此疾病上更為重要——也許雙胞胎中有巴金森病的那一個人暴露在環境中的某個毒素，而另一個未得病的則沒有這個狀況。不幸的是，我們學到的教訓是，事情並非都如原初所想的那麼單純或直截了當。現在我們從表觀遺傳學（epigenetics）中學到，同卵雙胞胎並不是以前認為的那樣在基因上完全相同，所以對雙胞胎研究的詮釋可能比之前所想的要困難得多。

◎基因遺傳學

巴金森病的基因學評估是一項非常活躍的研究領域。在被問到家族中是否有其他成員有巴金森病，大部分罹患

巴金森病的人都說沒有。然而，許多研究已經發現，罹患巴金森病的人的家族成員罹患此病的風險比較高。1996年，由於在某個義大利的大家族（見第二章）以及三個較小的希臘家族裡，發現有個基因影響了類巴金森症的發生，在科學社群中掀起了極大風波（這基因突變很可能源自希臘，然後在幾世紀前經由海上交通而傳到義大利）。由於這些家族成員的症狀和巴金森病有足夠的相通性，因而產生了一個疑問，也就是罹患巴金森病的人身上相同或類似的基因是否也受到影響。

這些義大利、希臘的家族成員和一般罹患巴金森病的人多少有些不同。首先，這些家族每一世代都有非常高的疾病盛行率，在單一世代中有一半或一半以上的家族成員得到巴金森病。此外，疾病的初次發病年齡在某些家族成員中，比巴金森病一般的年齡要年輕得多。研究人員發現義大利家族中的基因會產生一種蛋白質：α —突觸核蛋白，這種蛋白質已知是在路易體內發生的，罹患巴金森病的人死後進行解剖時在腦部可以發現到。在一般大眾中試圖尋找造成巴金森病的基因卻屢屢失敗，如今在單一家族中找到一個單一基因，使我們對巴金森病有了重要的根本知識（見第二章）。

自從這最初始的發現以來，研究人員已經在許多不同患有較典型的巴金森病的家族成員中，找到更多很可能具有重要性的基因，在年輕發病型類巴金森症的人身上，也找到一些其他基因。這些「新」基因包括：Parkin、DJ-1、PINK1和LRRK2。這些和巴金森病連結在一起的基因的發

現，使人們重新思考巴金森病可能的基因基礎。讓治療巴金森病經驗老到的醫師們相當震撼的是，這些基因突變導致一種和偶發性年長發病型巴金森病無法區辨的臨床樣貌（表現型〔 phenotype 〕）。這讓人不禁懷疑，到底還可以發現多少造成巴金森病的特異基因突變。

基因學在巴金森病所產生的革命，與基因發現技術上的快速進步是並行的。調查整個人類基因組以尋找巴金森病的線索，已經是行得通的事了。這是一個快速萌芽中的領域，它正每個星期都產生出實質的新結果。這也導致巴金森病研究上的一個新問題，那就是如何確定被發現的「新」基因是否真的在產生巴金森病上扮演了重要角色。這項兩難促成一個新的研究方式：將「全基因體關聯分析研究」（仔細觀察一個病人的全部基因組）的結果，以及把所發現的基因植入果蠅所出現的結果，兩相對照，藉此測試它們是否具有功能上的顯著重要性。這是一個簡單、聰明的模式，我們認為它將在未來幾年內會有巨大可觀的成果。

◎對細胞損傷機制的研究

找出是什麼導致進行性神經細胞損傷和凋亡以及該過程涉及些什麼，是很重要的，因為就巴金森病來講，不論是什麼（比如，基因學和環境毒素的一種合併）啟動該過程，神經細胞都會受損和凋亡。可能會有許多種不同的啟動者，但只有少數的路徑或過程最終造成了神經細胞退化。由於如此，**神經保護**的研究是巴金森病和許多其他神經科疾病的重要研究領域。**神經保護的概念是指，一種藥**

物有能力停止或延緩疾病過程的進行。如果有這樣一種藥物存在，我們就不需要為了改變巴金森病的進行而去了解它的病因。

我們的目標是有一種可延緩時程的神經保護藥劑，讓原本預期在疾病的五到十年後會出現的症狀，延後許久才出現，比如說延遲十五到二十年之後。目前，沒有這樣的藥物存在。研究人員繼續不斷研究各種腦內不同的細胞系統，以判定神經保護的可能機制。要開發具療效的神經保護療法，一個重要部分是針對這個進行性神經退化疾病建立更精確、可靠的動物模式。尋求神經保護的另一優先步驟是找到可靠的「生物標記」，以便提供更精確和更早的診斷，而且可藉以追蹤巴金森病進行的軌跡，這比單純的臨床檢查及目前可用的造影檢查更加可靠。

如第六章所討論的，利用**神經營養因子**——自然的人體化學物質，可提升腦細胞成長和存活——做為一種神經保護劑，是另一個重要的研究領域。神經營養因子可能可以改善腦部受損區域的存活，或甚至提升復原能力。現在有許多進行中的研究想要進一步了解基本老化過程，這些研究也很可能在神經保護這方面產生重要的突破。

尋找症狀療法的新方式

◎藥物

雖然治療症狀的藥物無法改變疾病的進行，但它常常可顯著改變疾病的症狀，並大大改善病人的生活品質。如

本書從頭到尾一再提及的，巴金森病有許多針對症狀的藥物可用，但目前既有的療法仍有諸多缺點。具改善效果、副作用少又輕微、且更加便利的藥物，才會大受歡迎。

有些巴金森病症狀目前的療法只能部分緩解，而有些症狀則仍對目前可行的任何處置反應不佳。只有部分症狀對藥物反應良好，這包括：顫抖、走路時凍僵、失去平衡及動作功能起伏不定。對一些有諸如便祕、憂鬱、尿失禁、語言困難及性功能失常等症狀的個別病人，可用的藥物也可能反應不夠好。認知功能失常仍然是最難治療的問題之一，而這個領域目前有急於改善的需要。

由於發現了較不會引發諸如異動症、幻覺、噁心、頭暈及嗜睡等副作用的症狀治療藥物，罹患巴金森病的人因而受益。而由於藥丸的服用時間比較具強迫性而且干擾到日常活動，因此更具方便性的藥物便包括了：可減少服用次數的長效藥物，或藥物傳輸可以持續更久而減少干擾的皮膚貼片。巴金森病的皮膚貼片在臨床試驗上已經證明有效。Rotigotine（之前以 Neupro 之名上市）便是一個皮膚貼片型式的多巴胺增強劑。雖然這個貼片對早期和盛發期巴金森病都有效，而且受到許多病人偏愛，但其中的藥物性質會導致藥物在貼片中結晶化。製藥公司於是撤回這項產品並開發出一種新型、不會結晶化的貼片，再次於美國和歐洲上市。

◎外科手術

如第十六章所述，神經外科手術是今天臨床研究重要

的康莊大道。我們不知道這些手術最終會在巴金森病的處置上扮演什麼角色。會證明它們是如此安全、有效以致取代了藥物嗎？或者它們會繼續使用於一小群有藥物無法緩解的盛發期症狀的人們身上？在未來幾年裡，我們還無法全然回答這些提問。這方面的提問仍沒有解答。大部分研究人員都希望終究會有新的發現，使得深部腦刺激（DBS）「被判出局」，這想法是如果發現了更好的東西（一種藥物），就不再需要侵襲性外科手術了。然而，話雖如此，我們仍可說巴金森病的 DBS 手術對於巴金森病的治療是一項重大的進展（見第十六章）。

◎運動和復健療法

如第十四章所討論的，探討身體和認知訓練對巴金森病症狀的療效，是一個越來越重要的研究領域。這些方式的重要性很獨特：它們是罹患巴金森病的人可以自助的有效處置。當一位慢性疾病患者能親自經手事務並發揮些作用，特別會讓他們感到仍能掌控自己的生活並且擁有能量。啟動並維持一個例行的身體訓練，雖不能替代重要的藥物和外科手術療法，但長久以來它確實是要獲得最佳成果所必需的有效補充療法。關於運動和復健對巴金森病的影響，仍有許多等待了解。其中最緊要的一些提問包括：結合不同類型的運動會帶來什麼效果？哪一類型運動對不同階段的巴金森病最為有效？它是否可能延緩失能程度，甚至藉由身體和認知訓練使腦部產生潛在的改變？

◎補充療法

我們對於緩解巴金森病症狀的研究所做的探討，要結束在一個實質上被目前的研究努力所忽略的領域：補充或替代療法（見第十五章）。儘管研究這些療法的安全或有效性的經費來源少之又少，但越來越多民眾接納這些療法。

如第十五章所述，在美國藥物是由 FDA 規範管理，但替代療法不需任何有效性的證明便可針對某範圍的疾患予以上市。由於分配給替代療法的健保金額穩定成長，有必要針對它究竟有無效果加以研究。大部分情況下政府會介入並訂定法規，對替代療法進行適當的審查。在美國，有關保健食品以及所宣稱的效果，已經採用新法規。新法規是否會改變保健食品的上市，仍有待觀察。美國國家健康研究院的補充及替代醫學國家中心院內研究分支部門（the Division of Intramural Research of the National Center for Complementary and Alternative Medicine），已經因應這個日趨重大的問題進行研究。依我們的看法，未來不應再存在所謂的「替代醫學」——應該只有「醫學」，所有這些都應針對有效與否，經過研究加以證明。

病人與家屬如何協助研究工作

罹患巴金森病的人及其家屬和親友可以從三方面來協助研究過程。第一，罹患巴金森病的人可參與臨床研究試驗。我們經常向罹患早期、中期或盛發期巴金森病的人解說，因為有其他病人及家屬在他們之前參與了研究試驗，

才有可能產生任何現在或未來對他們有幫助的藥物。罹患巴金森病的人及其照護者自然形成一個社群,唯有社群中的人願意參與過程,才有可能取得進展。當然,這並不保證臨床研究試驗的參與者會直接得到什麼好處。但就算新藥物、新的外科手術或新的儀器證明有用(這種情況下參與者較早便接觸了這些治療),除此之外,證據顯示,單單參與研究試驗就會使參與者產生情緒及身體上的好處——由於參與臨床試驗的個人都會接受高水準的醫療監管,好處必然不小。

第二,病人和家屬可以參與政治或社會力量,藉此影響政府政策和資助程序。病患所抱持的政治意向會非常有效地把國家預算導向重大的全國性健康問題,諸如巴金森病。有興趣投入這項重要工作的病人,可以加入巴金森病的組織或基金會,他們可寫信或以電子郵件將訊息傳達給他們的州代表和聯邦代表,說明巴金森病的健康服務和研究之重要性。

最後,由於爭取政府有限的經費越來越競爭激烈,使得私人捐獻和付出對於支持基礎和臨床研究變得極為重要。這是個審慎微妙的課題,而我們了解每個人都有不同的財務資源及投入,但人們常常會驚訝地發現到私人捐獻對於支持耗費龐大的研究活動是多麼有助益。這些捐助可以給予某個特定的巴金森病組織,或任何醫學院中的巴金森病計畫方案。

【第十九章】

問答集

在本章中我們要答覆許多病人、家屬和照護者關於巴金森病的一些問題。在答覆中，我們也會指引讀者參見本書的各章，以獲得有關該問題的完整討論。

有關定義和基本概念的問題

問：什麼是巴金森病？

答：巴金森病是一種進行性神經退化疾病，影響到腦內一群具特異性的神經細胞。這群細胞稱為黑質，它們利用神經遞質多巴胺在腦內進行溝通。在罹患巴金森病的人身上，黑質持續性地死亡或退化，多巴胺隨之喪失。黑質的持續性細胞喪失及多巴胺流失導致巴金森病主要症狀的出現（第一章），這些症狀包括：靜止型顫抖（韻律式抖動）、僵硬（肌肉僵化）、動作緩慢和動作不能（動作遲緩及缺乏動作），以及喪失姿勢性反射（平衡困難）（第三、第四及第五章）。巴金森病遠遠不只是多巴胺不足的疾患，處理和多巴胺不足無關的症狀仍是一大挑戰，特別是在疾病的後期階段。我們不知道巴金森病的原因所在，

至今亦仍無法治癒巴金森病，但有各種各樣的藥物有助於緩解症狀（第十二、第十三章）。

問：為何是我得病？

答：這是個可以理解的提問，而且是大部分病人在首次被診斷為巴金森病時一再提出的疑問：為何我會被挑中得這個病？答案是：我們不知道任何明顯與巴金森病有關的易感素質因子。換言之，對於為何某個特定的人會得到此病的疑問，並沒有答案（第二章）。

問：我家族中的其他成員會得到巴金森病嗎？

答：就大部分而言，巴金森病不是一個遺傳性家族疾病。絕大部分罹患巴金森病的人並不知道有其他家族成員得到此病。雖然把遺傳視為發展出巴金森病的一個因素的證據並不強，但卻有可觀的新證據認為在某些少數家族中，有個異常基因可造成類巴金森症。然而，即使在找到異常基因的家族中，仍有其他因子很可能在決定該基因是否會表現為疾病以及在什麼年紀發病，扮演著某種重要的角色。當某個家族成員得了巴金森病時，近親罹患巴金森病的風險可能比一般人來得稍高（第二章）。

問：它是傳染性的疾病嗎？

答：不是。你不可能因為親近或照顧罹患巴金森病的人而得到巴金森病。

問：巴金森病的「症狀療法」是什麼？

答：本書中討論的所有藥物，都有助於緩解罹患巴金森病的人所經驗到的基本問題，諸如顫抖、僵硬、動作緩慢、平衡和走路問題，這便是所謂的症狀性治療。這些藥物對巴金森病的症狀和徵象有幫助，但不能治療潛伏的病因。巴金森病的病因仍未知，我們目前沒有任何治療可改變或延緩疾病的進行過程（第十二、第十三章）。

問：巴金森病的「神經保護療法」是什麼？

答：神經保護療法是針對巴金森病的一種治療方法，可調節或延緩疾病的進行。這是非常重要的概念，許多臨床研究試驗都在鑽研具有這種潛力的各種藥物。若能延緩疾病的進行，對罹患巴金森病的人會十分有幫助，且勢必是治療上令人驚奇的進展。不幸的是，目前仍沒有任何藥劑被證實具有神經保護作用（第十三、第十八章）。

問：巴金森病的「疾病調節」療法是什麼？

答：疾病調節療法是指任何可以針對已知的巴金森病病程加以「調節」的一治療樣式，例如藥物，物理、職能或語言療法，或運動方案、外科手術。「疾病調節」一詞用來指稱改變疾病病程，這可以是新的方式，或是對治療產生新的反應。在某些方面它類似於症狀治療，但和症狀療法對照的話，如果一個成功的疾病調節療法停止了，可預期病人在短時期內**不會**失去治療所帶來的好處，而若停止某個純粹的症狀療法就會失去好處。使用「疾病調節」

一詞表示，那些希望會產生神經保護作用的治療可能不會對神經細胞退化具有直接效應，但也許會以其他方式影響疾病的自然病程。例如，腦部有一些方法試圖為多巴胺喪失做補償（其他細胞會變得更活躍，或多巴胺受體會增加對多巴胺的親和性），這些補償性機制很可能會隨著時日而失去功效（病人的症狀如何呈現及何時變得明顯，有一部分便受此影響）。疾病調節療法可能多少會重建或提振一些正在逐漸敗壞的功能，因而雖然改善了疾病的病程，但一點都不會對多巴胺神經細胞退化有任何作用。

問：巴金森病的「神經修復／神經再生療法」是什麼？

答：神經修復／神經再生療法，是任何可以在罹患巴金森病的人的腦部特定區塊「反轉」（reverse）損傷、替換損傷組織或重建正常功能的治療。這種類型的療法很可能最接近人們提及治癒時心中所想的內容。許多基礎和臨床研究都針對著這個領域，但目前並沒有任何證明有效的神經修復／神經再生。

有關預後的問題

問：罹患巴金森病的預後是如何？

答：每個人的預後因人而異。然而，由於巴金森病是個進行性疾病，患者儘管有治療，很可能每年還是會注意到一些多出來的小問題。許多罹患巴金森病的人的確能維持極為良好的情況許多年，即使已生病十二到十五年，仍

能維持高品質的生活；但是，另有些人可能在發病的五到十年內就出現了極大的動作困難。目前我們無法對任何人發展出重大的障礙的速度做預測。有一些證據認為，如果患者的巴金森病症狀是以顫抖為主的話——換言之，顫抖比其他動作緩慢或僵硬（稱為動作不能，或以僵硬為主）更明顯——這些人的動作症狀會進行得較慢。

問：在被診斷得了巴金森病的頭兩年到三年內，我可能會發生些什麼？

答：在出現巴金森病的早期症狀之後，初始診斷接下來的兩到三年內算是相當穩定，在症狀的嚴重度上有些微的增加，或許包括顫抖上的增加，動作緩慢有一些增加，或走路習慣上有輕微改變。藥物對於緩解這些症狀能發揮很好的功能，你不會有重大的失能，不會有認知功能失常，此時也不會有重大的平衡障礙（第三章）。

問：這些症狀通常是如何在進行的？

答：在一段三到五年的期間過後，可能需要較強或較高劑量的抗巴金森藥物來控制症狀。對於所出現的症狀，藥物通常具有高度療效，人們通常能繼續過得不錯。在診斷之後或疾病初初發作之後四到七年，人們會開始經驗到長期服用抗巴金森藥物所帶來的一些相關併發症，包括藥物效果「減弱」期間、輕度異動症（不自主動作）或偶爾出現不帶威脅的視幻覺。日常生活的活動表現能力也會受到影響（第四章）。

巴金森病導致的主要失能極少在發病後七年內產生，
且重大的失能通常也要到七年後才會產生（第五章）。失
能程度或表現在活動上的困難程度，隨著時間會有所不
同，就看上一次服用藥物是在何時。當藥物正在發揮功能
時（即「開」的期間），功能狀態或在功能上的發揮或許
是最良好的（有可能甚至是正常或近乎正常），而當藥效
減弱時（即「關」的期間），則出現週期性的失能（第
十二章）。

問：我會成為殘障嗎？

　　答：再說一次，此病在每個人身上各有獨特的病程。
此刻，我們無法預測某位特定的罹患巴金森病的人身上疾
病病程的嚴重程度。有些罹患巴金森病的人確實到了最後
在日常作息活動中得仰賴他人，諸如穿衣、上洗手間及進
食，但也有許多人不會（第五章）。

問：巴金森病與阿茲海默症兩者之間的關係是什麼？

　　答：巴金森病和阿茲海默症是兩個個別的疾病過程。
早期巴金森病的症狀大部分源自涉及腦部深處一個稱為黑
質的特定區塊，而阿茲海默症則涉及大腦皮質，位於接近
腦部表層的一大區塊，以及某些較深的腦部結構。這兩個
疾患的早期症狀有很明顯的不同（第十章）。然而，隨著
時日，有些阿茲海默症患者的確會產生「動作」症狀，以
致有時會和巴金森病混淆不清，而有些罹患巴金森病的人
則會發展出認知功能失常，因此和阿茲海默症發生混淆。

問：巴金森病與正常腦壓水腦症（NPH）兩者之間的
關係是什麼？

答：正常腦壓水腦症是一種相對上極為少見的狀況，
其腦內裝滿液體的空間（稱為腦室）變大了。當這種情形
發生在老年人身上，就會產生一種三合一症狀，包括行走
異常（常常被稱為**磁性步態**〔 magnetic gait 〕，因為看起
來患者的腳好像和地板黏住了）；泌尿問題則進展成尿失
禁；以及輕度到中度的認知或思考改變。有時候，罹患
NPH 的人會出現輕度類巴金森病症（僵硬、動作緩慢、步
態拖曳）。你的醫師可利用許多徵象來鑑別 NPH 與巴金森
病。腦部造影（使用 CT 掃描或 MRI 掃描而得）可顯示出
一個罹患正常腦壓水腦症的人其腦室明顯變大，而在罹患
巴金森病的人身上的腦部造影通常是正常的，或可能顯示
和年紀相關的腦實質喪失（腦萎縮）。NPH 的治療全然不
同於巴金森病的治療（第八、第九和第十章）。

問：**壓力會使巴金森病的症狀惡化嗎？**

答：壓力會暫時使巴金森病症狀加劇，但不影響到疾
病的潛在進行速度。換言之，如果某人在壓力下非常焦
慮、憤怒、激動，巴金森病的顫抖會惡化。動作緩慢和行
走困難也可能惡化。然而，當壓力或激動過去，顫抖、動
作緩慢和行走問題就會回到基本層級。對某些人而言，一
段時期的壓力或許會讓原本不會這麼早出現的顫抖提早表
露出來，但巴金森病的症狀終究還是會出現，即使並未有
壓力事件的干預。壓力不會造成巴金森病，也不會使巴金

森病永久惡化下去。

有關食物、飲料和運動的問題

問：我應該避免什麼活動和什麼食物？

答：對罹患巴金森病的人而言，並沒有任何活動或食物需要特定加以禁止。在你能忍受的極限內，我們強烈鼓勵身體活動及運動，這在疾病的早期或較為盛發期都一樣（第十四章）。對於罹患巴金森病的人並沒有特殊的飲食限制。許多注意力都集中在蛋白質重分佈飲食法，而這項飲食可能對正在服用 carbidopa/levodopa（Sinemet 或 Sinemet CR）而出現動作功能起伏不定的人有所幫助。

問：得了巴金森病我仍能喝酒嗎？

答：在任何情況下，喝酒都應該適度並且合理。醫學上沒有理由認為罹患巴金森病的人不能喝啤酒、雞尾酒或葡萄酒。事實上，酒能令人鬆弛的特性對症狀是有益處的，特別是顫抖。所有抗巴金森藥物都容許適度飲酒。對於用來治療焦慮或睡眠問題的藥物（苯二氮平類，包括 Valium、Tranxene、Xanax、Ativan、Restoril 和 Klonopin），酒精確實會使其中的安眠藥性產生加成的效應，所以如果你有服用任何這類藥物，在喝酒時要小心，並留意有無過度嗜睡。

有關工作和休閒活動的問題

問：我應該繼續工作多久？

答：工作和生涯是很重要的滿足來源，大部分的人不會輕易決定辭去工作。在得到巴金森病的診斷之後，決定是否繼續工作要仰賴好幾個因素：人格、勝任工作的能力、財務上的考量、想要享受一段有良好生活品質的退休生活、受雇的好處（諸如心智刺激和社交接觸），以及工作及時程安排所帶來的壓力。終究而言，是否繼續工作，端賴你覺得工作究竟是強化或減損了你的生活品質（第一章）。

問：我仍能開車嗎？

答：得了巴金森病並不意味你不能開車，但重要的是要了解巴金森病可能嚴重損害到安全開車的能力。巴金森病的動作失能，包括緩慢的動作反應（對情境的改變無法快速反應）和過度顫抖、異動症或凍僵等，都可能不允許操控汽車。認知功能失常有時會出現在較為盛發期的巴金森病，使開車變得更危險。藥物導致的過度日間嗜睡也會影響一個人安全開車的能力。在開車這個嚴肅的議題上，常識告訴我們寧可站在小心謹慎的這一邊。

有疑慮或異議時，專業駕駛評估可利用一種特殊裝備的車輛，以便在安全的狀況下進行測試，來評估一個人的駕駛技巧。失去自行駕駛所帶來的獨立性，難免會讓人在情緒上無法接受，如果患者的駕駛能力在經過深入評估

後，顯示他根本無法安全駕駛，這時患者有時就會比較容易接受這項改變。

問：我仍能到處旅行嗎？

答： 對許多人而言，旅遊是個豐富人心的經驗，沒有理由說罹患巴金森病的人無法去旅遊。有早期或中期巴金森病的人一般不會有旅遊上的困難，有較為盛發期巴金森病或較為失能者，需要在計畫旅遊時考量到他們的特殊需求。在擬訂度假計畫時想想你本身的限制，不要安排太多或太費精力而超過你享受極限的活動。在出遊前把所有藥物調整好——不要在度假期間開始使用新藥物或試圖改變藥物的劑量。特別重要的是，把許多天的藥物放在你隨身的手提包或大手提袋裡，而不是把所有藥物都放在行李箱，它可能在轉機時遺失。

問：旅行到不同時區時，我應調整我的藥物服用時間表嗎？

答： 有很少或完全沒有動作功能起伏不定的人，只要依照當地時區的時間服藥即可。例如，從美國或加拿大到歐洲的班機多半是在下午或晚上離境，如果你是搭這種班機，當天就遵循你在家裡一貫的藥物時間表服藥，然後你到達目的地時便改以當地的時間來重新遵循你的藥物服用時間表。有動作功能起伏不定的人，他的功能層級和藥物服用時間的準確性有密切關係，可能需要在旅遊到一個遠地時區的當天，服用或多或少的藥物（依旅行的方向而

定）。在你開始旅遊之前，最好和你的醫師好好討論這點。

問：抗巴金森藥物在其他國家都可拿得到嗎？

答：抗巴金森藥物，特別是各種不同形式的 carbidopa/levodopa，在全世界都可拿得到。當然，在其他地方可能是以不同商品名在販售，所以在旅遊時，請隨身帶著一份你所服用藥物的化學名或商品名清單：

Apokyn 即 apomorphine

Artane 即 trihexyphenidyl

Azilect 即 rasagiline

Cogentin 即 benztropine

Comtan 即 entacapone

Eldepryl 即 selegiline

Mirapex 即 pramipexole

Parcopa 即 carbidopa/levodopa

Parlodel 即 bromocriptine

Permax 即 pergolide

Requip 即 ropinirole

Sinemet 即 carbidopa/levodopa

Sinemet CR 即 carbidopa/levodopa

Stalevo 即 carbidopa/levodopa/entacapone

Neupro 即 rotigotine

Symmetrel 即 amantadine

Tasmar 即 tolcapone

Zydis Selegiline 即 seleigiline

（你可能服用其他未列在上述清單中的藥物，那些商品名請見第十三章。）如果你藥物用光了，或在度假時需要有關藥物的建議，你可告知當地醫師或藥師該藥物的化學名，醫師或藥師應該就能給你相對等的藥物。

問：越過國界遞送我的藥物會有任何問題嗎？

答：當你帶著為本身健康所需的藥物越過國界時，應該不會有任何困難。帶一張你的醫師寫的單子指明你在服用這些藥物，對你會有幫助，以防萬一海關官員提出任何問題。如果你是長期旅遊，行李箱中帶著大量藥物，海關或藥物稽查官員可能會心存懷疑。帶一封由你的醫師或藥師寫的信，信中述明你每天服用的藥物名稱、藥丸數量，以及你在長途旅遊期間所需的數量，在受到懷疑的情況下這封信便能派上用場。

問：在旅行中，我需要一封由我的醫師寫的信說明我的藥物？

答：如果你需要醫療照顧時，一張列出你正在服用的藥物商品名或化學名的清單，會有用的。

有關藥物的問題

問：抗巴金森藥物和其他藥物之間會產生交互作用嗎？

譬如和一般成藥，例如止痛藥、感冒藥和抗發炎藥；或是和處方藥，例如抗生素、助眠劑、抗鬱劑和抗焦慮藥物等。

答：用來治療巴金森病的藥物明顯沒有藥物交互作用。服用 carbidopa/levodopa（Sinemet 或 Sinemet CR）、多巴胺增強劑（包括 Apokyn、Mirapex、Requip、Permax 和 Parlodel 或 Rotigotine 貼片）、抗膽鹼劑（包括 Artane、Kemadrin、Parsitan 和 Cogentin）、amantadine（Symmetrel）或 MAO-B 抑制劑（包括 rasagiline 和 selegiline）的人，可同時服用 Tylenol（acetaminophen）、阿斯匹靈或其他抗發炎藥物諸如 Motrin（ibuprofen）和 Advil（ibuprofen），而無需害怕交互作用。在必須治療感染過程時，也可以用抗生素而不致干擾到抗巴金森藥物。用來治療焦慮的藥物（所謂的輕型鎮靜劑，包括 Valium、Tranxene、Ativan 和 Xanax）以及大部分的抗鬱劑也都可用（當然，要在適度的劑量範圍內），不必害怕和抗鬱劑有交互作用。抗組織胺藥物和其他治感冒的成藥（上呼吸道治療）也都可和抗巴金森藥物安全並用。近年來，病人和家屬感到相當混淆，因為有許多有關這些感冒藥的警告，說如果有在服用抗巴金森藥物時不要同時服用那些藥。我們在 用感冒藥時，從未遇到病人有任何問題，我們平常都告訴病人這樣的 用是安全的。

問：有哪些藥物是某些罹患巴金森病的人應該避免的？

答：罹患巴金森病的人應避免某些精神科藥物，即所謂的精神安定劑和重鎮靜劑，包括 thioridazine（Mellaril）、 haloperidol（Haldol）、trifluoperazine（Stelazine）、chlorpromazine（Thorazine）和 perphenazine（Trilafon），這些是用來治療精神病（症狀）和思覺失調症（舊稱精神分裂症）。這些藥物有阻斷多巴胺的效應，因而破壞抗巴金森藥物的療效。通常用來治療胃腸疾病的 Metoclopramide（Reglan）和用來治療噁心的 prochlorperazine（Compazine），也應避免使用，因為它們也會干擾抗巴金森藥物的作用。含有 reserpine 的高血壓藥物則不應使用。所有這些藥物都會使巴金森病的症狀惡化。一種稱為「非典型」抗精神病藥物的新分類鎮靜藥物，也會干擾腦內多巴胺活性。特別是 risperidone（Risperdal）和 olanzapine（Zyprexa）都應避免。關於 aripiprazole（Abilify）和 ziprasidone（Geodon）的使用經驗則較少，但這些藥物看來確實也可導致類巴金森病症的增加。Quetiapine（Seroquel）較少干擾到腦內多巴胺的活性，但它對巴金森病中的精神病症狀之療效，非常因人而異。針對罹患巴金森病的人最安全（就巴金森病的動作症狀而言）且最有效的抗精神病藥物是 clozapine，但服用此藥物需要做例行的血液監測（第十三章）。

問：何時該開始服用抗巴金森藥物？

答：目前，所有抗巴金森藥物只單純改善巴金森病的症狀，並未改變疾病的病程。因為這樣，罹患巴金森病的人通常要到出現某種程度的失能，才會開始服用藥物。這種情況可能發生在顫抖已經變得明顯且惱人，或手腳已經不靈活，或威脅到工作或某個你喜愛的娛樂活動時（第

十二章）。這些都是開始服用藥物的適當理由。

當然，如果最後開發出可以壓制或延緩疾病過程的藥物，那麼很重要的是，一旦確定診斷就應該立刻開始服用藥物。目前，這類藥物尚不存在，所以醫師必須以病人症狀上的需要做為指引。

問：左旋多巴製劑諸如 Sinemet、Sinemet CR、Prolopa 和 Madopar，只能發揮短暫時期的功效，這是真的嗎？

答：不。左旋多巴是治療巴金森病症狀的最強效藥物，且在整個疾病病程中都仍是有效的。即使是長期服用，左旋多巴依然能繼續維持對巴金森病症狀的療效。然而會發生的是，當症狀變得越到盛發期及嚴重時，便無法全天候全然獲得緩解。就這方面來說，左旋多巴的作用和止痛藥物的作用類似；止痛藥可完全消除中度的頭痛，但對嚴重頭痛則只能使疼痛「變鈍」（第十三章）──這並非意味這個止痛藥不「管用」，而是疼痛已經太嚴重以致無法由止痛藥物控制。有些症狀，例如顫抖和僵硬，在十到二十年（或更久）的治療後，可如同開始治療般繼續對左旋多巴有相同的反應。其他症狀，如語言困難、走路問題、不穩定性以及容易跌倒，在幾年之間會對左旋多巴越來越頑抗。對這種頑抗的解說是：這些症狀源於黑質之外的腦區發生退化，因而不是多巴胺不足所致。這些盛發期階段「非多巴胺」症狀，是巴金森病現代療法中最重要的挑戰之一。

病人有時會想延緩到疾病的後期才開始，也就是當他

們「真正需要」時才治療，因為他們認為藥物只在有限時間內有效。然而，如上所指出，這根本是錯的。在疾病的頭幾年延緩使用左旋多巴，會導致病人承受不必要的失能狀態，這對於他們享受生活——包括社交與家庭互動——是一項負面的衝擊。此外，延緩左旋多巴並非就等於該藥物在疾病盛發期會更有效，因為它可幫助早期和盛發期中與多巴胺相關的症狀，但不會有助於改善非多巴胺症狀，而後者是疾病後期比較會出現的一個問題。

問：左旋多巴和其他藥物會造成異常的不自主動作和幻覺嗎？

答：和長期使用 carbidopa/levodopa 及多巴胺增強劑一起出現的異常動作，稱為異動症。雖然並非每一位罹患巴金森病的人都會發展出異動症，但是在五到十年的左旋多巴治療之後，它是十分常見的。這種症狀可藉著改變抗巴金森藥物的劑量及服藥時間來加以控制。在服用左旋多巴和多巴胺受體增強劑的人當中，有 20% 到 30% 的人會發展出一些精神症狀的副作用，包括生動逼真的夢、良性或不具威脅的短暫視幻覺、偏執狂，甚至是外顯的精神病行為。這些副作用也能夠用改變抗巴金森藥物來加以控制，如同服用所謂的非典型抗精神病藥物，諸如 clozapine（Clozaril）或 quetiapine（Seroquel）（第十三章）。

問：維他命 E 可幫助罹患巴金森病的人嗎？

答：在仔細研究之後，研究人員的結論認為，維他命

E（又稱生育酚）即使在劑量高達每日 2000 單位，並未延緩疾病的進行，也沒有對巴金森病的症狀有任何好處（第十五章）。有些人相信可能需要更高劑量的維他命 E 才能顯示功效，但超過每日 2000 單位的劑量會導致副作用產生。

問：維他命 C 有幫助嗎？

答：少數幾個小型、沒有對照組的臨床研究認為，維他命 C 可能延緩巴金森病的進行，但證據卻非常薄弱。認為維他命 C 可改變巴金森病的想法，並未得到廣泛的接納。對巴金森病所推薦的維他命 C 劑量是每日 2~3 公克，但再次說明，我們沒有證據支持這樣的用法有效。大部分動作疾患的專家醫師都不建議他們的病人在疾病病程中服用高劑量的維他命 C。

問：維他命 B6 又如何呢？

答：許多罹患巴金森病的人相信服用維他命 B6 是有害的。這個信念源自過去的巴金森病治療方式，當時左旋多巴還是單獨使用，沒有加上諸如 carbidopa 之類的周邊多巴胺去羧酶抑制劑。當左旋多巴單獨使用時，維他命 B6 干擾了多巴胺傳送進入腦內的過程（第十五章）。但服用維他命 B6 對於使用 carbidopa/levodopa 的人沒有任何害處。在綜合維他命及穀類或其他食物中的維他命 B6，並不會干擾到 Sinemet 或 Sinemet CR（或其他國家中的 Madopar 和 Prolopa）。

問：我應該服用輔酶 Q$_{10}$（CoQ$_{10}$）嗎？

答：輔酶 Q$_{10}$ 是一種營養補品，有人研究它是否可延緩巴金森病的進行。在一項做得很好的早期試驗中，建議每日 1200 毫克的 CoQ$_{10}$ 可能有所幫助，而每日劑量低於 1200 毫克則無效。對早期巴金森病使用 CoQ$_{10}$ 所做的較大型試驗中，以每日 2400 毫克來探究 CoQ$_{10}$ 是否可以延緩巴金森病的進行。不幸的是，這項由美國國家衛生研究院贊助的試驗，因為高劑量並未能延緩巴金森病的進行而終止了。你的保險公司不會給付你 CoQ$_{10}$ 的費用，因為它不是一種藥物。我們勸告我們的病人，想要獲得神經保護而服用這項補品，這並未被證明有價值。重要的是，在健康食品商店裡所買得到的大部分 CoQ$_{10}$ 產品，所含輔酶的量遠遠少於研究用的量，而且許多產品甚至未達到所聲稱的含量。請記住，健康食品（包括營養補品）並不像藥廠般對其中的內含物加以規範。

問：我應如何訂出用餐前後的服藥時間？

答：唯一有可能受到用餐影響的藥物是 carbidopa/levodopa（和其他 levodopa 製劑），因此在飯**前** 20~30 鐘服用會較為有效。然而，空腹服用 carbidopa/levodopa 比較會產生胃腸不適，諸如噁心和嘔吐，這樣就必須在用餐時一起服用。就某些人而言，carbidopa/levodopa 和高蛋白餐食一起服用，或餐後馬上服藥，會減少 carbidopa/levodopa 的療效，所以這些人最好能遵循蛋白質重分佈飲食法（第十三章和第十五章）。多巴胺受體增強劑（Parlodel、

Neupro、Mirapex 和 Requip）、tolcapone（Tasmar）、
entacapone（Comtan）、selegiline（Eldepryl）、rasagiline
（Azilect）、抗膽鹼素（Artane、Kemadrin 和 Cogentin）以
及 amantadine（Symmetrel）等，在飯前、吃飯時或飯後
服用，都不用擔心會改變它們的功效。

問：在特定的時間點服藥有多重要？

答：你應該按照服藥時間表來規律服藥，如此你的身
體才能逐步習慣常規的藥物配量時間表，而不是得適應不
穩定的配量。遵循藥物服用時間表對於協助醫師處理你的
症狀上可發揮最大功效，所以極為重要。如何微調以控制
巴金森病症狀，是需要一個可靠的藥物史以及可靠的症狀
報告。當巴金森病症狀在進行時，守住服藥時間表的重要
也跟著增加。在疾病早期，症狀是「容許服藥時間出錯
的」，可以較早或較晚服用藥物而不會無法控制症狀。當
症狀變得較嚴重時，即使是延遲十五或三十分鐘，都會在
實質上影響一個人發揮功能。

問：如果我忘了服用某一劑藥物，該怎麼辦呢？

答：如果你未曾有過動作功能起伏不定的經驗，而你
忘了服用某一劑藥物，你很可能感受不到只漏掉一劑藥物
有什麼後果。沒有必要補上或在下次服藥時加倍劑量。但
如果你有較為盛發期的疾病，且經驗過藥物療效的「減弱
現象」而出現動作功能起伏不定，那麼耽擱了服用藥物可
能會由於更多「關」的時間而導致更加失能。當情況如此

時，你很可能需要把漏掉的劑量補回到你的時間表內。遺漏的那一劑量應立即服用，然後你需要因此而調整剩下的每日劑量的時間表。

有關失能的問題

問：我終究會需要駐家協助（live-in help）嗎？

答：巴金森病是一種進行性疾病，但在每一個人身上，疾病是以不同的速度在進行。並不是每一位罹患巴金森病的人到最後都需要居家協助，但有許多人終究會失能到需要許多家事協助的程度（至少在一天中的某些時候）。

問：我將會需要護理之家的照護嗎？

答：一些罹患巴金森病的人終將會失能到必須去護理之家接受照護。另一方面，也有許多罹患巴金森病的人從不需要護理之家的照護。除了疾病嚴重度和失能程度外，決定一個人是否需要在護理之家接受照護的其他重要課題包括：可獲得什麼樣的家庭支持、個人和家庭財務狀況以及認知障礙的程度。適足的財務資源和家庭支持可以讓一個人仍能待在家裡。

問：當我的病繼續進行時，我仍能控制我的大、小便嗎？

答：在巴金森病的盛發期，膀胱和排便問題很常見（第五章），但尿失禁和大便失禁則非常稀少。當膀胱和排便問題在疾病早期就發生，很可能患者並沒有真正的巴金

森病，而比較是相關的類巴金森症（第十章）。

問：得了巴金森病之後，仍能有性生活嗎？

答：對一個有慢性神經疾患的人而言，持續一個健康的性關係特別重要。在早期、輕度巴金森病時，病人很少有勃起和性高潮的問題，但可能有心理方面的課題，諸如擔憂身體的模樣、覺得性慾降低、憂鬱和焦慮。當身體的失能增加時，身體的可動性和靈巧性便比較會有問題。性伴侶需要和患者有良好溝通，以便彌補這些改變。

有巴金森病的男性可能會經驗到勃起功能失常（性無能），這點有時會發生在疾病相對早期的階段。有一些方式可治療這個問題，包括口服藥物 sildenafil（威而鋼）、vardenafil（Levitra）和 tadalafil（犀利士），以及直接注射藥物至陰莖內（第五章）。有關罹患巴金森病的女性在性經驗或性障礙方面的適度治療，可得到的資訊非常少。醫學診斷的探究、心理諮詢和各式各樣的治療性介入，都會有幫助。有些人，大部分是男性，對某些抗巴金森藥物的反應是性慾增加，這點有時會達到導致病人的夫妻關係出現重要問題的程度。這也要讓醫師知道，以便做必要的藥物調整。

問：巴金森病會縮短我的壽命嗎？它會致命嗎？

答：巴金森病並不是個致命的疾病。它是個慢性、進行性疾病，會導致許多領域的失能。和巴金森病有關的失能和無法動彈，可產生威脅到生命的疾病，諸如吸入性肺

炎或泌尿道感染（第五章）。對於盛發期患者的照護需要
警覺性和預防措施，以保護病人不會有導致風險的併發
症。單單巴金森病並不會顯著影響到壽命。

問：什麼叫藥物假期（drug holiday）？
答：藥物假期這個用語，是指應用在巴金森病人身上
的某種特殊療法，如今已極少用了。藥物假期牽涉到讓那
些不是很穩定的巴金森病人停掉所有左旋多巴藥物。停掉
所有左旋多巴會導致所有症狀顯著惡化，而該理論認為在
病人重新開始左旋多巴治療時可能會得到改善（這是一種
對藥物的再敏感作用）。不幸的是，改善只是短暫的，而
併發症卻非常戲劇化，包括明顯且嚴重的動作能力惡化、
深部靜脈栓塞（腿部出現血凝塊）、吞嚥困難及吸入性肺
炎。當必須在抗巴金森藥物上做戲劇性的重大改變時，應
該在經驗老到的神經科醫師督導下完成。

問：在巴金森病的處置上，運動扮演著什麼角色？
答：巴金森病的治療中，運動扮演著重大的角色。如
何運動（運動的類型）、多常運動以及多強烈賣力的運
動，都尚未有定論，但從最近的研究中看起來，包括運動
的強度和持續時間都是重要的（見第十四章）。

問：「幹細胞治癒」（stem cell cure）何時可行？
答：以幹細胞來治癒巴金森病，其潛在可能性一直以
來都是眾所矚目。的確，巴金森病曾廣泛被認為是「幹細

胞研究的典型代表」，因為人們認為幹細胞可無限供應多巴胺細胞，然後植入到罹患巴金森病的人的腦子裡，以取代黑質內退化中的細胞。然而，這個簡化的概念有許多問題。首先，我們從胚胎移植經驗（第十六章）中知道，許多病人似乎沒有因為腦內植入取代的多巴胺細胞而得到益處。第二，也是從胚胎移植經驗中得知，由幹細胞產生的多巴胺細胞也可能發生移植引發的異動症。第三，如同本書所一再強調的，巴金森病被認定為不只是純粹多巴胺缺損的疾病，非多巴胺的特徵仍是某些最會導致失能的特徵，特別是在疾病的盛發期。利用幹細胞來修正多巴胺的缺損，勢必無法對這些非多巴胺的特徵有任何影響。

由於非多巴胺特徵和許多不同細胞及腦區的功能失常有關，在我們了解幹細胞如何克服這些問題之前，仍需要有大量且更多的研究。在某些國家，比如中國和一些中歐國家（最近還包括德國），可透過注射到脊椎管內的脊髓液中（鞘內注射）來提供幹細胞治療。對於沒有涉及那些手術的人來說，這些細胞的來源常常是不清楚的（有時是從病人的骨髓中取出），而無論如何，並沒有證據顯示這項治療比起寬心劑的效應更有影響，甚至細胞是否能存活，或治療是否真正安全，都無證據支持。我們覺得提供這項治療的各醫療中心所提出的宣稱，不但完全沒有根據，而且還藉由當前療法的限制，利用病人的希望及挫敗來獲利。我們非常強烈反對病人接受這些治療。

另一方面，可信靠的幹細胞研究進展，終究會對我們了解巴金森病及其治療帶來重大的衝擊。我們單純只需要

對現今什麼是可能的，抱持符合現實的看法，以及對未來的研究可以使夢想成真懷抱希望。

問：我的另一半會不會是得到路易體病而非巴金森病？

答：當家屬在處理併發失智的盛發期巴金森病時讀到「失智症併路易體」（DLB），或者看到另一個醫師建議這個「新的」診斷時，常會有這樣的疑問。如第十章所討論的，進行腦部解剖檢驗時，一般都認為「巴金森病併失智症」（PDD）和 DLB 即使不是完全相同，也是非常類似的。「失智症的發病時間」是鑑別診斷上的特徵，也就是：失智症狀在 DLB 中是第一個症狀（或第一年內出現的症狀），而在 PDD 中則是出現巴金森病症狀的一年後，或典型上是在許多年後。

國內巴金森病相關資源

各醫院神經科部、動作疾患中心、專科門診

■ 慈濟綜合醫院（花蓮）神經醫學科學中心（巴金森治療與研究中心）

http://hlm.tzuchi.com.tw/nsurg/
地址：花蓮市中央路三段 707 號
電話：03-8561825 轉 12151
◎由神經外科負責診斷、評估

■ 高雄長庚醫院神經內科巴金森氏病中心

https://www1.cgmh.org.tw/intr/intr4/c83700/mainpage.html
地址：高雄市鳥松區大埤路 123 號，醫學大樓二樓神經科門診區
電話：07-7317123 轉 3241
◎掛號請掛「一般神經內科」

■ 林口長庚醫院

神經肌肉疾病科
https://www.cgmh.org.tw/dept/13750.htm

動障礙科暨帕金森治療中心

https://www.cgmh.org.tw/dept/33760.htm

地址：桃園市龜山區復興街 5 號 4 樓

電話：03-3281200 轉 8340

■ 台大醫院神經部巴金森症暨動作障礙中心

http://www.pdcenterntuh.org.tw/

地址：台北市常德街 1 號（西址，進大廳後左轉到底，檢驗大樓二樓神經部）

電話：02-23123456 轉 66052、02-23812138

◎2008~2016年獲美國國家巴金森基金會（NPF）認證為「國際傑出優良巴金森中心」。亦設有台大醫院巴金森之友病友團體。

■ 台中榮民總醫院神經醫學中心http://www.vghtc.gov.tw/GipOpenWeb/wSite/mp?mp=2111

地址：台中市西屯區臺灣大道四段 1650 號

電話：04-23592525

■ 高雄榮民總醫院神經內科

http://www.vghks.gov.tw/neur/

地址：高雄市左營區大中一路 386 號

電話：07-3422121#8087

◎設立動作障礙門診對巴金森症患者，做有系統的服務及臨床研究。

■ 臺北榮民總醫院神經醫學中心神經內科（一般神經科）

http://wd.vghtpe.gov.tw/vghneuro/Index.action
地址：台北市北投區石牌路二段 201 號
電話：02-2875-7578

■ 三軍總醫院神經科部

http://wwwu.tsgh.ndmctsgh.edu.tw/dgn/Index.aspx
內湖院區地址：台北市內湖區成功路二段 325 號
電話：02-87923311
汀洲院區地址：台北市汀洲路三段 40 號
電話：02-23659055

■ 中國醫藥大學附設醫院神經部

http://www.cmuh.cmu.edu.tw/web/dep_index.
php?depid=13721
地址：台中市北區育德路 2 號
電話：04-22052121
◎以病人為中心的整合醫療，與神經外科合作進行手術治療，成效卓越，並設有病友支持團體。

■ 中山醫學大學附設醫院神經內科

http://www.csh.org.tw/
地址：台中市南區建國北路一段 110 號
電話：04-2473-9595

■ 成大醫院神經部（動作障礙科）

http://www.ncku.edu.tw/~neuro

地址：台南市勝利路 138 號

電話：06-2353535

■ 高雄醫學大學附設中和紀念醫院http://www2.kmuh.org.
tw/web/kmuhdept/1000/DeptIntro.aspx

地址：高雄市三民區自由一路 100 號

電話：07-3121101

■ 臺北醫學大學附設醫院神經內科

http://www.tmuh.org.tw/tmuh_web/NI/NI.php

地址：台北市信義區吳興街 252 號

電話：02-27372181

■ 台北市立萬芳醫院神經內科

http://www.wanfang.gov.tw/

地址：台北市文山區興隆路三段 111 號

電話：02-29307930

■ 亞東醫院神經內科

http://www.femh.org.tw/

地址：新北市板橋區南雅南路二段 21 號

電話：02-8966-9000

■ 國泰綜合醫院

https://www.cgh.org.tw/tw/content/depart/AL00/

地址：台北市仁愛路四段 280 號

電話：02-27082121

■ 奇美醫療體系神經內科

http://www.chimei.org.tw/main/cmh_department/
top/57330_index.html

奇美醫院地址：台南市永康區中華路 901 號

電話：06-281-2811

柳營奇美醫院地址：台南市柳營區太康里太康 201 號

電話：06-6226999

佳里奇美醫院地址：台南市佳里區興化里佳里興 606 號

電話：06-726-3333

■ 彰化基督教醫院神經醫學部

http://www2.cch.org.tw/layout_1/index.aspx?id=600

地址：彰化市南校街 135 號

電話：04-7238595

■ 馬偕紀念醫院

http://www.mmh.org.tw/taitam/neuro/

地址：台北市中山區中山北路二段 92 號（台北總院）

電話：02-2543-3535

■ 新光醫院神經內科

http://www.skh.org.tw/Neuro
地址：台北市士林區 111 文昌路 95 號
電話：02-28332211

■ 義大醫院神經科

www.edah.org.tw/index.asp?set=551
地址：高雄市燕巢區角宿里義大路 1 號
電話：07-6150011,07-9520011
人工掛號專線：07-615-0911
◎擬設立運動障礙中心

■ 佑民醫院腦神經內科與巴金森氏特別門診

http://www.yumin.com.tw/
地址：南投縣草屯鎮太平路一段 200 號
電話：049-2358151

支持團體、網站、學會

■ 台灣鬱金香動作障礙關懷協會

http://www.twtulipmov.com.tw/index.aspx
地址：花蓮市中央路三段 707 號
電話：03-8576526　傳真：03-8463164
◎協會活動：

病友會——邀請病友互相交流與分享生活心得，除了擴展病友生活圈，也使更多人瞭解動作障礙之需要和協助。

座談會——相關保健新知講座，不定期邀請專業醫療人員演講。

募款活動——募集協會活動主要經費，使協會為動作障礙患者提供更多的資源與服務。

藝文活動——舉辦協會會員之藝文創作展覽。

巴金森日紀念活動——每年於4月11日巴金森日前後，舉辦紀念活動，藉以向大眾推廣及宣傳動作障礙之認識和關懷。

■ 高雄市聰動成長協會

http://www.smartaction.org.tw/

地址：8 高雄市三民區應安街 251 號

電話：07-3920873，0952-873413

◎服務內容：1.每1~2月一場的醫學講座及病友聚會；2.每年一場的會員年終餐會；3.不定期的專業社會工作處遇之助人服務，電話問安及居家探訪；4.每年1~2次之聯誼活動；5.規劃：病友與家庭之需求調查；6.未來：倡議、行銷、策略聯盟。

■ 台灣巴金森之友協會

http://www.pdcare.org.tw/

電話：(02)2381-2138

◎以巴金森症病友為中心的全國性病友協會，提供醫療諮詢與協助（由台大醫院神經部吳瑞美醫師號召成立）。

■ 長庚鬱金香之友聯誼會

http://blog.yam.com/pdgroup

◎林口長庚醫院神經內科主治醫師吳逸如為協助巴金森病友所架設的部落格，不定期舉辦病友戶外、室內聯誼活動，活動中會邀請相關醫師提供各方面建議。

■ 慈濟巴金森病資訊網

http://www.pd-registry.tw/

◎整合花蓮、臺北、嘉義、台中慈濟醫院的醫療資訊、研究動態、病友活動與衛教知識等。

■ 台灣動作障礙學會

http://www.tmds.org.tw/

電話：0983-613-635

◎每年舉辦研討會，旨在促進動作障礙疾病的教育研究與發展、加強對動作障礙病患的醫療與照顧、增進與國內外有關學術團體之交流、致力推動病友會成立、建立全國巴金森症醫療網。

■ 台灣神經學學會（動作障礙組）

http://www.neuro.org.tw/

地址：106 臺北市羅斯福路二段 93 號 17 樓之 2

電話：02-2362-7626

◎促進神經科學之發展與研究，增進國內外有關神經醫學之學術團體與學人之聯繫與合作。

1. 提供豐富的友站連結

2.擁有較詳細專業資料的本土網站

■ 台灣職能治療學會

http://www.ot-roc.org.tw/

◎職能治療社群的進修與教育平台

■ 「帕金森病」網站

http://www.pohs.net/

◎簡體網站，收錄許多帕金森病相關文章，亦討論中醫與帕金森病。

■ 台北榮總巴金森氏病病友協會(02)28712121轉3180

■ 身心障礙者服務資訊網http://disable.yam.org.tw/

【附錄二】
延伸閱讀

- 《戰勝巴金森病》（2016），村田美穗，四塊玉文創。
- 《自癒是大腦的本能：見證神經可塑性的治療奇蹟》（2016），諾曼・多吉（Norman Doidge），遠流。
- 《高齡者的運動與全人健康》（2015），方進隆，華都文化。
- 《全方位巴金森醫療照護手冊》（2013），吳瑞美，健康文化。
- 《是老化還是疾病：高齡趨勢下，如何判斷與協助發生在長輩身上的健康問題》（2013），劉建良，大塊文化。
- 《帕金森病防治問答》（2013），陳晨、石斌，人民軍醫出版社（簡體）。
- 《運動障礙疾病的原理與實踐》（2013），范恩（Stanley Fahn）等，人民衛生出版社（簡體）。
- 《疑難病治療叢書：帕金森病的中西醫結合治療》（2010），趙國華，人民衛生出版社（簡體）。
- 《帕金森氏症的防治》（2009），安保徹、水（山鳥）丈雄、池田國義，正義。
- 《你好，帕金森：一位帕金森病患者的經歷》（2009），赫爾穆特・杜比爾，新星出版社（簡體）。

- 《喚醒冰凍人：帕金森症解謎之鑰，竟然藏在假毒品受害者腦中》（2005），蘭斯頓（J. William Langston）等，遠流。
- 《巴金森病：認識與面對（新版）》（2004），朱迺欣，健康世界。
- 《愛的功課：治療師、病人及家屬的故事》（2003），蘇珊・麥克丹尼爾（Susan H. McDaniel），心靈工坊。
- 《病床邊的溫柔》（2001），范丹伯（J. H. van den Berg），心靈工坊。
- 《走過帕金森幽谷：李良修與疾病奮鬥，生命成長的故事》（1999），李良修，天下文化。

【附錄三】

索引

斜體頁碼指的是圖；t 指的是表格

一劃

乙醯膽鹼 acetylcholine 139,213,281,291,292

二劃

二元作業 dual tasking 110,304

人格改變 changes in personality 40t,170,188t,203,204,283

人蔘 ginseng 314

下半身類巴金森症 lower-half parkinsonism 178

下視丘核 subthalamic nucleus 212,328

三劃

三環抗鬱劑 tricyclic antidepressants（TCAs）284

口服分散 orally disintegrating, ODT 254

口服避孕藥 oral contraceptives 149

口顎型肌張力不全 oromandibular dystonia 196

大腦 cerebrum 33,210,212,213

小腦 cerebellum 201,210,212

工業毒素 industrial toxin 60,358

中風 stroke 38,40t,73,158,167,176-178,192,205,278,322,331

巴金森病完全手冊

附
錄

六劃

七劃

附錄

走路問題 walking problem 257,288,296,303,330,368,380

身體語言 body language 87

八劃

九劃

十劃

十一劃

十三劃

十四劃

附
錄

黏液囊炎 bursitis 107
膽鹼酶抑制劑 cholinesterase inhibitor 292

十八劃

十九劃

【附錄四】
藥物名稱索引

t 是指表格。

A

B

C

D

H

Haldol 請見 haloperidol 168,182,379

haloperidol（國內原廠藥名：Haldol®；國內台廠藥名：Halosten 臺灣 鹽野義、Binin-U 瑞士）168,182,346,379

I

ibuprofen（國內原廠藥名：Advil®、Motrin®；國內台廠藥名： Ibuprofen® 台灣諾華）99,378

Inderal 請見 propranolol 191

K

Kemadrin 請見 procyclidine 139,281,378,384

Klonopin 請見 clonazepam 373

Konsyl（國內原廠藥名：Konsyl；國內台廠藥名：無）91,293

L

lactulose syrup（國內原廠藥名：Duphalac®；國內台廠藥名：Lactul® 杏輝）294

Levitra 請見 vardenafil 386

levodopa 左旋多巴 42,58,119,136,138,139,140,145,193,194,197,216-223,229,235,236-241,243,244,246,248-280,290,294,312-314,320,321,323,329-332,335,352,380-382,387

Lexapro 請見 escitalopram 285

Librium 請見 chlordiazepoxide 184

Lioresal 請見 baclofen 292

lisuride（國內原廠藥名：Dopergin®；國內台廠藥名：無）262

Lodosyn 請見 carbidopa（國內原廠藥名：Lodosyn®；國內台廠藥名： 無）253

附
錄

Motrin 請見 ibuprofen 378

muscle relaxant 肌肉鬆弛劑 140,287,292

Mysoline 請見 primidone 191

N

NADH preparations NADH 製劑 314

naprosyn（國內原廠藥名：Aleve®；國內台廠藥名：Naposin® 中化）
99

Navane 請見 thiothixene 183t

Neupro 請見 rotigotine, skin patch 皮膚貼片 262,310,362,376,384

neuroleptics 精神安定劑 168,182,183t,186,221,378

nortriptyline（國內原廠藥名：Aventyl®；國內台廠藥名：無）284

O

olanzapine（國內原廠藥名：Zyprexa®；國內台廠藥名：Olan® 中化）
168,182,379

ondansetron（國內原廠藥名：Zofran®；國內台廠藥名：Ondan® 生達）
347

oxybutynin（國內原廠藥名：Ditropan®；國內台廠藥名：Urocon® 生達）
111,114

P

Parcopa 請見 carbidopa/levodopa 252t,376

pargyline（國內原廠藥名：Eutonyl®；國內台廠藥名：無）273

Parlodel 請見 bromocriptine 140,262,310,376,378,384

paroxetine（國內原廠藥名：Seroxat®；國內台廠藥名：Xetine® 中化）
285,286

Parsidol; Parsitan 請見 ethopropazine 111,139,281,378

S

T

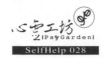

SelfHelp 028

巴金森病完全手冊

給病人及家屬的照顧指南

Parkinson's Disease: A Complete Guide for Patients and Families (Third Edition)

作者—威廉·威納（William J. Weiner, M.D.）、莉莎·修曼（Lisa M. Shulman, M.D.）、安東尼·連恩（Anthony E. Lang, M.D.）

譯者—陳登義

出版者—心靈工坊文化事業股份有限公司

發行人—王浩威　總編輯—徐嘉俊

執行編輯—趙士尊　特約編輯—鄭秀娟

封面設計—王正洪　內頁排版—李宜芝

通訊地址—10684台北市大安區信義路四段53巷8號2樓

郵政劃撥—19546215　戶名—心靈工坊文化事業股份有限公司

電話—02）2702-9186　傳真—02）2702-9286

Email—service@psygarden.com.tw　網址—www.psygarden.com.tw

製版·印刷—彩峰造藝印象股份有限公司

總經銷—大和書報圖書股份有限公司

電話—02）8990-2588　傳真—02）2290-1658

通訊地址—248新北市新莊區五工五路二號

增訂初版一刷—2016年5月　初版二刷—2023年9月

ISBN—978-986-357-062-2　定價—550元

國家圖書館出版品預行編目資料

巴金森病完全手冊：給病人及家屬的照顧指南 / 威廉.威納(William J. Weiner), 莉莎.修曼(Lisa M. Shulman), 安東尼.連恩(Anthony E. Lang)著；陳登義譯. -- 增訂初版. -- 臺北市：心靈工坊文化, 2016.05
　面；　公分

譯自 : Parkinson's disease : a complete guide for patients and families, 3rd ed.
ISBN 978-986-357-062-2(平裝)

1.巴金森氏症

415.9336　　　　　　　　　　　　　　　　　　　　　　　105006511

心靈工坊 PsyGarden 書香家族 讀 友 卡

感謝您購買心靈工坊的叢書，為了加強對您的服務，請您詳填本卡，
直接投入郵筒（免貼郵票）或傳真，我們會珍視您的意見，
並提供您最新的活動訊息，共同以書會友，追求身心靈的創意與成長。

書系編號－SH028　　　　書名－巴金森病完全手冊：給病人及家屬的照顧指南

姓名 _____　　是否已加入書香家族？ □是 □現在加入

電話（公司）　　　　（住家）　　　　　手機

E-mail　　　　　　　　生日　　年　　　月　　　日

地址 □□□

_____

服務機構／就讀學校　　　　　　　　　職稱

您的性別—□1.女 □2.男 □3.其他

婚姻狀況—□1.未婚 □2.已婚 □3.離婚 □4.不婚 □5.同志 □6.喪偶 □7.分居

請問您如何得知這本書？
□1.書店 □2.報章雜誌 □3.廣播電視 □4.親友推介 □5.心靈工坊書訊
□6.廣告DM □7.心靈工坊網站 □8.其他網路媒體 □9.其他

您購買本書的方式？
□1.書店 □2.劃撥郵購 □3.團體訂購 □4.網路訂購 □5.其他

您對本書的意見？
封面設計　　　　　□1.須再改進 □2.尚可 □3.滿意 □4.非常滿意
版面編排　　　　　□1.須再改進 □2.尚可 □3.滿意 □4.非常滿意
內容　　　　　　　□1.須再改進 □2.尚可 □3.滿意 □4.非常滿意
文筆／翻譯　　　　□1.須再改進 □2.尚可 □3.滿意 □4.非常滿意
價格　　　　　　　□1.須再改進 □2.尚可 □3.滿意 □4.非常滿意

您對我們有何建議？

_____

_____

□ 本人 _____ （請簽名）同意提供真實姓名/E-mail/地址/電話/年齡/等資料，以作為
心靈工坊聯絡/寄貨/加入會員/行銷/會員折扣/等用途，詳細內容請參閱：
http://shop.psygarden.com.tw/member_register.asp。

廣　告　回　信
台北郵局登記證
台北廣字第 I I 43號
免　貼　郵　票

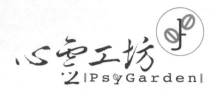

心靈工坊
|PsyGarden|

台北市106 信義路四段53巷8號2樓
讀者服務組　收

免　　貼　　郵　　票

（對折線）

加入心靈工坊書香家族會員
共享知識的盛宴，成長的喜悦

請寄回這張回函卡（免貼郵票），
您就成為心靈工坊的書香家族會員，您將可以——

⊙隨時收到新書出版和活動訊息
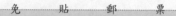

⊙獲得各項回饋和優惠方案